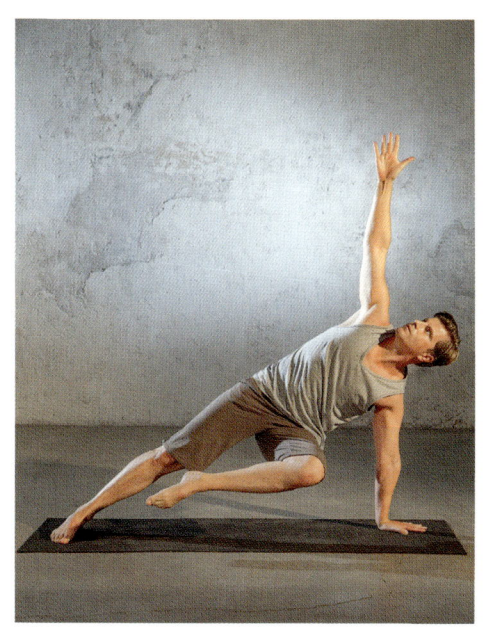

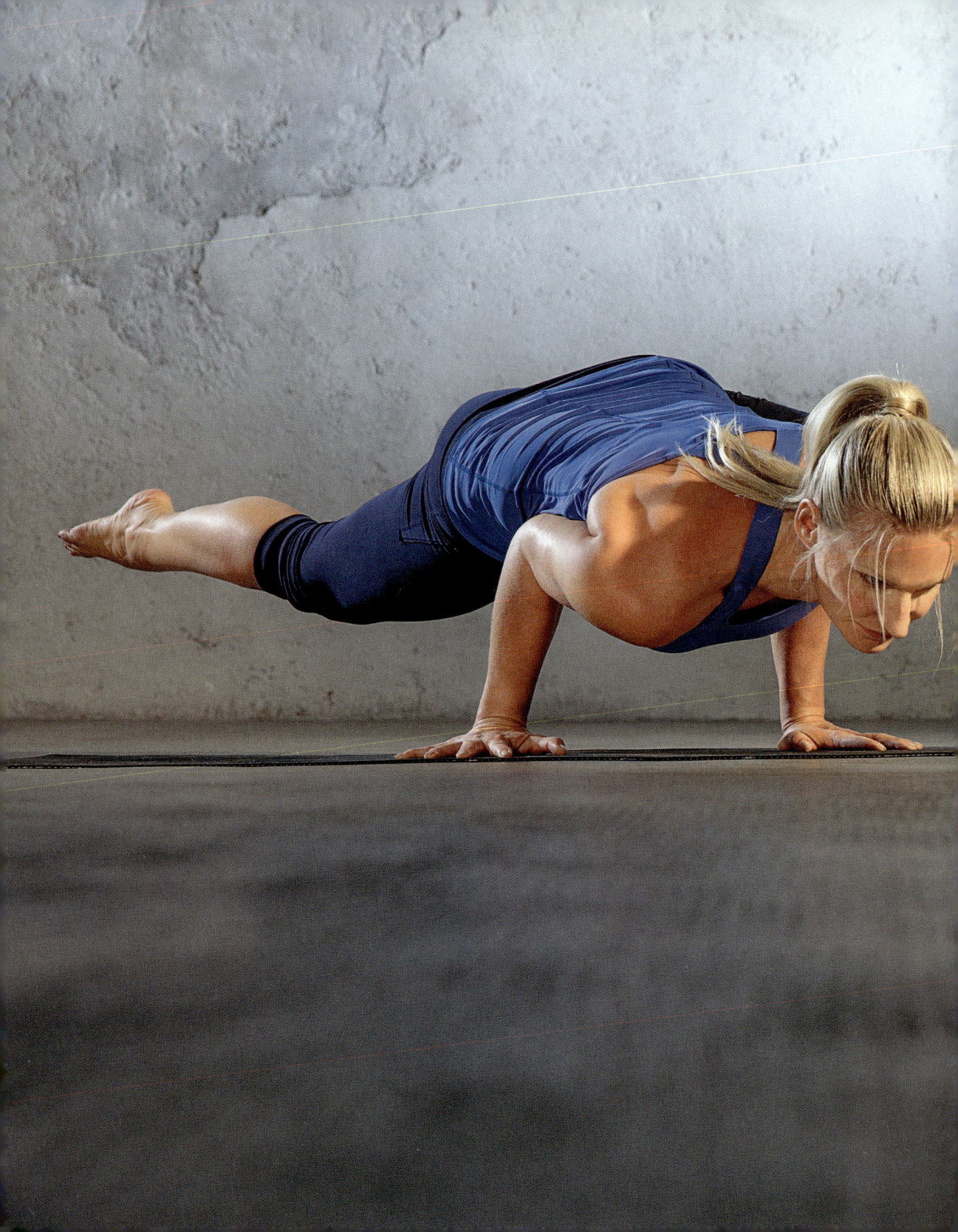

ALEXANDRA HÄGLER

PHYSIOFLOW YOGA®

Kraftvoll und verletzungsfrei trainieren

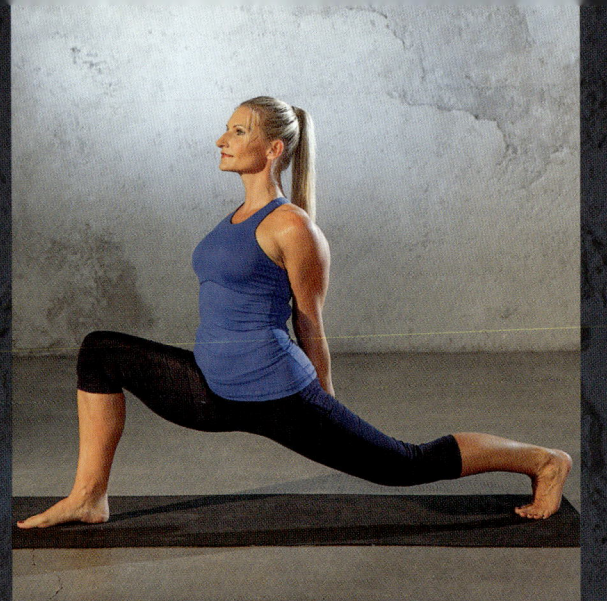
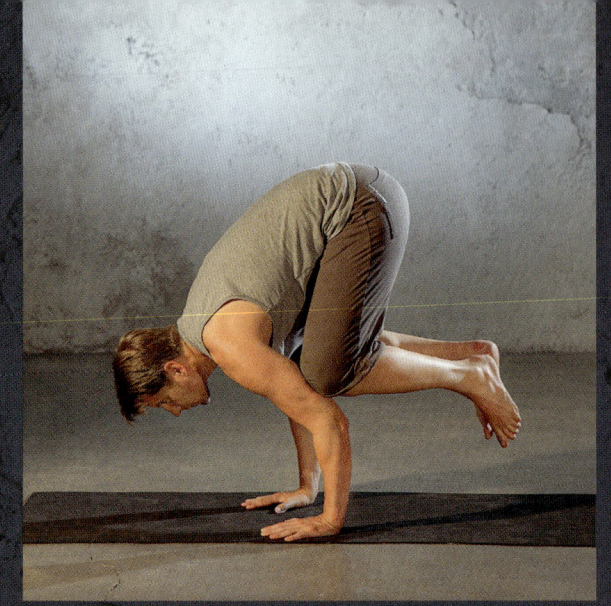

INHALT

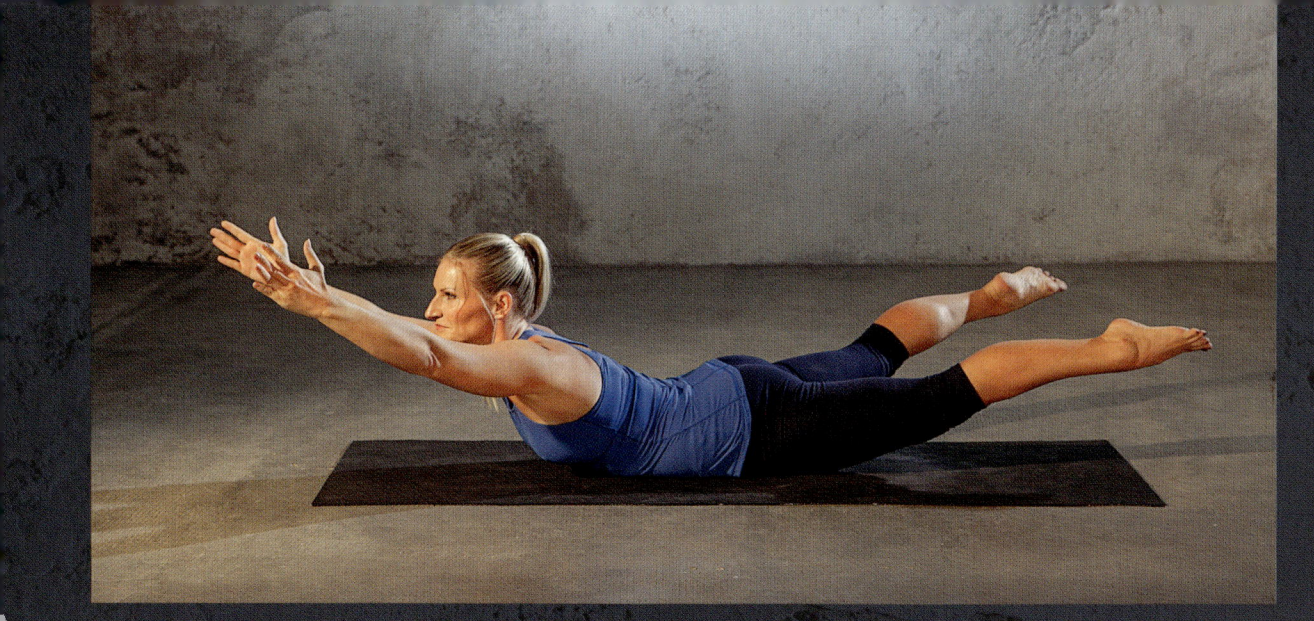

VORWORT

Yoga wurzelt in einer jahrtausendealten indischen Tradition und hat seither schier unüberschaubar viele Schulen hervorgebracht, von denen einige körperorientiere Ausprägungen die westliche Yogawelt inspiriert haben.

Yoga ist eine Methode zur Lenkung des Körpers durch den Geist, die auf überlieferten Körperhaltungen – den *Asanas* – beruht. Im Zentrum steht immer das Ziel, Körper, Geist und Seele ins Gleichgewicht zu bringen, statt sie, wie heute üblich, isoliert zu betrachten.

Jedoch unterscheiden sich unser moderner Alltag und unsere körperlichen Aktivitäten ganz maßgeblich von denen eines indischen Yogis. Vor diesem Hintergrund stellte sich mir als praktizierender Physiotherapeutin am Anfang meines Yogaweges die Frage: Hat denn Yoga, wie es in den zahlreichen unterschiedlichen Schulen bis heute gelehrt wird, tatsächlich die gewünschte Wirkung? Auf der Suche nach einer Antwort begann ich, mich im Rahmen meiner Ausbildung zur Yogalehrerin intensiv mit den verschiedenen Richtungen auseinanderzusetzen und die einzelnen Yogahaltungen unter physiotherapeutischen Gesichtspunkten zu prüfen. Die Konsequenz konnte nur sein, eine Yogarichtung zu entwickeln, die unserer Prägung durch die moderne Welt gerecht wird. Das heißt nicht, dass ich neue Asanas erfunden hätte; ich habe die Haltungen lediglich so ausgewählt und modifi-ziert, dass sie in ihrer Wirkung optimal auf unseren Körper, unsere Lebenswelt und unsere heutigen Probleme ausgerichtet sind.

Den Schwerpunkt legte ich auf körperbetontes Yoga – nicht weil es mir um Leistung und Selbstoptimierung geht, sondern ganz im Gegenteil weil unsere Welt so sehr von Hektik, Erfolgsdruck und ständiger Veränderung bestimmt ist und wir uns in unserer inneren Unruhe kaum jemals die Zeit nehmen, uns auf uns selbst zu besinnen. Wir sind so sozialisiert, dass wir die Bedürfnisse unseres Körpers im Alltag weitgehend ignorieren. In der Folge leiden viele Menschen an ähnlichen Beschwerden, angefangen von Rückenproblemen über Herz-Kreislauf-Erkrankungen bis hin zu Stresssymptomen.

Bewegung in einem gleichbleibenden Rhythmus, getragen vom Fluss unseres Atems, ist ein idealer Gegenpol, aus diesem Teufelskreis herauszutreten und uns selbst wieder wahrzunehmen. Es gilt allerdings, die richtige Form und Intensität von Bewegung zu finden, um unseren durch einseitige Belastung, Bewegungsmangel und eine überwiegend sitzende Körperhaltung verursachten Problemen und Schäden entgegenzuwirken.

Ausgehend von diesen Kriterien habe ich meine eigene, westlich orientierte Yogarichtung entwickelt: PhysioFlowYoga. Die im Laufe der Jahre aus der

Kombination von Yogapraxis und physiotherapeutischer Erfahrung gewonnenen Erkenntnisse habe ich in dem vorliegenden Buch zusammengefasst. Durch die Anpassung der Übungen an unsere körperlichen Voraussetzungen werden nicht nur Verletzungen vermieden und Krankheiten vorgebeugt; durch PhysioFlowYoga können viele verbreitete Beschwerdebilder gelindert und therapiert werden, und Sie erreichen wieder Ihre volle Kraft, Vitalität und Beweglichkeit.

Ich möchte mit diesem Buch Einsteigern einen Leitfaden für die korrekte technische Ausführung der Übungen an die Hand geben, aber auch bereits Yogabegeisterte zu Neuentdeckungen inspirieren – damit Sie alle durch die heilsame Kraft des Yoga zu körperlicher, geistiger und seelischer Harmonie und ganzheitlichem Wohlgefühl finden.

Ihre Alexandra Hägler

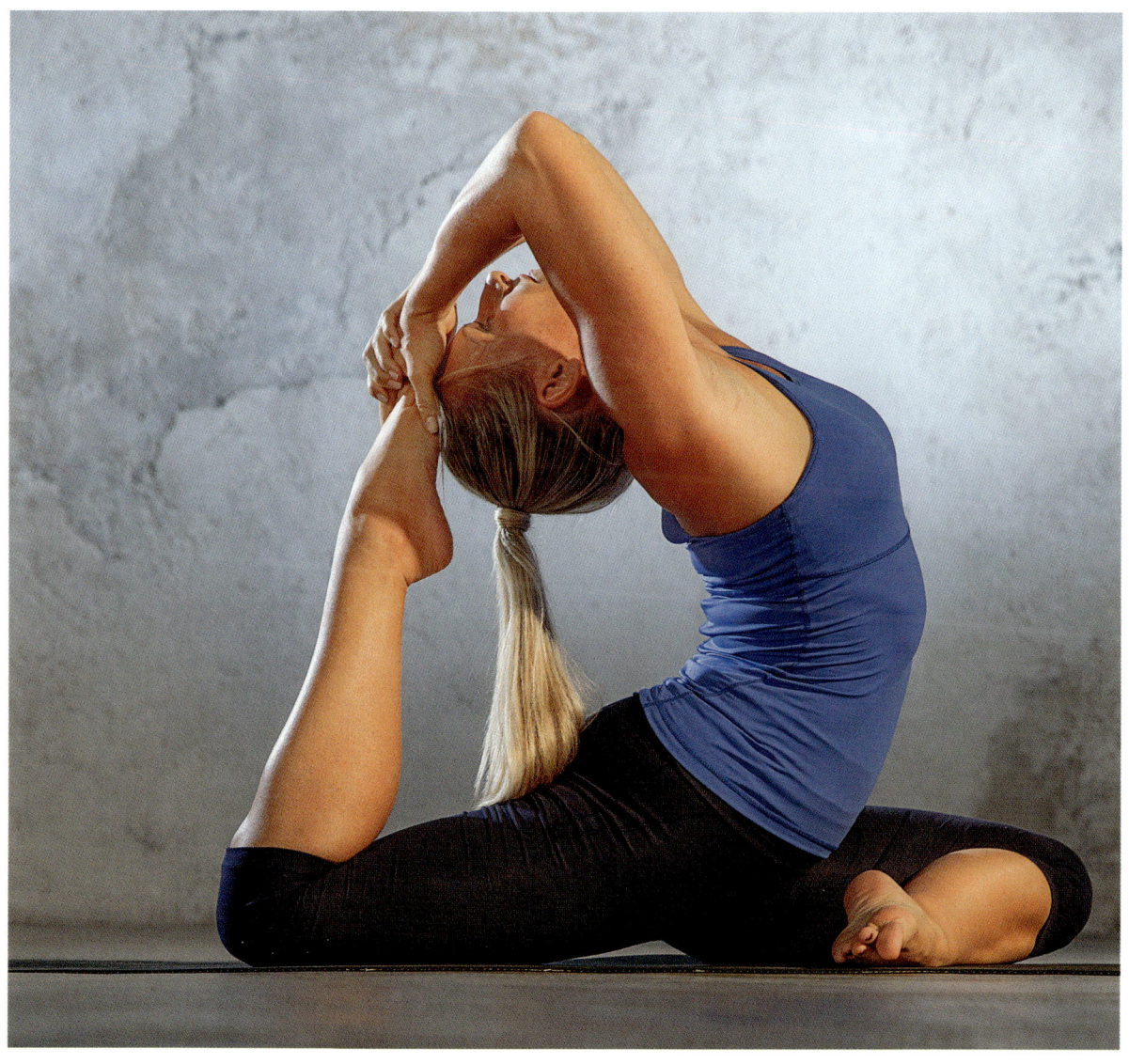

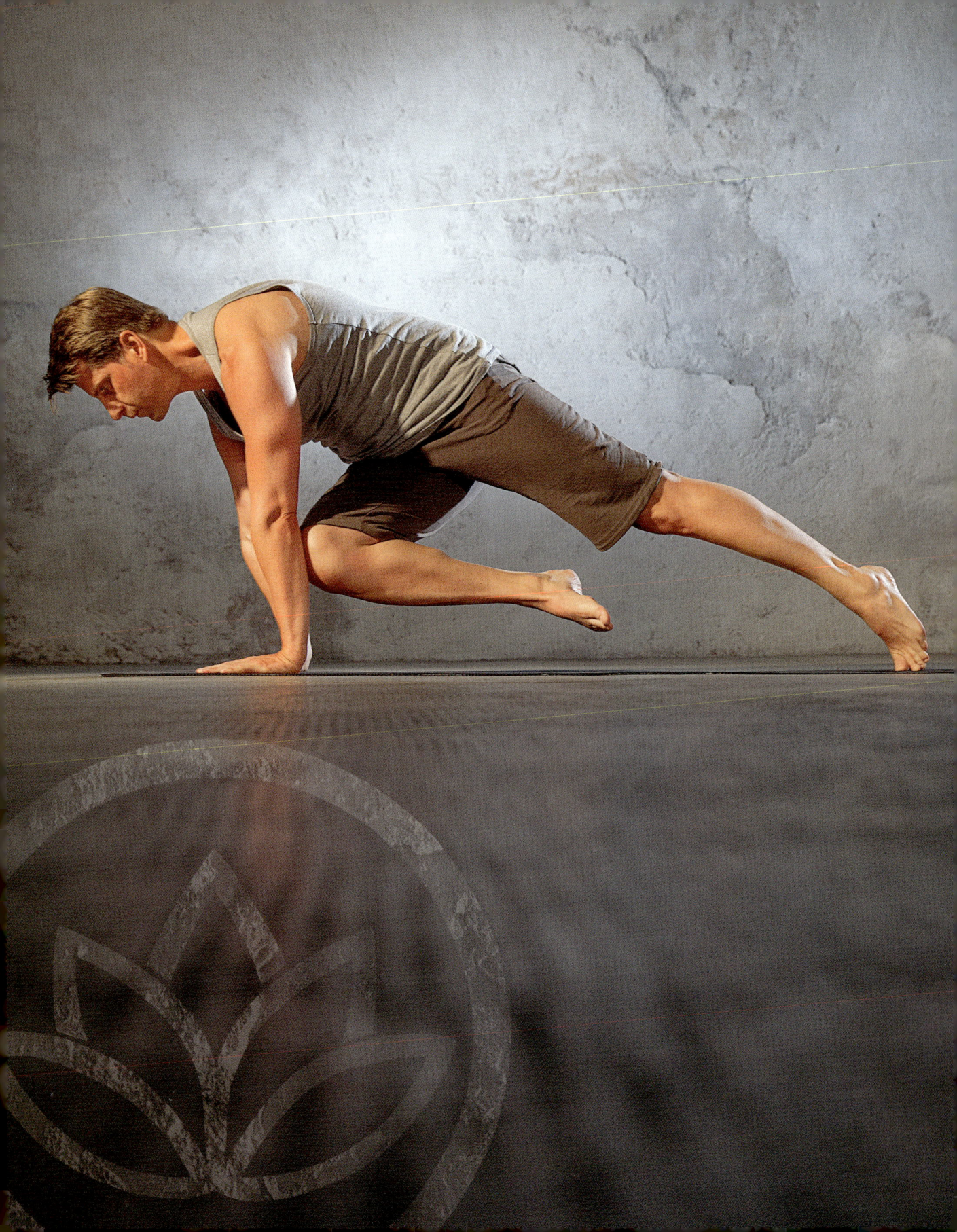

PHYSIOFLOW-YOGA® – MODERNES YOGA

Sind die Asanas und Übungsabfolgen optimal auf unseren

Körper, unsere Lebensgewohnheiten und unseren Alltag abgestimmt,

dann schenkt uns regelmäßiges Yoga ganzheitliches Wohlbefinden

und einen gesunden, kraftvollen und energiegeladenen Körper.

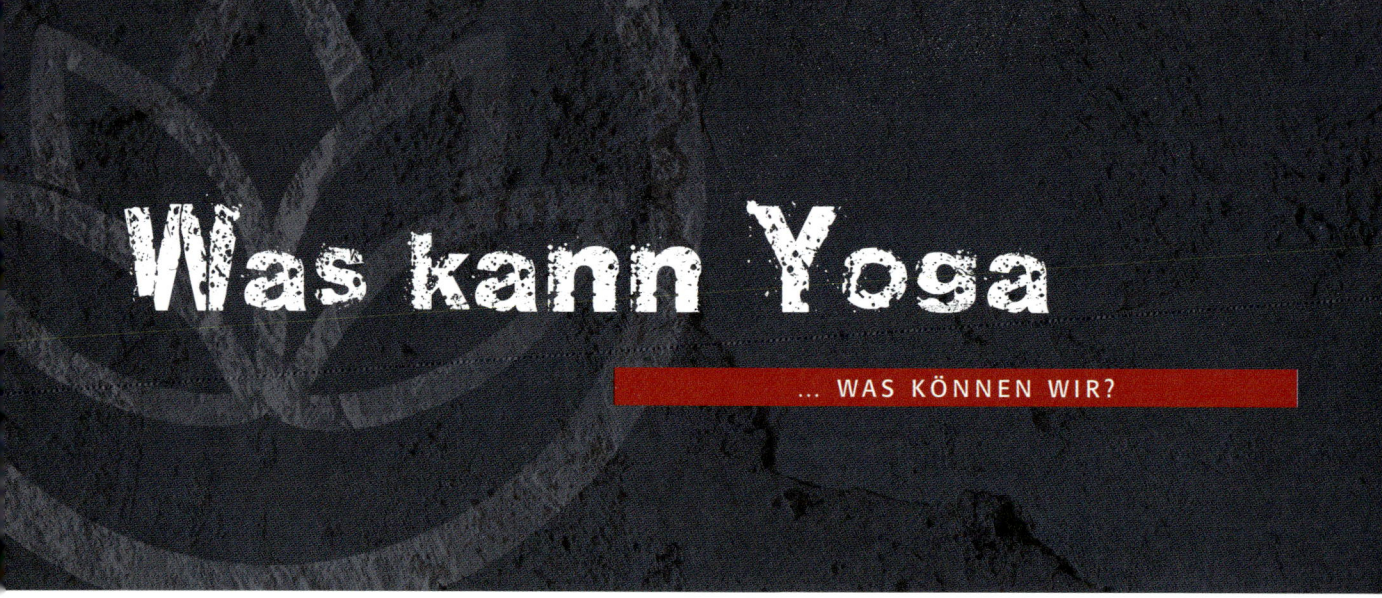

Was kann Yoga

... WAS KÖNNEN WIR?

Tradition in Bewegung

Das Wort *Yoga* leitet sich von der Sanskritwurzel *yui* ab, was so viel wie »anjochen«, »anspannen«, »zusammenführen« und »verbinden« bedeutet. Und genau darum geht es in dieser jahrtausendealten philosophischen Lehre: unsere »Einzelteile« Körper, Geist und Seele wieder zu einem harmonischen Ganzen zusammenzufügen.

Bei den im Westen verbreiteten Yogarichtungen geschieht das in der Regel durch Körperübungen. Die hierzulande praktizierten Formen haben viele Einflüsse des *Hatha-Yoga* aufgenommen, einer relativ jungen, körperorientierten Yogaform, die sich ab 800 n. Chr. in Indien entwickelte. *Hatha-Yoga* ist eine Synthese aus Körperübung, bewusster Atmung, Energiearbeit und Konzentrationsübungen sowie Meditation. Alle modernen, dynamischen Yogastile leiten sich von zwei daraus resultierenden Richtungen ab, dem *Asthanga-Yoga* und dem diesem entstammenden *Vinyasa-Yoga*. Sie sind gekennzeichnet durch fließende Übergänge zwischen den einzelnen Körperhaltungen *(Asanas)*. Die Asanas folgen in festgelegten Sequenzen aufeinander. Durch die Verbindung mit dem Atem entsteht ein gleichmäßiger Bewegungsablauf – ein *Flow*, der unseren Geist zentriert und unsere Körperwahrnehmung stärkt.

Nutzen und Nebenwirkungen

Diesen Effekt nutzt auch PhysioFlowYoga: Wie bei einem Tanz reihen wir aufeinander abgestimmte Bewegungsfolgen synchron zur Atmung aneinander.

Mit einem wichtigen Unterschied zu anderen modernen Yogarichtungen: PhysioFlowYoga verbindet modernste medizinische und physiotherapeutische Erkenntnisse mit der uralten indischen Bewegungskunst. Damit ist es uns gelungen, *Ashtanga-Yoga* in unsere Zeit zu übersetzen, statt einfach nur den Menschen von heute mit Anforderungen wie an einen Yogi vor Hunderten von Jahren zu konfrontieren. Denn leider ist es in vielen Yogaschulen so, dass Menschen, die sich vom Yoga Linderung ihrer gesundheitlichen Beschwerden erhoffen, sich durch eine falsche, nicht auf ihren Trainingszustand angepasste Yogapraxis zusätzliche Probleme zuziehen. Selbst viele langjährig Praktizierende haben durch falsch gelehrte und ausgeführte Asanas mit Verletzungen und Verschleißerscheinungen zu kämpfen, statt die heilende Kraft des Yoga zu erfahren.

Dabei können Yogaübungen, wenn sie sorgfältig und unserer Physiologie angemessen ausgeführt werden, zahlreiche Beschwerden lindern oder sogar heilen – von Rückenschmerzen über Kreislaufbeschwerden

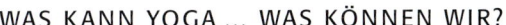 
oder Schlafstörungen bis zu ernsthaften Gelenkproblemen. Blutwerte können sich bessern, und Studien belegen eine stärkende Wirkung auf das Immunsystem. Genau darauf liegt der Fokus von PhysioFlowYoga: Auf einer unseren körperlichen Voraussetzungen entsprechenden Auswahl und physiologischen Ausführung der Übungen. Auch für gesunde Menschen ist PhysioFlowYoga eine Bereicherung: Es verhilft allen Trainierenden zu gesunden, starken und gedehnten Muskeln, blockadefreien Gelenken, mehr Beweglichkeit, Energie, Leistungsfähigkeit und Konzentrationsvermögen, innerer Ausgeglichenheit, einer besseren Körperwahrnehmung und einem rundum guten Allgemeinbefinden.

Voraussetzung ist, dass die Asanas in Zusammenstellung und Intensität zusammenpassen und auf den Trainierenden abgestimmt sind. Dazu müssen wir jedoch wieder lernen, auf unseren Körper zu hören – jeder Körper ist anders, jeder Mensch hat andere Gewohnheiten, Bewegungsmuster, Schwächen und Stärken.

Neue Ansprüche an eine alte Kunst

Unser Alltag und nahezu jede unserer Bewegungen und Tätigkeiten unterscheiden sich fundamental vom Tagesablauf eines traditionellen indischen Yogi. Daher ist auch ein Yoga, das für passionierte Yogis entwickelt wurde, nicht das richtige für uns und unsere veränderte Anatomie, sondern kann uns sogar schaden.

Das Leben der meisten Menschen ist heute geprägt von Bewegungsmangel, einseitiger Belastung, Hektik und einer überwiegend sitzenden Körperhaltung. Daraus resultieren einige typische Schwachstellen, Mobilitätseinschränkungen und körperliche Probleme – besonders häufig betroffen sind Rücken, Schulter, Hüfte und Knie. Wir gehen kaum noch auf

unebenem Grund und bemerken oft gar nicht, dass uns die Balance und Stabilität fehlt, weil unsere Beinmuskulatur und die Tiefenmuskulatur des Rückens schwach sind. Die Muskeln an den Beinrückseiten sind durch das viele Sitzen verkürzt, und die Wirbelsäule versucht die fehlende Beweglichkeit auszugleichen – denn der Körper sucht immer den Weg des geringsten Widerstandes. Darüber hinaus ist die Rumpfmuskulatur durch die fehlende Beanspruchung schwach und untrainiert, und in der gebeugten Körperhaltung, die wir oft einnehmen, können die Muskeln nicht arbeiten. Die Folge sind Schulter-, Nacken- und Rückenprobleme von der Verspannung über den Hexenschuss bis zum Bandscheibenvorfall. Wird auch die Hüfte durch Bewegungsmangel, langes Stehen oder einseitige sportliche Betätigung zu steif, versuchen die benachbarten Gelenke das bei jeder Bewegung mit größerer Flexibilität auszugleichen. Das zieht Probleme in Knien und unterem Rücken nach sich, die nicht für diese Flexibilität gemacht sind. Auch in Schultern und Armen nutzen wir kaum jemals unseren gesamten Bewegungsspielraum, was sie auf Dauer schwächt. Ganz zu schweigen von Herz-Kreislauf-Problemen und vielen anderen durch fehlende Bewegung und Stress verursachten Beschwerden.

Diese Liste unserer typischen Problemzonen ließe sich noch lange fortsetzen. Daher verfolgen wir mit PhysioFlowYoga einen anderen, grundlegenderen Ansatz als traditionelle Richtungen: Wir setzen bei diesen verbreiteten Schwachstellen an und lehren Sie, sich wieder richtig zu bewegen. Viele Asanas gehen wir anders an, als Sie es vielleicht aus anderen Yogaschulen kennen, von anderen raten wir aus physiotherapeutischer Sicht ganz ab. Das bedeutet jedoch nicht, dass PhysioFlowYoga ein »Schonprogramm« wäre. Durch regelmäßige Praxis kann jeder von Ihnen, unabhängig von Alter, Geschlecht und anfänglichem Trainingszustand, sich die körperlichen Voraussetzungen erarbeiten, um eines Tages auch Highlights wie den Handstand zu meistern.

Gebrauchsanweisung für dieses Buch

Weil eine gesunde Körperwahrnehmung und eine gute Selbsteinschätzung die wichtigsten Grundlagen für PhysioFlowYoga sind, steht am Anfang unserer Übungspraxis ein Selbsttest, der Ihnen hilft, Ihre Schwachstellen zu identifizieren, bevor Sie mit dem Training beginnen. Gleichzeitig ist der Selbsttest bereits ein essenzieller Teil Ihres Yogaweges: Mit ihm beginnen Sie, an Ihrer Selbstwahrnehmung und Gesunderhaltung zu arbeiten.

Im Basics-Teil dieses Buches lernen Sie alles, was Sie brauchen, um in die Yogapraxis zu starten: wie Sie richtig atmen, welche wichtigen Grundhaltungen Sie sich zum Einstieg aneignen sollten, wie Sie sich aufwärmen und mit welchen Endhaltungen Sie Ihre Yogasequenz abrunden.

Den Praxisteil haben wir, um unsere Erfahrung aus der Physiotherapie und dem Yoga zusammenzuführen und Ihnen eine optimale Orientierungsgrundlage zu bieten, nach Trainingszielen und den traditionellen Chakren (Energiezentren, s. S. 18 f.) gegliedert: Balance, Hüftöffnung, Bauch, Rückbeugen, Rotation, Vorbeugen und Variation. Am Anfang jedes Kapitels erklären wir, welche Strukturen durch die Asanas angesprochen und welche Beschwerden gelindert werden, am Ende finden Sie je eine Übungsfolge *(Flow)* für Anfänger und Fortgeschrittene für dieses Wirkungsfeld, mit der Sie Ihren Körper systematisch und ganzheitlich trainieren und an Gesundheit, Kraft, Beweglichkeit und Koordination gewinnen. Die Asanas sind so zusammengestellt, dass sie ideal zur Stärkung der betroffenen Partien und zur Therapie verbreiteter Probleme geeignet sind. Sie finden hier alle wichtigen Haltungen von der Einsteiger- über die mittelschwere Variante bis zum Highlight, inklusive Kontraindikationen zu den Übungen und Hilfsmittel bzw. Varianten. Die Schritt-für-Schritt-Anleitungen für jede Haltung führen Sie sicher und verletzungsfrei durch Ihr Training.

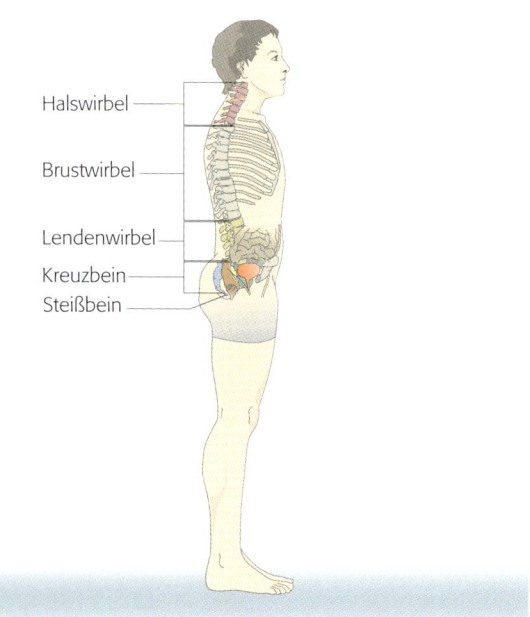

Halswirbel

Brustwirbel

Lendenwirbel

Kreuzbein

Steißbein

In der gesunden Aufrichtung ruhen die Organe auf dem Schambein. ▌

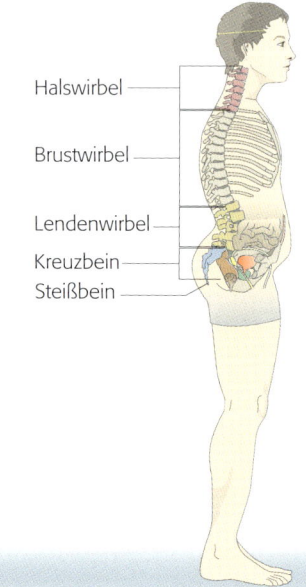

Halswirbel

Brustwirbel

Lendenwirbel

Kreuzbein

Steißbein

In der Fehlhaltung (Hohlkreuz, Rundrücken, Geierhals) trägt der Beckenboden die Last der Organe. ▌

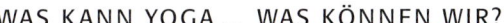

Sobald Sie Ihre Problemzonen identifiziert haben und die Grundhaltungen beherrschen, können Sie sich passende Asanas aus dem Praxiskapitel aneignen. Wenn Sie in der Lage sind, die Asanas korrekt auszuführen, gehen Sie zu den Flows über. Hier haben wir für Sie jeweils in sich abgeschlossene, etwa 90-minütige Übungsfolgen zusammengestellt. Sie beginnen mit dem Aufwärmprogramm (S. 28 f.), dann folgen 2 abgeänderte Variationen des Sonnengrußes, die Sie je 5 Mal absolvieren. Wie alle Yoga-Trainingseinheiten schließen die Flows mit den Endhaltungen (s. S. 34 f.).

Wir beginnen jede Übung mit Rücksicht auf das Herz-Kreislauf-System und die Darmbewegungen grundsätzlich mit der rechten Körperseite. Damit Sie optimal erkennen können, worauf es ankommt, sehen Sie auf manchen Fotos jedoch die Durchführung mit der linken Seite.

Die eigenen Grenzen respektieren

Bevor Sie beginnen, möchten wir Ihnen noch einmal ausdrücklich ans Herz legen, den Signalen Ihres Körpers Gehör zu schenken. Haben Sie bei einer Haltung ein ungutes Gefühl, dann ignorieren Sie es nicht. Falscher Ehrgeiz ist hier fehl am Platz – Yoga ist kein Leistungssport, auch wenn es Kraft, Flexibilität, Gleichgewicht, Koordination und Ausdauer trainiert, sondern ganzheitliche Körperarbeit mit dem Ziel, den Körper gesund, beweglich und stark zu machen. Wer sich trotz fehlender Voraussetzungen in einer Haltung zwingt, fügt sich langfristig Schaden zu. Nimmt man zum Beispiel mit zu steifen Hüften den Lotussitz ein, schädigt das die Knie.

Doch die Tatsache, dass viele Menschen nicht mehr zuverlässig zwischen Fehlbelastung und gesunder Beanspruchung unterscheiden können, führt nicht nur zu Überforderung. Manche unterfordern sich aus Angst vor Schmerzen. Bei den Übungsanleitungen in diesem Buch finden Sie daher zahlreiche Orientierungshilfen: Sie erfahren, worauf Sie achten müssen und wie es sich anfühlen soll, wenn Sie eine Asana richtig ausführen. Wir sagen Ihnen, wie Sie eine Haltung mit Hilfsmitteln unterstützen können, wie Sie sich schwierige Asanas schrittweise erarbeiten und bei welchen Vorerkrankungen Sie auf eine Alternative ausweichen sollten.

Denken Sie daran: Wenn Sie eine Bewegung anfangs nur wenige Zentimeter weit schaffen, ist das einfach Ihr momentaner Stand. Ihr Körper ist kein statisches System. Durch regelmäßige Praxis entwickeln Sie sich weiter. Bauen Sie die Übungen so oft wie möglich in Ihren Alltag ein. Sie werden spüren, wann Sie so weit sind, zu anspruchsvolleren Asanas zu wechseln.

Auf der anderen Seite möchten wir Sie natürlich dazu anspornen, sich zu fordern. Schließlich kann sich ein Muskel nur entwickeln, wenn ein Trainingsreiz gesetzt wird. Zittern Ihre Muskeln bei Anstrengung, ist das nicht unbedingt ein Zeichen für Schwäche, sondern zeigt, dass Sie Ihr Ausgangsniveau überschritten haben. Erst dadurch – in Kombination mit Erholungsphasen – tritt eine Leistungssteigerung ein. Zudem reagieren Muskeln, Sehnen, Bänder und Gelenke aufgrund ihres Stoffwechsels unterschiedlich schnell auf eine neue Beanspruchung: Muskeln benötigen etwa vier Wochen, während Bänder und Sehnen etwa drei Monate oder länger benötigen, ehe man die Belastung erhöhen kann.

Behandeln Sie Ihren Körper mit der gebührenden Sorgfalt: Führen Sie auch scheinbar einfache Asanas technisch korrekt, langsam und kontrolliert aus. Häufig ist es so, dass in diesen die meisten Fehlerquellen stecken. Spektakuläre Haltungen wie der Handstand werden Ihnen ohnehin erst nach intensivem Training gelingen. Nehmen Sie aber auch diese Highlights nie ohne vorbereitende Asanas ein, und gehen Sie nie mit Gewalt oder Schwung in eine Haltung.

Selbsttest

1 Aufrechter Stand

▌ Richten Sie sich von der Basis her auf: Die Füße sind parallel und symmetrisch belastet. Großzehen, Fersen und Knie berühren sich, die Innenknöchel nicht. Die Knie weisen nach vorn. Das Becken ist gekippt, sodass Sie leicht im »Hohlkreuz« stehen. Spannen Sie das Gesäß an, ohne den Po einzuziehen. Ziehen Sie den Bauch flach. Die Lendenwirbelsäule ist jetzt aufgerichtet und die untere Rückenmuskulatur aktiv.

▌ Spannen Sie die Bauchmuskulatur von den Rippenbögen bis zum Becken an, als trügen Sie einen Nierengurt. Ziehen Sie die Schultern nach hinten unten. Das Brustbein weist zur Decke. Der Nacken ist lang und entspannt, die Halswirbelsäule natürlich gekrümmt. Ziehen Sie nicht das Kinn zur Brust.

▌ Sie sind jetzt vollständig aufgerichtet und spüren eine angenehme Grundspannung in Beinen, Gesäß und unterem Rücken. Der Kopf sollte sich auf den Schultern ganz leicht anfühlen. Kontrollieren Sie Ihre Haltung im Spiegel auf Schwächen und Asymmetrien, um innere und äußere Wahrnehmung zur Deckung zu bringen.

Üben Sie den aufrechten Stand regelmäßig im Alltag und eignen Sie sich die Berghaltung (*Tadasana*, S. 24) an.

2 Vorbeuge

Sind die Muskeln an den Beinrückseiten verkürzt, versucht die Wirbelsäule die fehlende Beweglichkeit auszugleichen. Die Folge sind Rückenprobleme.

▌ Stellen Sie die Füße hüftbreit und parallel auf. Beugen Sie sich nun mit geradem Rücken nach vorn – Drehpunkt sind die Hüftgelenke. Wie tief kommen Sie mit den Händen nach unten?

▌ Trainieren Sie die Vorbeuge am Schreibtisch (S. 65) und die stehenden Vorbeugen aus den Grundhaltungen (S. 25).

3 Balance

▌ Können Sie 5 Atemzüge lang auf einem Bein stehen? Richten Sie sich stabil im hüftbreiten aufrechten Stand ein. Heben Sie das linke Knie zur Brust.

▌ Trainieren Sie Ihre Balance in der Baumhaltung (*Vrikshasana*, S. 45). Einsteiger verlagern das Gewicht auf ein Bein, drehen den anderen Fuß nach außen, heben ihn und legen die Fußsohle an der Innenseite des Standbeins ab. Die Fußspitze darf den Boden berühren, das gebeugte Knie weist nach außen.

▌ Die Übungen stärken sowohl die körperliche als auch die innere Balance.

4 Wirbelsäule und Rückenmuskulatur

Ob Ihre Wirbelsäule natürlich gekrümmt (doppelte S-Form) und symmetrisch ist, prüfen Sie im aufrechten Stand vor dem Spiegel. Kraft und Beweglichkeit testen Sie über folgende Übungen:

▌ Bauchlage, die Handflächen stellen Sie neben dem Brustkorb am Boden auf. Strecken Sie sich und heben Sie Oberkörper und Beine leicht an; der Rippenbogen bleibt am Boden. Spannen Sie die Bauchmuskulatur an. Die Kraft kommt aus der Bauch-, Bein- und Gesäßmuskulatur. Sie spüren den Rückenstrecker, und das ist gut so. Dieser Selbsttest – die Kobra oder *Bhujangasana* – kann gleichzeitig als Stärkungsübung eingesetzt werden und richtet die Wirbelsäule auf (Abb. S. 96).

▌ Hüftbreiter Stand. Heben Sie die Arme über den Kopf und gehen Sie mit geradem Rücken in die Hocke, indem Sie das Becken nach hinten schieben, als würden Sie sich auf einen Stuhl setzen. Das ist die Stuhlhaltung *(Utkatasana)*. Sie verbessert die Körperhaltung und stärkt die Oberschenkelmuskulatur.

▌ Wirbelsäulenmobilisation im Vierfüßlerstand: Runden Sie den unteren Rücken zur Katze *(Bidalasana)*. Dann bewegen Sie sich in die Gegenposition, indem Sie sich »neugierig« aufrichten, bis in der Brustwirbelsäule ein »Hohlkreuz« entsteht. Der untere Rücken bleibt stabil. Das ist die Haltung der Kuh oder des neugierigen Vierfüßlers *(Mariaryasana,* s. Abb. oben). Recken Sie den Brustkorb zum Boden und heben Sie den Kopf leicht an, ohne dass Falten im Nacken entstehen. Die Katze-Kuh-Übung hilft bei Verspannungen und Rückenschmerzen.

5 Beweglichkeit der Hüfte

▌ Hüftöffnung zur Seite im Winkelsitz *(Baddhakonasana,* Abb. unten): Setzen Sie sich mit aufrechtem Rücken auf den Boden. Die Fußsohlen weisen zueinander, die Knie sinken nach außen. Sitzen Sie auf den Sitzbeinhöckern oder weichen Sie im Rücken aus? Ist Ihre Haltung symmetrisch? Wie hoch ragen Ihre Knie auf? Fällt Ihnen die Haltung zu schwer, beginnen Sie an einer Wand oder in Rückenlage. Den Winkelsitz können Sie gut morgens oder abends trainieren, wenn Sie im Bett liegen. Die Asana sorgt für bewegliche Hüftgelenke.

▌ Dehnung der Beinvorderseiten im Fersensitz *(Vajrasana)*: Setzen Sie sich im Knien mit aufrechtem Rücken auf die Fersen. Die Fußrücken liegen am Boden. Bei Knieproblemen nehmen Sie ein großes Kissen zur Hilfe.

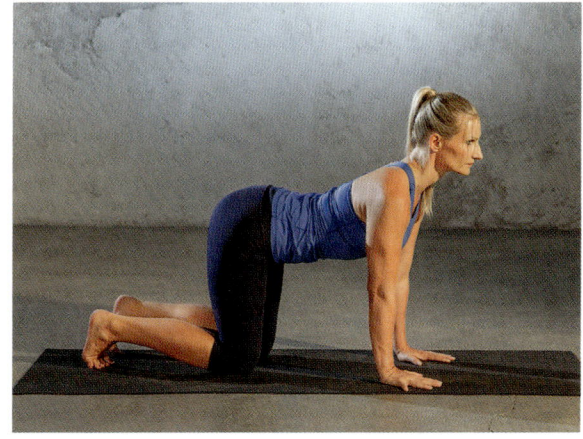

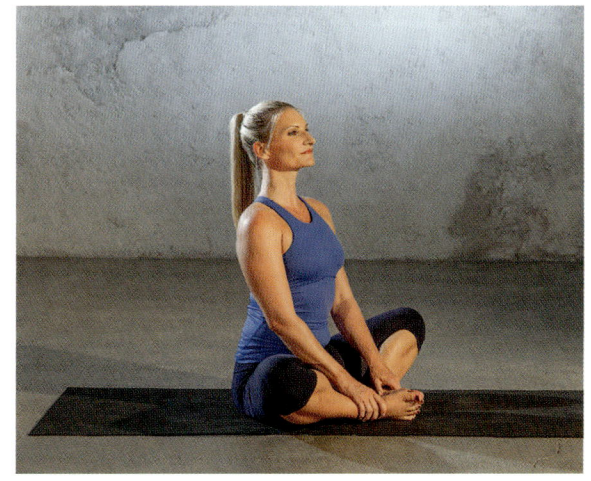

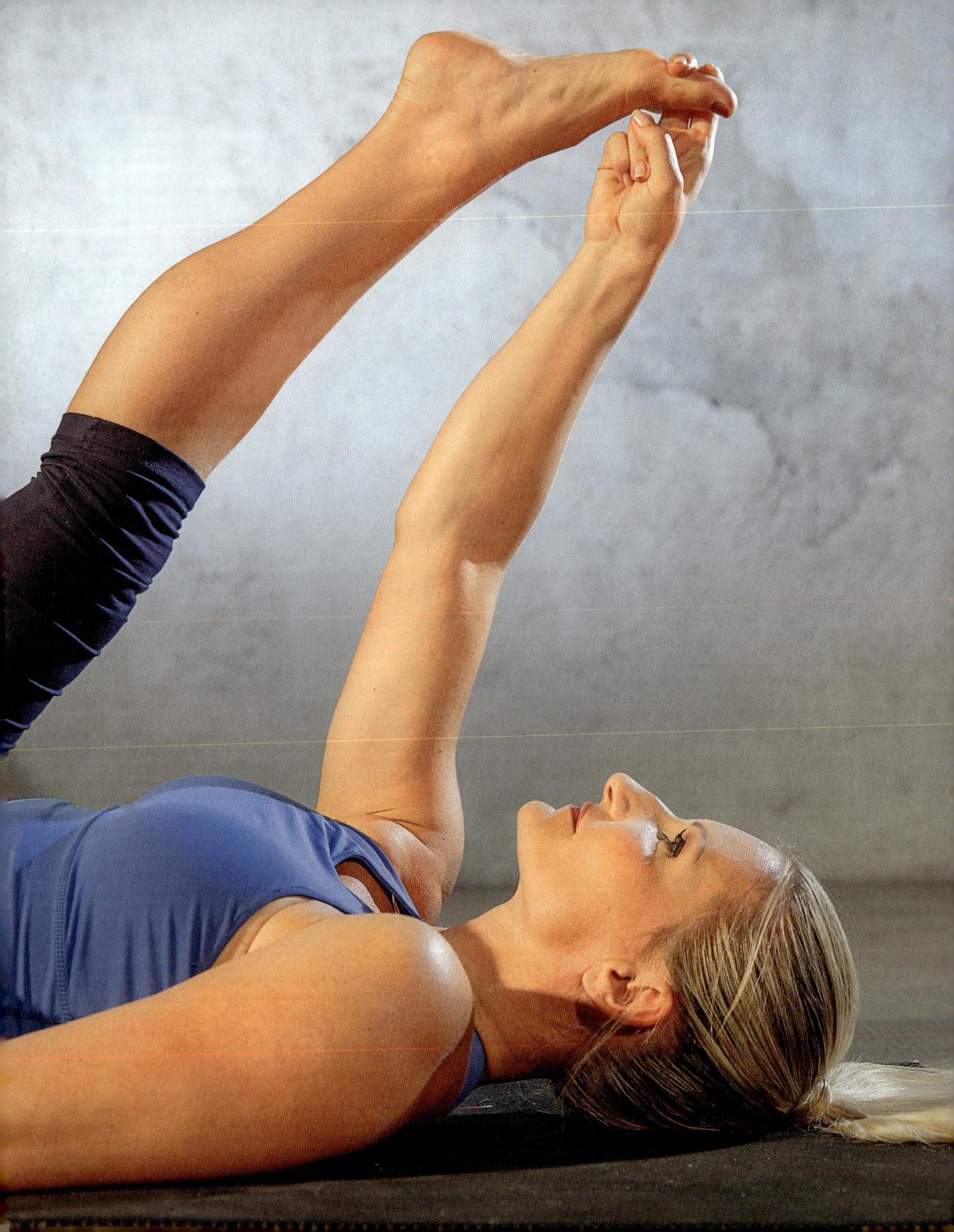

PHYSIOFLOW-YOGA® – BASICS

Physiotherapeutisch fundierte Tipps zur gesunden Haltung

und zur physiologischen Ausführung der Übungen

geben Ihnen eine optimale Grundlage

für Ihre Yogapraxis und Ihren Alltag.

Die Chakren

Dem **WURZELCHAKRA** *(Muladhara-Chakra)* ist die Balance zugeordnet. Eine stabile Körperhaltung durch eine kräftige Rücken- und Beinmuskulatur sorgt auf der psychischen Ebene für Selbstvertrauen und Bodenhaftung.

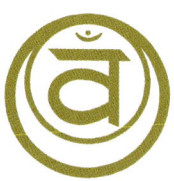

Zum **HÜFT- ODER SAKRALCHAKRA** *(Svadhisthana-Chakra)* gehört die Hüftöffnung. Sie wirkt sich positiv auf die Beweglichkeit der umliegenden Gelenke aus sowie auf die Genussfähigkeit und Vitalität.

Im Zusammenhang mit dem **NABEL-CHAKRA** *(Manipura-Chakra)* widmen wir uns der Kräftigung von Bauch und Beckenboden. Eine starke Mitte ist eine wichtige Basis für das Training des gesamten Körpers.

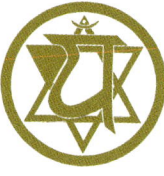

Das **HERZCHAKRA** *(Anahata-Chakra)* wird durch Rückbeugen angesprochen. Sie stärken die Rückenmuskulatur, helfen bei Bandscheibenvorfällen und lösen emotionale Blockaden.

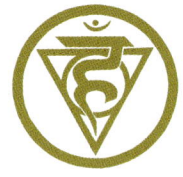

Dem **KEHLKOPFCHAKRA** *(Visuddha-Chakra)* ordnen wir die Rotationen zu. Durch die Mobilisierung der Brustwirbelsäule und die Organkompression schwinden Verspannungen und Stresssymptome.

Die dem **STIRNCHAKRA** *(Ajna-Chakra)* zugehörigen Vorbeugen lösen Verkürzungen der Beinrückseiten und wirken Bandscheibenproblemen entgegen. Mit dem muskulären Gleichgewicht kehrt auch psychische Ausgeglichenheit ein.

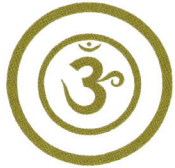

Das **KRONEN- ODER SCHEITEL-CHAKRA** *(Sahasrara-Chakra)* verbindet alle anderen Bereiche miteinander. Durch Übungsvariationen gewinnen Sie ein hohes Maß an Körperbeherrschung und Koordination sowie ganzheitliches Wohlbefinden.

Wirkungen auf Körper und Geist

Chakren sind in der Vorstellungswelt des Yoga Energiezentren in unserem Körper. Die sieben Hauptchakren, an denen sich besonders viele Energiebahnen kreuzen, sind entlang der Mittelachse unseres Körpers angeordnet.

Die Kapitel dieses Buchs – Balance, Hüftöffnung, Bauch, Rückbeugen, Rotation, Vorbeugen und Variation – sind jeweils einem der Chakren und damit bestimmten Übungszielen gewidmet. Bei unseren Erläuterungen setzen wir meist bei den körperlichen Aspekten an, da diese direkt erfahrbar und leichter nachvollziehbar sind. Nichtsdestotrotz wirken alle Übungen auch auf geistig-seelischer Ebene – quasi »nebenbei« werden Sie ausgeglichener, konzentrierter und positiver, und seelische Blockaden können sich lösen. So kommt es immer wieder vor, dass Trainierende bei bestimmten Übungen plötzlich ergriffen sind und zu lachen oder weinen beginnen. Wichtig ist uns, dass Sie es – weder im Hinblick auf Ihren Trainings- und Gesundheitszustand noch im Hinblick auf Ihr Innenleben – nicht als wertend verstehen, wenn wir von »Blockaden« oder »Schwächen« sprechen. Wir alle haben unsere starken und weniger starken Seiten, und PhysioFlowYoga gibt Ihnen ein ausgezeichnetes Werkzeug an die Hand, einen gesunden Ausgleich zu schaffen.

Bandhas

Aktiviert werden die Chakren über drei *Bandhas* genannte muskuläre Verschlüsse. Diese können Sie sich als eine Art Ventile zur Regulierung Ihrer Kraft und Energie während des Trainings vorstellen: *Mula Bandha* gibt uns unter Belastung Stabilität und Halt im Beckenboden und lässt sich über die Bauchmuskeln wahrnehmen und ansteuern (s. S. 79). Wenn Sie *Mula Bandha* aktivieren, fühlt es sich in etwa an,

als würden Sie alle Körperöffnungen an Ihrem Unterleib schließen. *Uddiyana Bandha* stabilisiert und schützt den Rücken während der Übungen. Sie setzen *Uddiyana Bandha,* indem Sie tief in den Bauch hinein atmen und dann maximal ausatmen, bis sich die tiefen Bauchmuskeln anspannen – der Bauch wird flach, der Bauchnabel zieht in Richtung Wirbelsäule, die Rippenbögen versenken sich (s. Abb. unten). *Jalandhara Bandha* ist das Kehlkopfbandha, das den Energiefluss zwischen Herz und Gehirn reguliert. Sie benötigen es vor allem bei Atemübungen. Im traditionellen Yoga wird meist empfohlen, das Kinn zur Brust zu ziehen, wenn Sie mit *Jalandhara Bandha* die Kehle verschließen. Im PhysioFlowYoga verschließen wir lediglich die Kehle wie beim Tauchen, ohne diese ungesunde Haltung einzunehmen: Die Halswirbelsäule behält ihre natürliche Krümmung bei.

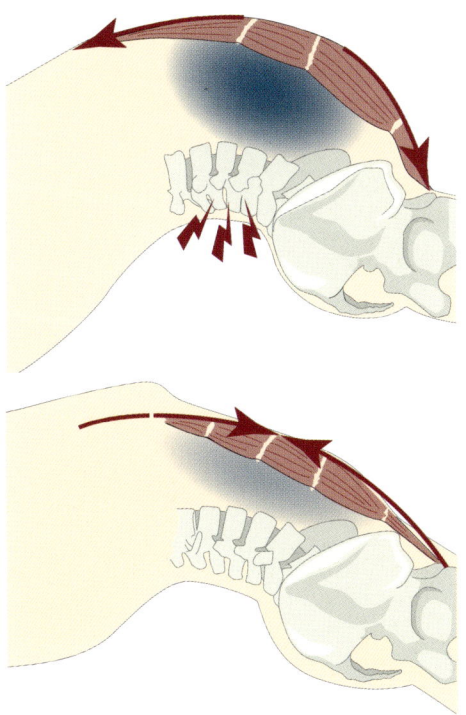

Durch die Aktivierung der Bauchmuskeln (s. o.) während des Trainings schützen Sie die Lendenwirbelsäule. ▮

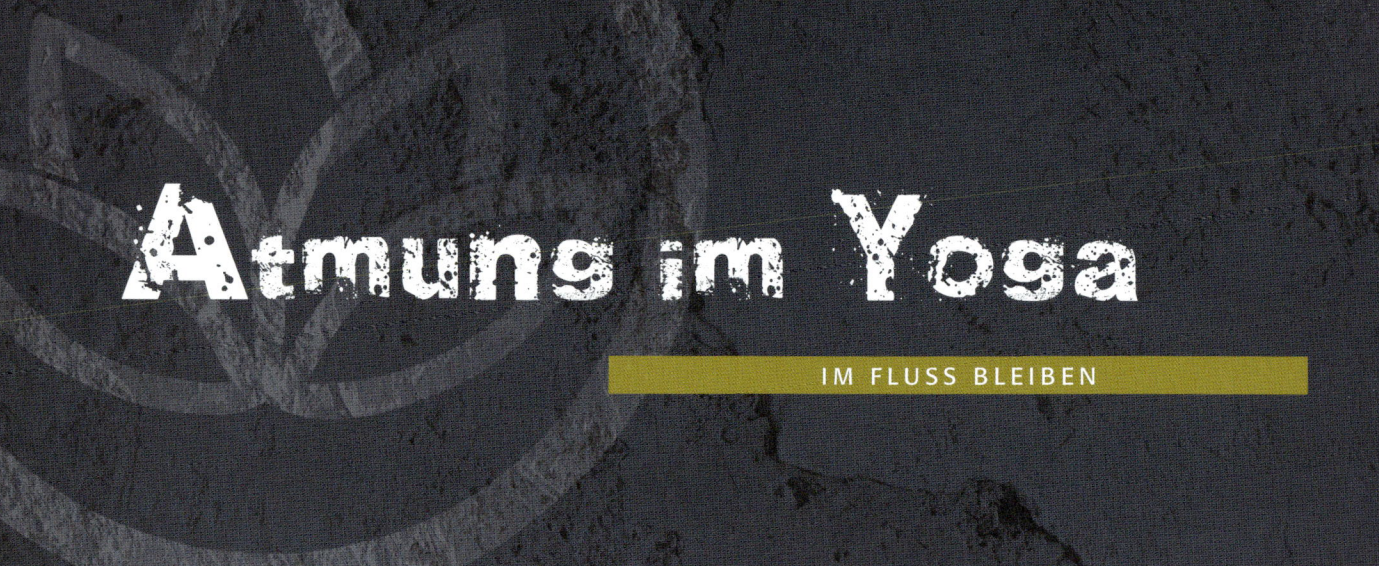

Atmung im Yoga

Bauch- oder Zwerchfellatmung

Atmung ist im Yoga mehr als Sauerstoffzufuhr – sie ist ein wichtiger Teil der Übungen. Bei den Asanas wird vor allem die Bauch- bzw. Zwerchfellatmung eingesetzt. Grundsätzlich bleibt der Atem auch beim PhysioFlowYoga im Fluss, wir kontrollieren ihn jedoch und arbeiten vor allem mit der Technik der *Ujjayi*-Atmung. Jeder Asana ist ein Atemzug zugeordnet, sodass die Bewegungsfolgen (Flows) vom Atem getragen werden und wir die Grenzen unseres Körpers besser spüren. Wir setzen den Atem gezielt ein, um zur Ruhe zu kommen oder uns mit neuer Energie zu versorgen, wir nehmen die Kraft des Atems bei den Übungen zur Hilfe, und bei der Erarbeitung schwieriger Asanas nutzen wir gelegentlich die Stabilisierungsfunktion des Atems, indem wie zu Beginn einatmen und dann die Luft anhalten.

ATEMTRAINING IST MUSKELTRAINING

Weil alle Bauchmuskeln Ausatemhilfsmuskeln sind, lassen sich über die Atmung die Bauchmuskeln trainieren. Diesen Effekt nutzen wir auch beim PhysioFlowYoga. Der wichtigste Haupteinatemmuskel ist das Zwerchfell *(Diaphragma)*, eine Muskelsehnenplatte zwischen Brust- und Bauchraum. Es ist nicht nur verantwortlich für unsere Sauerstoffversorgung, sondern auch eng mit unseren Emotionen verknüpft, sodass wir durch die Kontrolle und das Training unserer Atmung einen besseren Zugang zu Körper und Psyche bekommen.

KONZENTRATION UND STRESSREGULATION

Die Hauptsysteme unseres vegetativen Nervensystems sind der Sympathikus und der Parasympathikus. Vereinfacht erklärt ist der Sympathikus zuständig für die Aktivierung unserer Leistungsbereitschaft – in Alarmsituationen schaltet unser Körper auf Kampf oder Flucht, alle nicht unmittelbar wichtigen Körperfunktionen werden zurückgefahren und nicht einmal mehr wahrgenommen. Der andere Teil, der Parasympathikus, ist zuständig für die Organtätigkeit, Entspannung und Regeneration. Befinden wir uns durch Stress in einem dauerhaften Alarmzustand, dann ist der Sympathikus daueraktiv, und das Gleichgewicht zwischen den beiden Systemen ist so gestört, dass sich der Körper nicht mehr selbst regulieren kann. Wir spüren uns nicht mehr, kommen nicht zur Ruhe, schlafen schlecht und bewegen uns im Extremfall auf ein Burn-out zu. Über Körperübungen und bewusste Atmung können wir den Parasympathikus zurück auf den Plan rufen und einen Ausgleich schaffen.

Atmung und Bewegung koordinieren

Die Koordination von Atem und Bewegung ist eine große Herausforderung, die kaum jemand auf Anhieb meistert. Als Hilfestellung geben wir Ihnen zu allen Übungen und Flows in diesem Buch Hinweise zum richtigen Atmen.

Anfänger lassen den Atem bei den Übungen zu Beginn einfach frei fließen und achten lediglich darauf, in den Bauch zu atmen und bei Anstrengung nicht die Luft anzuhalten. Im nächsten Schritt erlernen Sie, zunächst unabhängig von den Bewegungen, die *Ujjayi*-Atmung.

UJJAYI-ATMUNG UND *NAULI*

Begeben Sie sich in Rückenlage und legen Sie die Hände auf den Bauch. Atmen Sie durch die Nase und in den Bauch. Beobachten Sie, wie sich die Bauchdecke bei der Einatmung hebt und bei der Ausatmung senkt. Der Nacken bleibt entspannt. Nicht der Brustkorb wölbt sich nach außen, sondern der Bauch. Verengen Sie die Stimmritze – beim Ausatmen entsteht ein Geräusch wie bei Kindern, denen man sagt, sie sollen ihr Zimmer aufräumen. Wenn das geklappt hat, lassen Sie auch bei der Einatmung die Luft durch die Verengung der Stimmritze langsamer einströmen.

Im zweiten Schritt binden Sie das Zwerchfell noch stärker ein: Atmen Sie über die *Ujjayi*-Technik ein und dann maximal aus, bis sich die tiefen Bauchmuskeln anspannen. Bei der nächsten Einatmung halten Sie die Spannung im Bauch und atmen gegen die Bauchmuskeln an. So lässt sich das Zwerchfell trainieren, die Organe werden komprimiert und Stoffwechsel und Verdauung werden angeregt.

Wenn wir im Yoga unseren Körper trainieren, würde normalerweise der Sympathikus arbeiten, aber durch die langsame *Ujjayi*-Atmung gegen den Widerstand unserer Bauchmuskeln sprechen wir den Parasympathikus an und entspannen uns – das ist die Grundvoraussetzung für eine gute Körperwahrnehmung. Im Übrigen sorgt die *Ujjayi*-Atmung dafür, dass Sie nach dem PhysioFlowYoga selbst dann energiegeladen sind, wenn Sie sich körperlich sehr gefordert haben.

NAULI ODER *AGNI SARA DHAUTI*

Fortgeschrittene können über die *Nauli*-Atmung die Bauchmuskeln sogar individuell ansprechen. Atmen Sie maximal aus. Halten Sie die Luft an (*Jalandhara Bandha,* S. 19). Heben Sie den Brustkorb, als ob Sie einatmen wollten. Spannen Sie über den Druck der Hände auf die Oberschenkel die rechte und linke Bauchseite kreisend im Wechsel an.

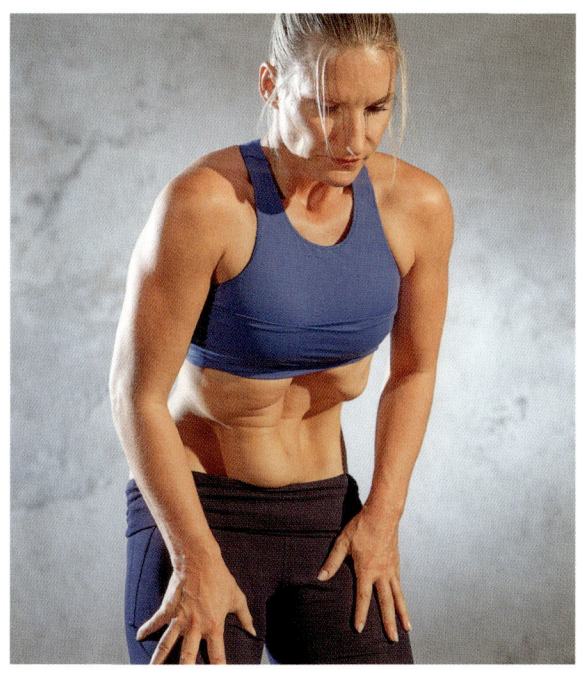

> Die Herausforderung bei der *Nauli*-Atmung liegt im getrennten, kreisenden Anspannen der Bauchmuskeln bei lockerem Zwerchfell und angehaltener Luft. ▌

Grundhaltungen und Aufwärmübungen

Viele Yogaschulen setzen voraus, dass die Teilnehmer wissen, wie sie auf der Matte stehen, richtig sitzen oder ihre Hände platzieren sollen. Dabei hat jeder Yogapraktizierende schon einmal die Erfahrung gemacht, dass ihm bestimmte Haltungen Schmerzen oder Unbehagen bereiten, die Hände von der Matte rutschen oder Ähnliches. Um Ihrer Übungspraxis eine gute Basis zu geben, beginnen wir mit der Erklärung einiger wichtiger Grundhaltungen, die Sie als vorbereitendes Pre-Yoga-Programm nutzen können und zum Aufwärmen, für die Sonnengrüße und als Ausgangsstellungen für andere Asanas benötigen. Prägen

Sie sich die Techniken gut ein und versuchen Sie, alle Übungen 5 Atemzüge lang zu halten.

Grundpositionen

DIE HALTUNG DER HÄNDE

Die korrekte Haltung und Position der Hände spielt eine große Rolle, da die Hände bei vielen Asanas einen Teil unseres Körpergewichts halten oder wir sogar darauf balancieren.

Begeben Sie sich in den Fersensitz und legen Sie die Hände mit den Handflächen nach unten locker vor sich auf der Matte ab. Zwischen Daumen und Zeigefinger entsteht ein kleiner Hohlraum. Dieser Hohlraum verhindert einen rutschfesten Stand auf der Matte. Richten Sie Ihre Hände nun aus: Spreizen Sie die Finger und nehmen Sie mit der kompletten Hand Kontakt zum Untergrund auf. Der Mittelfinger weist nach vorne, der Handrücken bildet eine Linie mit

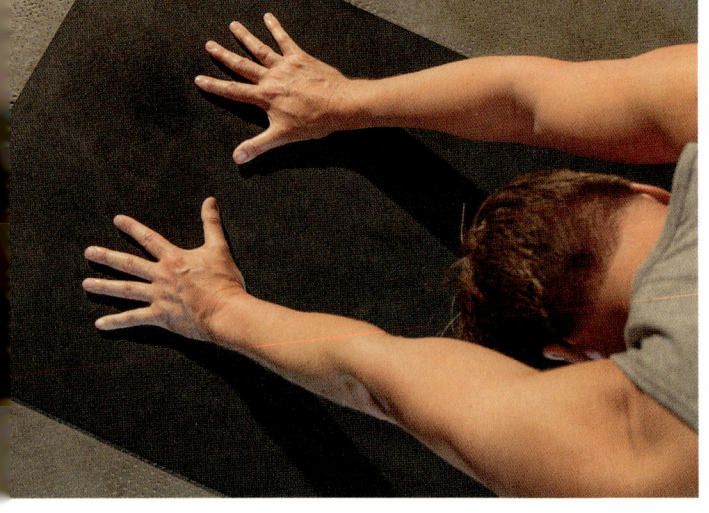

Jeder Mensch legt seine Hände anders ab. Selbst zwischen rechter und linker Hand bestehen Unterschiede. ∎

dem Handgelenk und dem Unterarm. Schieben Sie die Hände tiefer in die Matte und nehmen Sie wahr, wie sich die Knie dadurch von der Matte abheben. Diese Handstellung behalten Sie bei allen Übungen mit Mattenkontakt der Hände bei.

Das Handgelenk richten wir immer in einem Winkel von 90 Grad aus. Auch im Handstand ist der Winkel nicht größer oder kleiner – sonst würden Sie entweder nicht hochkommen oder auf dem Rücken landen. Da wir im PhysioFlowYoga alle Haltungen kontrolliert und über unsere Muskelkraft einnehmen, besteht nicht die Gefahr, die Handgelenke durch Sprünge etc. überzustrapazieren oder zu verletzen. Zu Beginn fühlt es sich für die meisten Trainierenden ungewohnt und unangenehm an, die Handgelenke mit ihrem Körpergewicht zu belasten. Geben Sie Ihren Handgelenken Zeit, sich an die neue Herausforderung zu gewöhnen. Bald werden Sie den kräftigenden Effekt spüren, Ihre Handgelenke erreichen wieder ihre volle Beweglichkeit, und durch statische Haltung am Computer entstandene Sehnenprobleme verschwinden.

DER WEG IN DEN HINABSCHAUENDEN HUND

Eine der Haltungen, in denen Ihre Hände Sie mittragen, ist der hinabschauende Hund *(Adho Mukha Svanasana)*. Der hinabschauende Hund ist eine Entspannungshaltung, eine Position des Innehaltens, des Durchatmens und Kraftschöpfens, die häufig im Übergang zu einer anderen Asana eingenommen wird. Die Asana dehnt die Beinrückseiten und die Achseln, korrigiert einen Rundrücken, wirkt gegen Nackenverspannungen, verbessert die Atmung, kräftigt das Herz, beruhigt das Nervensystem und hilft bei Schlafstörungen.

Für die Entspannung im hinabschauenden Hund müssen Hände, Handgelenke, Arme, Füße und Zehen richtig positioniert sein. ∎

■ Gehen Sie in den Vierfüßlerstand *(Goasana)*: Die Knie sind dabei unter der Hüfte, die Hände wie oben beschrieben unter den Schultern positioniert, die Wirbelsäule ist gestreckt.

■ Strecken Sie die Beine nach hinten durch und stellen die Zehen so auf, dass die Fersen senkrecht nach oben weisen. Ziehen Sie den Bauchnabel zur Wirbelsäule, um den Rumpf zu stabilisieren. Ihr Körper bildet nun eine Linie: Kontrollieren Sie, dass die Schultern weiterhin über den Händen sind und dass Ihr Becken nicht durchhängt. Das ist die Bretthaltung *(Phalakasana)*.

■ Um in den hinabschauenden Hund zu kommen, schieben Sie sich mit den Armen nach hinten und die Sitzhöcker nach oben, bis Ihr Körper die Form eines Daches bildet. Der Rücken bleibt gerade. Solange Brustkorb und Schultern noch nicht mobil und stark genug sind, wird Ihnen diese Haltung schwerfallen. Ziehen Sie den Brustkorb bei jeder Ausatmung mehr zu den Zehen und nehmen Sie die wohltuende Dehnung in der Körperrückseite wahr. Um von hier aus in den einbeinigen hinabschauenden Hund *(Eka Pada Adho Mukha Svanasana)* zu kommen, heben Sie das rechte Bein gerade nach hinten, bis es mit dem Rumpf eine Linie bildet.

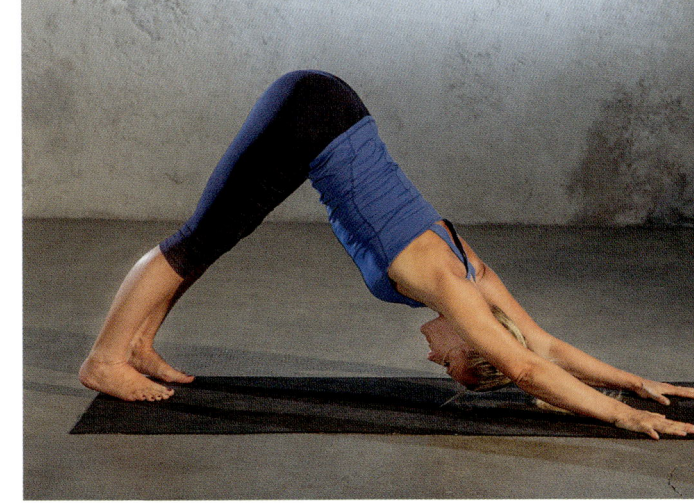

DER RICHTIGE STAND

Der richtige Stand ist nicht nur die Ausgangsbasis für unsere Übungspraxis, sondern auch Voraussetzung für eine gesunde Aufrichtung im Alltag. Die Bergposition (*Tadasana*) verbessert Körperhaltung und Gleichgewicht und sorgt für mehr Standfestigkeit. Das bewusste Stehen entlastet die Hals- und Lendenwirbelsäule.

▌ Stellen Sie sich mit geschlossenen Beinen hin. Zehen und Fersen berühren sich leicht, die Innenknöchel nicht. Ziel ist der Drei-Punkt-Stand, bei dem das Gewicht gleichmäßig auf Groß- und Kleinzehenballen und Fersen beider Füße verteilt ist. Tarieren Sie Ihr Gewicht aus, indem Sie sich leicht nach vorn und hinten und zu den Seiten wiegen. Heben Sie Ihre Zehen, spreizen Sie sie und suchen Sie wieder festen Bodenkontakt. Die Fußgewölbe und Sprunggelenke sind aktiviert, Sie spüren Kraft und Stabilität in Ihren Füßen.

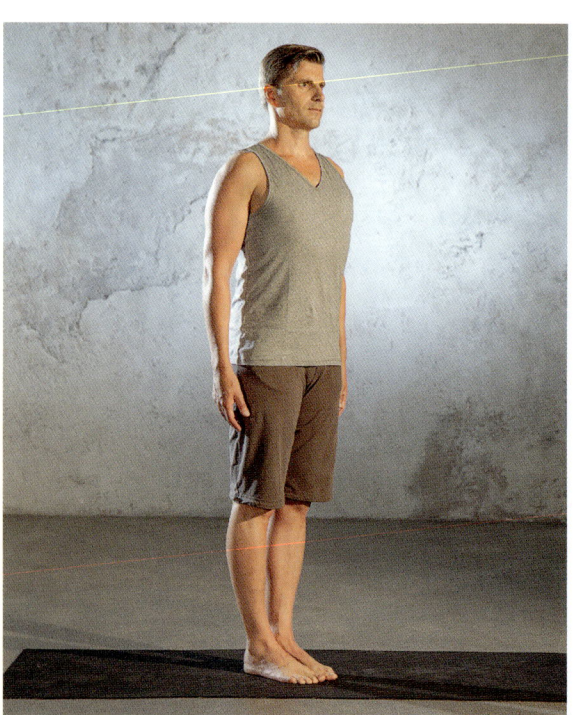

▌ Richten Sie die Kniescheiben nach vorne aus und ziehen Sie sie leicht nach oben. Die Knie sind locker gestreckt. Die Oberschenkelmuskulatur ist gespannt. Die Stabilität überträgt sich von der Basis bis hinauf zu den Gesäßmuskeln. Das Becken ist leicht gekippt, sodass die Lendenwirbelsäule ihre natürliche Krümmung beibehält.

▌ Ziehen Sie den Bauchnabel etwas nach innen, um die Bauchmuskulatur zu aktivieren. Strecken Sie sich in der Wirbelsäule, ziehen Sie die Schulterblätter zueinander und die Schultern nach unten und drehen Sie die Oberarme leicht nach außen. Das Brustbein weist zur Decke. Strecken Sie die Halswirbelsäule in Verlängerung der Wirbelsäule, ohne die natürliche Krümmung des Nackens zu verlieren, und ziehen Sie den Scheitel nach oben. Der Blick ist nach vorn gerichtet. Sie sind jetzt zu Ihrer vollen Größe aufgerichtet und nehmen eine angenehme Grundspannung in Oberschenkeln, Gesäß und unterem Rücken wahr. Das ist *Tadasana*, die Bergposition.

▌ In *Hastasana*, der Berghaltung mit erhobenen Händen, aktivieren Sie zusätzlich die Arm- und Brustmuskulatur. Strecken Sie die Wirbelsäule und heben Sie die Arme über die Seiten zur Decke. Der Schultergürtel bleibt unten. Das Brustbein weist zur Decke. Sie können die Hände geöffnet lassen oder locker schließen. Verschränken Sie nicht die Finger, um die Schultermuskulatur nicht zu schwächen. Der Blick geht zu den Daumen, der Nacken bleibt glatt.

▌ Für die Stuhlhaltung (*Utkatasana*) beugen Sie die Knie und schieben mit geradem Rücken das Gesäß nach hinten, als wollten Sie sich auf einem Stuhl niederlassen. Halten Sie inne, wenn Ihre Knie etwa einen 90-Grad-Winkel erreicht haben. Die Arme sind nach oben gestreckt, die Handflächen weisen zueinander.

Das bewusste aufrechte Stehen in der Bergposition (*Tadasana*) entlastet die Hals- und Lendenwirbelsäule. ▌

Die stehende Vorbeuge (*Uttanasana*) dehnt die Beinrückseiten, reguliert den Blutdruck, lindert Bauchschmerzen, beruhigt und gleicht negative Stimmungslagen aus.

DIE VORBEUGE

Viele Yogaanhänger erliegen dem Irrtum, bei der Vorbeuge komme es darauf an, die Hände möglichst tief zum Boden zu bekommen, und holen die Bewegung aus der Wirbelsäule. Bei einer rückengerechten stehenden Vorbeuge (*Uttanasana*) ist jedoch die Dehnfähigkeit der Beinrückseiten gefordert, die Beugung kommt aus der Hüfte.

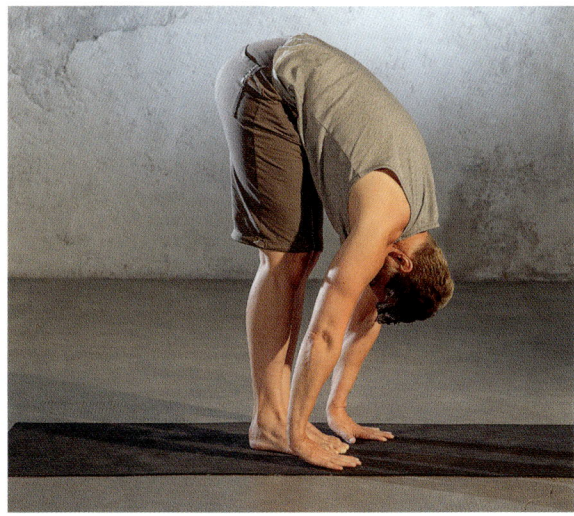

Bei der rückengerechten Vorbeuge kommt die Beugebewegung aus der Hüfte. Die Beinrückseiten werden gedehnt. ▮

▮ Beugen Sie sich aus *Hastasana*, der Berghaltung mit erhobenen Händen, in der Hüfte nach vorn, bis der Oberkörper mit vollkommen geradem Rücken parallel zur Matte ausgerichtet ist. Die Oberschenkel spannen Sie an, indem Sie die Kniescheiben nach oben schieben. Sie spüren die Dehnung in der hinteren Oberschenkelmuskulatur von den Kniekehlen bis zum Poansatz. Sobald Sie merken, dass Sie die Bewegung aus der Wirbelsäule holen, beugen Sie die Knie etwas.

▮ Ziehen Sie die Schulterblätter zueinander und nehmen Sie die Stabilität in Ihrer Oberkörperrückseite wahr. Ist der Rücken gerade, beugen Sie die Hüften noch etwas tiefer und versuchen, den Bauch auf den Oberschenkeln abzulegen. Legen Sie die Hände auf den Oberschenkeln ab, auf den Schienbeinen, oder auf Klötzen. Nacken und Schultern bleiben locker.

▮ AA: Ziehen Sie den Scheitel noch weiter in Richtung Boden, sodass der Oberkörper sich noch mehr den Beinen nähert. Strecken Sie die Sitzhöcker so weit wie möglich nach oben. Mit jeder AA tauchen Sie etwas tiefer in die Asana ein.

Fortgeschrittene legen am Ende der Vorbeuge den Oberkörper an der Beinvorderseite an und die Handflächen neben den Füßen am Boden ab.

▮ Eine Variante ist *Urdhva Uttanasana*, die stehende Vorbeuge mit gestrecktem Rücken. Die Handflächen sind hier weiter vorn unter den Schultern positioniert. Die Hände drücken auf die Oberschenkel, in den Boden oder auf Klötzchen, um die Bauchmuskulatur zu aktivieren. Der Rücken ist langgestreckt, der Blick hebt sich.

GESUNDE FÜSSE

Durch regelmäßiges Training des Drei-Punkt-Standes (S. 24) lassen sich Fehlstellungen wie Plattfüße, bei denen der Großzehenballen und die Außenkante stärker belastet sind, oder Hohlfüße, bei denen das Gewicht stärker auf dem Kleinzehenballen und der Innenkante lastet, langfristig ausgleichen.

TIPP

EA = Einatmung, AA = Ausatmung, AZ = Atemzüge

DER TIEFE LIEGESTÜTZ

Am tiefen Liegestütz *(Chatturanga Dandasana)* lässt sich gut erläutern, wie wichtig die richtige Technik für die gelungene Ausführung einer Asana ist. Die Haltung wird Ihnen zu Beginn schwerfallen, aber Sie werden sie bald schätzen lernen, denn der tiefe Liegestütz kräftigt den gesamten Körper, verleiht Ihnen ein Gefühl der Stärke, wirkt Müdigkeit und Antriebslosigkeit entgegen und gibt Ihnen inneren Frieden.

▌ Starten Sie in der Bretthaltung *(Phalakasana)* mit Grundspannung im ganzen Körper. EA: Ziehen Sie Wirbelsäule und Nacken lang, sodass der Körper eine Linie bildet.

▌ AA: Behalten Sie diese Linie bei und senken den gesamten Körper, bis Oberarme und Unterarme einen 90-Grad-Winkel bilden. Drücken Sie Oberarme und Ellenbogen sanft seitlich an die Rippen. Ziehen Sie die Schulterblätter zusammen und den Schultergürtel weg von den Ohren. Lassen Sie sich nicht in diese Position hineinfallen, und beugen Sie die Ellenbogen nicht mehr als 90 Grad, um die Bizepssehne nicht zu belasten.

▌ Halten Sie die Körperspannung während der gesamten Übung, damit Hüfte und Rücken nicht durchhängen.

Der hinaufschauende Hund *(Urdhva Mukha Shvanasana)* und die Kobra *(Bhujangasana)* kräftigen die Arm- und Schultergürtelmuskulatur, öffnen die Brustmuskulatur, mobilisieren die Brustregion und verbessern dadurch Körperhaltung und Atmung. Zudem wirken wirkt stimmungsaufhellend und energetisierend.

KOBRA UND HINAUFSCHAUENDER HUND

Die Schritt-für-Schritt-Anleitungen für die Kobra *(Bhujangasana)* und ihre Steigerung, den hinaufschauenden Hund *(Urdhva Mukha Shvanasana)*, finden Sie im Kapitel Rückbeugen (S. 96–97).

Wenn Sie beim hinaufschauenden Hund etwas im unteren Rücken spüren, ist das ein Hinweis darauf, dass Ihre Bauchmuskeln noch nicht stark genug oder Ihre Hüftgelenke in dieser Richtung noch nicht ausreichend beweglich sind. Womöglich haben Sie auch trotz starker Muskeln ein ungutes Gefühl im unteren Rücken. Widmen Sie sich in diesem Fall stattdessen dem Training der Kobra.

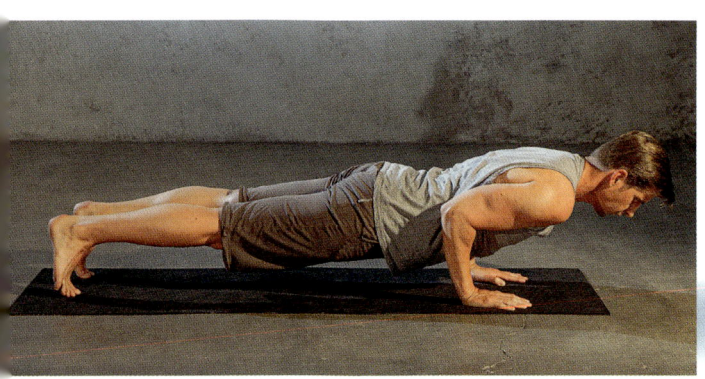

Beim korrekt ausgeführten Liegestütz sind die Schulterblätter zusammengezogen und die Schultern von den Ohren entfernt. ▌

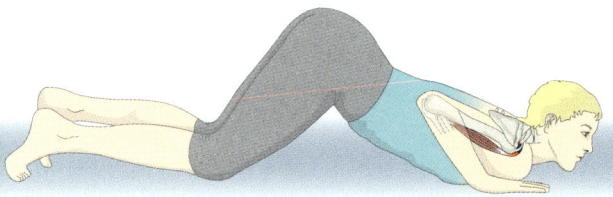

Bei falscher Ausführung reizt die Übung Schleimbeutel und Sehnen der Schulter, und der Nacken wird überstreckt. ▌

RICHTIG SITZEN

Obwohl wir modernen Menschen den Großteil unserer Zeit im Sitzen verbringen, sind wir auf diesem Feld alles andere als Experten. – Die Evolution hat uns einfach nicht langes, statisches Sitzen gemacht. Ob Sie auf einem Bürostuhl sitzen oder beim Yoga mit ausgestreckten Beinen am Boden, im Sitzen sollte nur die Hüfte gebeugt sein, nicht die Lendenwirbelsäule. Achten Sie immer darauf, dass Sie auf den Sitzbeinhöckern sitzen, damit sich die Wirbelsäule optimal aufrichtet und die Schultern nach unten und hinten sinken. Die Sitzbeinhöcker sind zwei große knöcherne Vorsprünge, die Sie spüren, wenn Sie beim Sitzen die Hände unter das Gesäß schieben. Weil die Knochenhaut wegen ihrer vielen Nerven sehr empfindlich ist, neigen wir zu Ausweichbewegungen, wenn wir länger sitzen: Frauen haben eine Tendenz zum Hohlkreuz und sitzen auf den Oberschenkeln, Männer kippen das Becken eher in die andere Richtung und fläzen sich mit rundem Rücken auf der Gesäßfläche. In beiden Haltungen verkürzen sich die Muskeln an den Beinrückseiten; bei ersterer kommt Mangeldurchblutung der Oberschenkelrückseiten hinzu, bei zweiterer drohen Bandscheibenvorfälle.

Im Yoga gibt es drei wichtige sitzende Grundhaltungen: den Fersensitz *(Vajrasana)*, den Winkelsitz *(Baddhakonasana)* und die Stockhaltung *(Dandasana)*.

Die Anleitung für den Fersen- und den Winkelsitz kennen Sie vom Selbsttest (S. 15). Der Winkelsitz dient der Hüftöffnung. Im Fersensitz werden die Beinvorderseiten gedehnt. Ziel ist es, in beiden Positionen mit geradem Rücken entspannt zu sitzen. Seien Sie unbesorgt, wenn Sie beim Fersensitz ein ziehendes Gefühl in der Kniescheibe spüren. Es rührt daher, dass die Patella in die gedehnte Oberschenkelmuskulatur eingebettet ist, und sollte durch die Dehnung rasch nachlassen. In den Kniekehlen sollten Sie jedoch keinen Druck spüren.

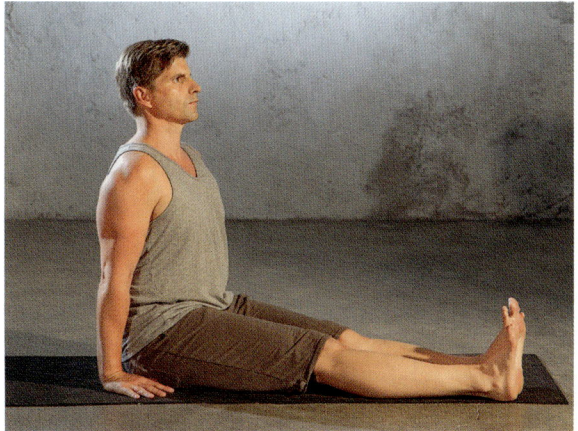

Mit der Stockhaltung *(Dandasana)* stärken Sie die Tiefenmuskulatur des Rückens und trainieren das Sitzen auf den Sitzbeinhöckern. ▮

In der Stockhaltung *(Dandasana)* sitzen Sie mit gestreckten Beinen auf den Sitzbeinhöckern am Boden.

▮ Um optimal auf den Sitzbeinhöckern zu sitzen, ziehen Sie zunächst mit den Händen den großen Gesäßmuskel nach hinten. Wenn die Beinrückseiten noch zu kurz sind und Sie die Sitzbeinhöcker nicht am Boden spüren, beugen Sie Knie und Hüften.

▮ EA: Strecken Sie sich in der Wirbelsäule, bis Sie den Rückentrecker im unteren Rücken spüren.

▮ AA: Wachsen Sie zur Decke und versuchen Sie, die Wirbelsäule wie im aufrechten Stand zu halten. Ziehen Sie den Bauchnabel zur Wirbelsäule und aktivieren Sie den Beckenboden *(Mula Bandha)*. Ziehen Sie diesen nach hinten unten und drücken Sie die Handflächen neben den Beinen in den Boden. Der Blick geht stolz nach vorne. Die Asana stärkt die Tiefenmuskulatur des Rückens, den Schultergürtel und die Beinmuskeln und trainiert das richtige Sitzen im Alltag. Führen Sie sie nicht mit runder Lendenwirbelsäule aus, um die Bandscheiben nicht zu belasten.

EA = Einatmung, AA = Ausatmung, AZ = Atemzüge

Warm-up

Um Ihren Körper optimal auf die Yogasequenz vor-
zubereiten, haben wir Ihnen ein Aufwärmprogramm
zusammengestellt, das Sie zum Einstieg vor den
Sonnengrüßen praktizieren. Auf diese Weise beugen
Sie Verletzungen vor und erarbeiten sich eine solide
Basis, um Ihren Trainingsstand stetig auszubauen.

BASIS-AUFWÄRMPROGRAMM

Wir beginnen in der Stellung des Kindes *(Balasana)*:
Setzen Sie sich aus dem Vierfüßlerstand *(Goasana)*
auf die Fersen, legen Sie den Bauch entspannt auf
den Oberschenkeln und den Kopf am Boden ab.
Die Arme liegen seitlich am Körper locker am Boden.

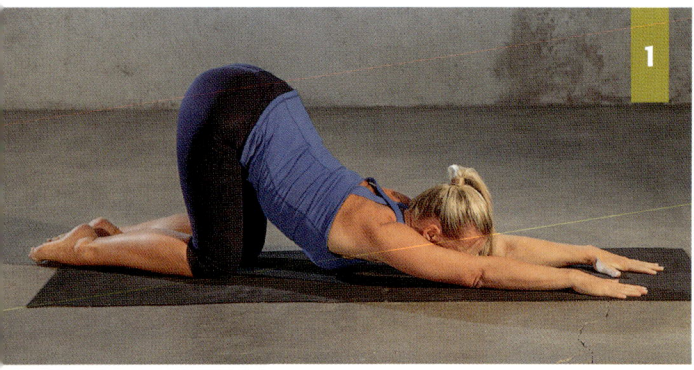

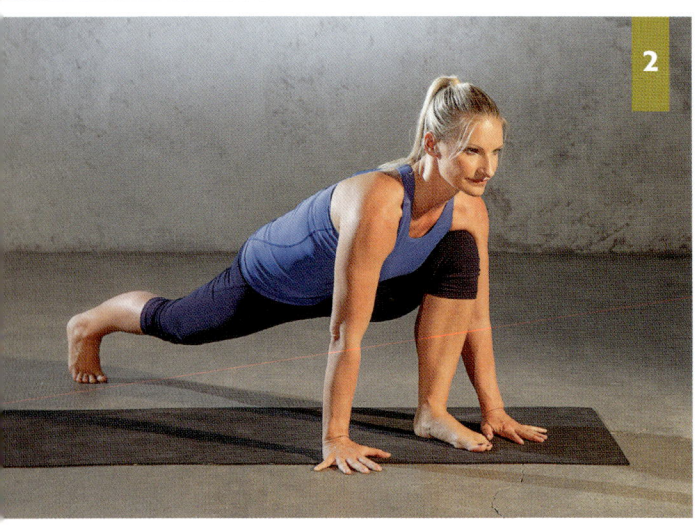

Dann strecken Sie die Arme nach vorne aus und
legen die Ellenbogen neben den Ohren entspannt
am Boden ab, um in die Stellung des Hasen
(Shashankasana) zu kommen. Als Nächstes folgt
der Panther *(Anahataasana*, siehe Abb. 1): Die
Hände laufen nach vorn, zeitgleich heben Sie das
Becken, bis es über den Knien positioniert ist. Nun
streben Sie mit aktivierter Bauchmuskulatur mit dem
Brustbein tief zum Boden.

Die weiteren Übungen kennen Sie aus den Grundhaltungen. Es folgen:
- der Vierfüßlerstand *(Goasana)*
- der hinabschauende Hund *(Adho Mukha
  Shavanasana)*
- die stehende Vorbeuge mit gestrecktem Rücken
  (Urdhva Uttanasana)
- die stehende Vorbeuge *(Uttanasana)*
- die Bergposition mit erhobenen Händen
  (Hastasana)

Absolvieren Sie die Übungen in dieser Reihenfolge,
bevor Sie zum Sonnengruß Ihrer Schwierigkeitsstufe
übergehen.

DIE SONNENGRÜSSE

Um Ihrem individuellen Trainingszustand gerecht zu
werden, stellen wir Ihnen auf den folgenden Seiten
vier Grundformen des Sonnengrußes *(Surya Namas-
kara)* vor. Absolvieren Sie jeweils 5 Mal Sonnengruß
A und 5 Mal Sonnengruß B. In den Flow-Kapiteln zu
den einzelnen Chakren finden Sie Varianten dieser
Sonnengrüße, mit denen Sie Ihren Körper optimal
auf das Thema des jeweiligen Flow vorbereiten. Die
meisten Asanas der Sonnengrüße sind Ihnen von
den Grundhaltungen bekannt. Neu sind die Reiter-

**Aufwärmen mit dem Panther *(Anahataasana)* und
in der Reiterpostition *(Ashva Sanchalanasana)* ❙**

position (*Ashva Sanchalanasana*, siehe Abb. 2) und der Krieger I (*Virabhadrasana I*). Die Anleitung für den Krieger I finden Sie im Kapitel Rückbeugen (S. 98).

▪ Um in die Reiterposition (*Ashva Sanchalanasana*, siehe Abb. 1) zu kommen, beginnen Sie im hinabschauenden Hund mit nach hinten angehobenem rechten Bein (S. 23).
▪ Mit der nächsten AA stellen Sie leise und kontrolliert das rechte Bein nach vorn, an die Innenseite der rechten Hand. Seitlich stehen die Füße hüftbreit auseinander.
▪ Anfänger bringen den Fuß häufig nicht ohne Hilfestellung ganz nach vorne. Nehmen Sie Ihre rechte Hand zur Hilfe, um den rechten Fuß sanft in Position zu bringen. Der Fußabstand soll nicht kürzer werden als beschrieben, da die Basis für die folgenden Asanas dann nicht mehr stimmt.
▪ Ellenbogen und Rücken bleiben gestreckt. Die Handflächen bleiben am Boden. Kommen Sie nicht auf die Fingergelenke, um den Fuß leichter nach vorn zu bringen, um diese nicht zu überlasten.

Im Sonnengruß wird jede Bewegung an die *Ujjayi*-Atmung (S. 21) angepasst. Ein- und Ausatmung sind gleich lang, sodass Sie große Bewegungen schneller und kleine langsamer ausführen müssen. Der Geist kommt zur Ruhe, und das Bewusstsein fokussiert sich auf die Körperwahrnehmung.

Achten Sie auch bei den Sonnengrüßen auf die technisch korrekte Ausführung und hören Sie gut auf Ihren Körper. Können Sie einzelne Haltungen eines Sonnengrußes aufgrund von Beschwerden oder Schwächen in den betreffenden Strukturen nicht ausführen, dann ersetzen Sie sie durch eine leichtere Asana: Sind zum Beispiel Arm- und Bauchmuskulatur noch nicht stark genug, weichen Sie vom tiefen Liegestütz (*Chaturanga Dandasana*) auf die Bretthaltung (*Phalakasana*) oder den Verfüßlerstand (*Goasana*) aus. Spüren Sie den Rücken im hinauf

schauenden Hund (*Urdhva Mukha Svanasana*), dann ersetzen Sie die Asana durch die Kobra (*Bhujangasana*) oder den neugierigen Vierfüßler (*Mariaryasana*), bei dem Sie sich aus dem Vierfüßlerstand mit aktivierter Bauchmuskulatur in der Brustwirbelsäule zurückbeugen.

Neben der fließenden Geschwindigkeit und der stärkeren Intensivierung einzelner Haltungen sind auch die Übergänge zwischen den einzelnen Haltungen im Sonnengruß im PhysioFlowYoga anders als bei anderen Yogarichtungen: Wir verzichten auf gelenkbelastende Sprünge oder schwungvolle Ausfallschritte. Um von der Vorbeuge mit gestrecktem Rücken (*Urdhva Uttanasana*) in den tiefen Liegestütz (*Chaturanga Dandasana*) oder in die Bretthaltung (*Phalakasana*) zu gelangen, gehen Sie schlicht zwei Schritte nach hinten. Aus der Reiterposition (*Ashva Sanchalanasana*) gehen Sie unter Zuhilfenahme Ihrer Bauchmuskulatur kontrolliert in den Vierfüßlerstand (*Goasana*) oder den Liegestütz (*Chaturanga Dandasana*) – beim Zurückführen des vorderen Fußes entsteht kein Schleifgeräusch am Boden. Aus dem hinabschauenden Hund (*Adho Mukha Svanasana*) in die Vorbeuge (*Urdhva Uttanasana*) kommen Sie ebenfalls mit einem lautlosen, schwebenden Sprung durch Ihre Muskelkraft nach vorn oder gehen zwei Schritte. Die Aufrichtung selbst erfolgt sanft aus der Körperspannung heraus und ohne Schwung, ohne den Umweg über die Hocke. Wie bei allen anderen Asanas beginnen Sie jeweils mit der rechten Seite. Der Seitenwechsel erfolgt über ein *Vinyasa* für Anfänger oder Fortgeschrittene. *Vinyasas* sind Bewegungssequenzen für den Übergang zwischen zwei Asanas, die Sie ebenfalls synchron mit der Atmung ausführen. Ein typisches Vinyasa für Einsteiger etwa ist die Abfolge von Bretthaltung, neugierigem Vierfüßler und hinabschauenden Hund. Fortgeschrittene wechseln zum Beispiel über die Kombination von tiefem Liegestütz, hinaufschauendem Hund und hinabschauendem Hund die Seite.

EA = Einatmung, AA = Ausatmung, AZ = Atemzüge

Sonnengrüsse

Sonnengruß A für Einsteiger

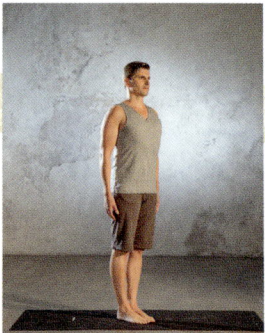

1 AA: Berghaltung
(Tadasana)

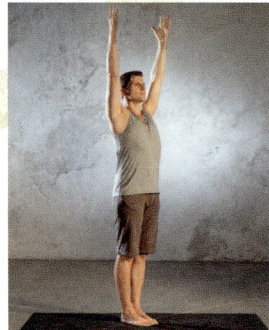

2 EA: Berghaltung
mit erhobenen Armen
(Hastasana)

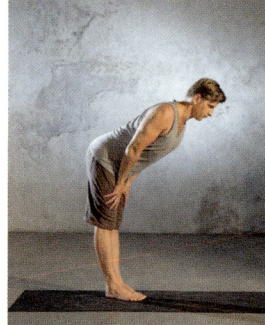

3 AA: halbe Vorbeuge
mit geradem Rücken
(Urdhva Uttanasana)

4 EA: Bleiben Sie in der Haltung. Richten Sie die Wirbelsäule auf. Kreisen Sie mit den Schultern und ziehen Sie die Schulterblätter zur Wirbelsäule.

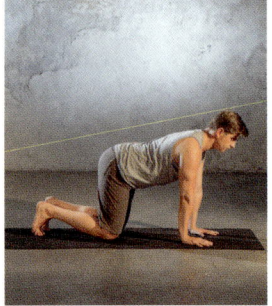

5 AA: Vierfüßlerstand
(Goasana)

6 EA: Heben Sie im Vierfüßlerstand den Kopf und die Halswirbelsäule an, als ob Sie neugierig wären. Der Blick geht nach vorn. Das ist der neugierige Vierfüßler *(Mariaryasana)*.

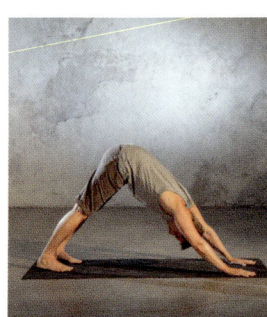

7 AA + 5 AZ: hinabschauender Hund *(Adho Mukha Svavanasana)*

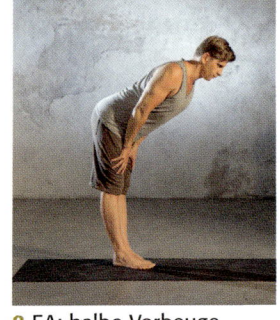

8 EA: halbe Vorbeuge
mit geradem Rücken
(Urdhva Uttanasana)

9 AA: halbe Vorbeuge mit Bauchaktivierung: Der Rücken bleibt beim Aufrichten gerade. Die Schultern ziehen nach hinten und unten. Aktivieren Sie den Bauch, indem Sie die Hände fest gegen die Oberschenkel drücken.

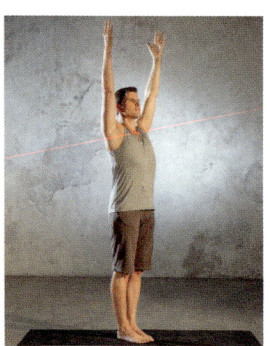

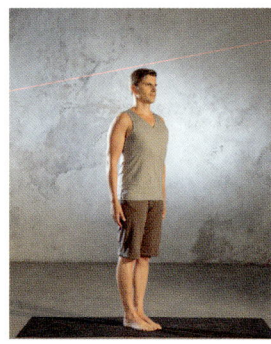

10 EA: Berghaltung mit erhobenen Armen
(Hastasana)

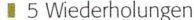

11 AA: Berghaltung
(Tadasana)

▐ 5 Wiederholungen

Sonnengruß A für Fortgeschrittene

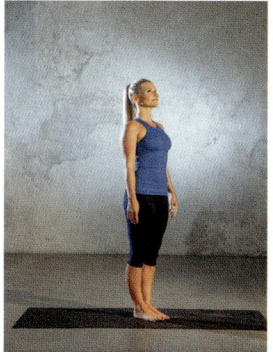

1 AA: Berghaltung
(*Tadasana*)

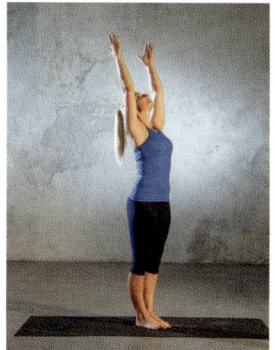

2 EA: Berghaltung
mit erhobenen Armen
(*Hastasana*)

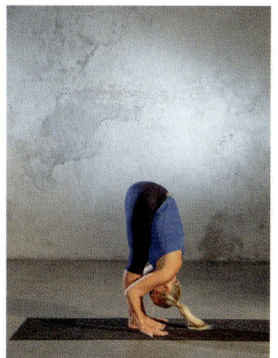

3 AA: stehende Vorbeuge
(*Uttanasana*)

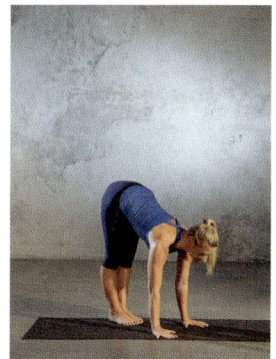

4 EA: Vorbeuge mit
geradem Rücken
(*Urdhva Uttanasana*)

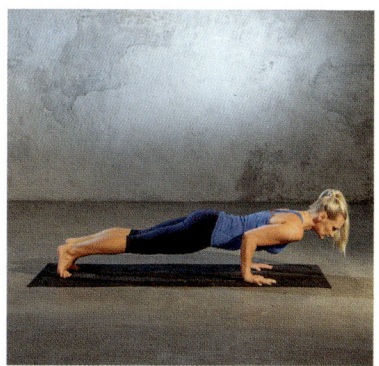

5 AA: Liegestütz
(*Chaturanga Dandasana*)

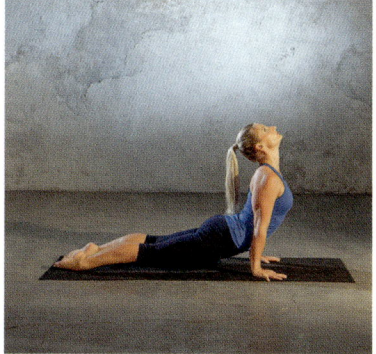

6 EA: hinaufschauender Hund
(*Urdhva Mukha Svanasana*)

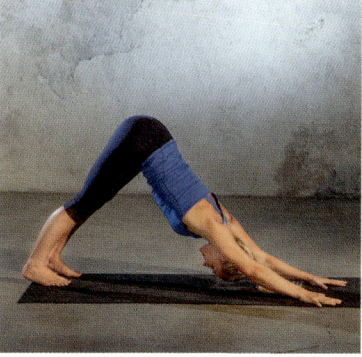

7 AA + 5 AZ: hinabschauender Hund
(*Adho Mukha Svanasana*)

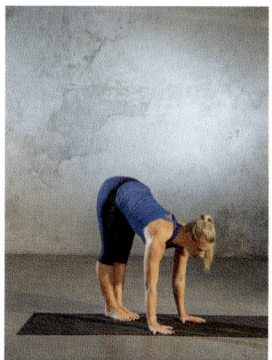

8 EA: Vorbeuge mit
geradem Rücken
(*Urdhva Uttanasana*)

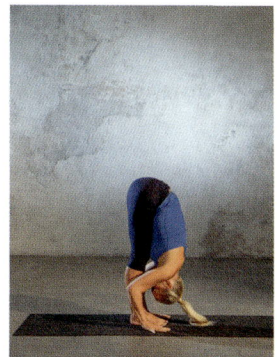

9 AA: stehende Vorbeuge
(*Uttanasana*)

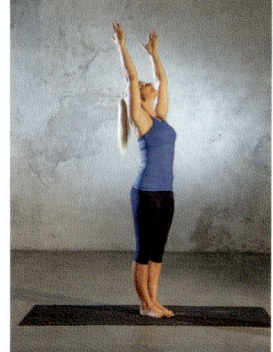

10 EA: Berghaltung
mit erhobenen Armen
(*Hastasana*)

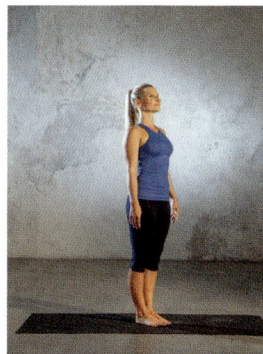

11 AA: Berghaltung
(*Tadasana*)

▌ 5 Wiederholungen

EA = Einatmung, AA = Ausatmung, AZ = Atemzüge

Sonnengruß B für Einsteiger

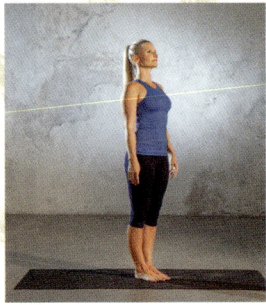

1 AA: Berghaltung (*Tadasana*)

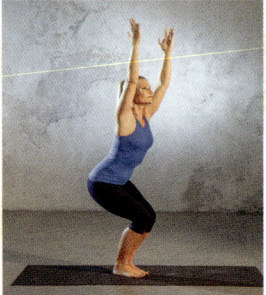

2 EA: Stuhlhaltung (*Utkatasana*)

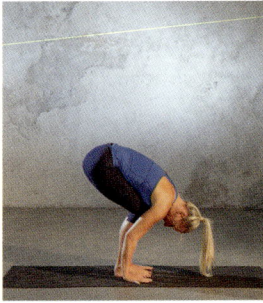

3 AA: Vorbeuge mit gebeugten Knien (*Uttanasana*)

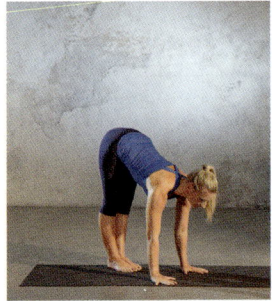

4 EA: Vorbeuge mit geradem Rücken (*Urdhva Uttanasana*), ggf. mit Klötzchen

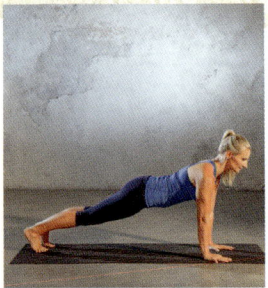

5 AA: Bretthaltung (*Phalankasana*)

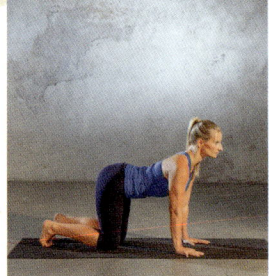

6 EA: neugieriger Vierfüßler (*Mariaryasana*)

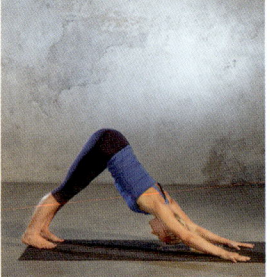

7 AA: hinabschauender Hund (*Adho Mukha Svanasana*)

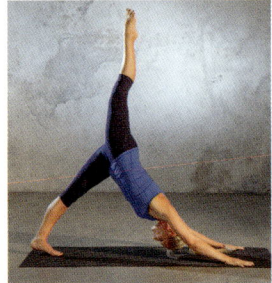

8 EA: einbeiniger hinab-schauender Hund re.

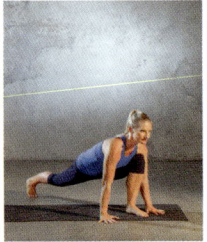

9 AA: Reiter re. (*Ashva Sanchalan-asana*)

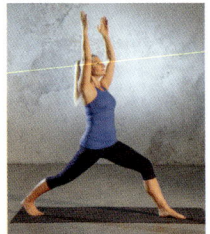

10 EA+AA: Krieger I re. mit stumpfem Knie, intensivieren

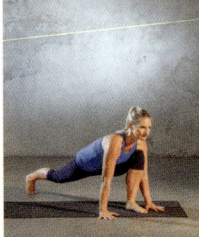

11 EA: Reiter re. (*Ashva Sanchalan-asana*)

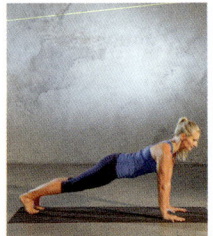

12 AA: Bretthaltung (*Phalankasana*)

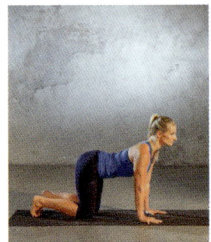

13 EA: neugieriger Vierfüßler (*Mariaryasana*)

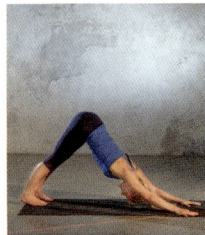

14 AA: hinabschau-ender Hund. Beim 3. Mal 5 AZ halten.

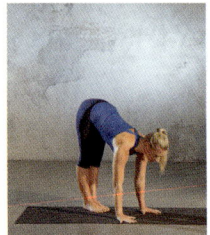

15 EA: »schweben-der« Sprung in die Vorbeuge (*Urdhva Uttanasana*)

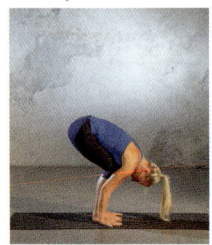

16 AA: Vorbeuge mit gebeugten Knien (*Uttanasana*)

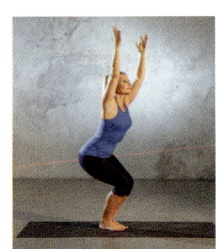

17 EA: Stuhlhaltung (*Utkatasana*)

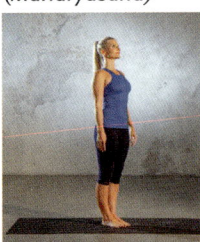

18 AA: Berghaltung (*Tadasana*)

▌ Seitenwechsel nach dem zweiten hinabschauenden Hund (*Adho Mukha Svanasana*, Nummer 14): Beginnen Sie mit dem linken Bein wieder bei Nummer 8. Beenden Sie den Sonnengruß nach 5 Wiederholungen pro Körperseite.

Sonnengruß B für Fortgeschrittene

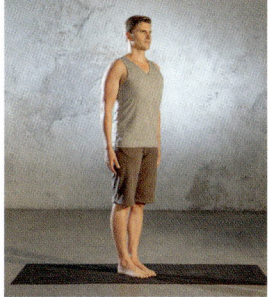

1 AA: Berghaltung (*Tadasana*)

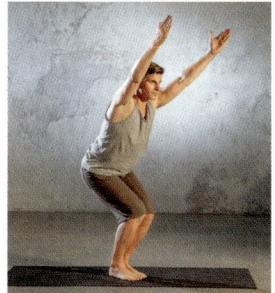

2 EA: Stuhlhaltung (*Utkatasana*)

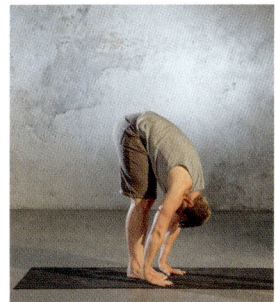

3 AA: stehende Vorbeuge (*Uttanasana*)

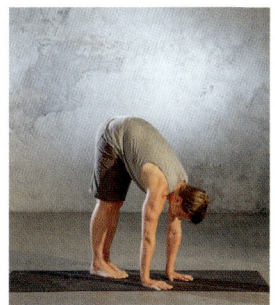

4 EA: stehende Vorbeuge mit geradem Rücken (*Urdhva Uttanasana*)

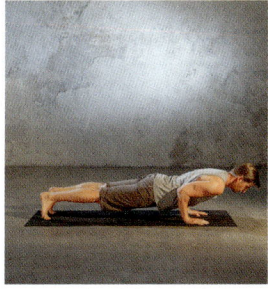

5 AA: mit 2 leisen Schritten in Liegestütz (*Chaturanga Dandasana*)

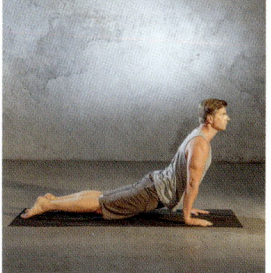

6 EA: hinaufschauender Hund (*Urdhva Mukha Svanasana*)

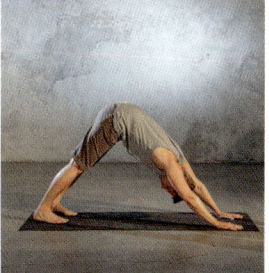

7 AA: hinabschauender Hund (*Adho Mukha Svanasana*)

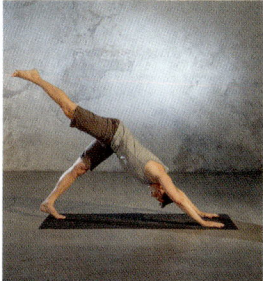

8 EA: einbeiniger hinabschauender Hund re.

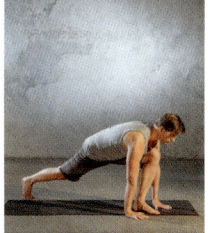

9 AA: Reiter re. (*Ashva Sanchalanasana*)

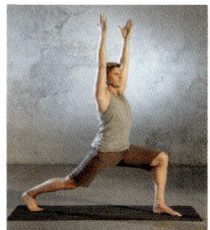

10 EA + AA: Krieger I re., intensivieren

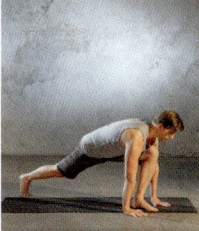

11 EA: Reiter re. (*Ashva Sanchalanasana*)

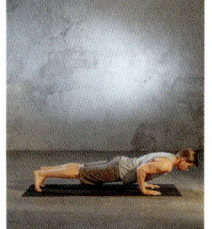

12 AA: tiefer Liegestütz (*Chaturanga Dandasana*)

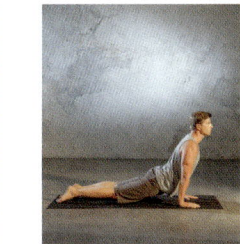

13 EA: hinaufschauender Hund (*Urdhva Mukha Svanasana*)

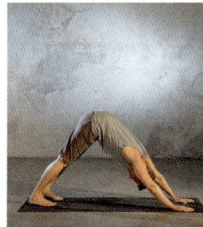

14 AA: hinabschauender Hund. Beim 3. Mal 5 AZ halten.

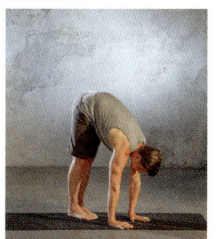

15 EA: »schwebender« Sprung in die Vorbeuge (*Urdhva Uttanasana*)

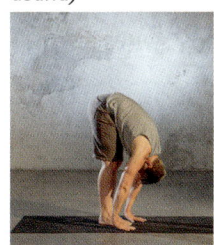

16 AA: Vorbeuge (*Uttanasana*)

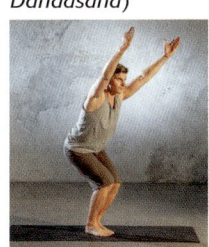

17 EA: Stuhlhaltung (*Utkatasana*)

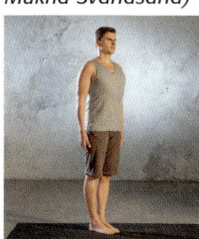

18 AA: Berghaltung (*Tadasana*)

▌ Seitenwechsel nach dem zweiten hinabschauenden Hund (*Adho Mukha Svanasana*, Nummer 14): Beginnen Sie mit dem linken Bein wieder bei Nummer 8. Beenden Sie den Sonnengruß nach 5 Wiederholungen pro Körperseite.

EA = Einatmung, AA = Ausatmung, AZ = Atemzüge

Endpositionen

Jede Yoga- beziehungsweise Flowsequenz wird durch eine Abfolge von Endpositionen abgerundet. Dieser Abschluss dient der Regulation und Regeneration von Körper und Geist: Durch die Asana gelöste Schlacken werden abtransportiert, und Sie haben Gelegenheit, der Wirkung der Übungen nachzuspüren.

Am Ende der Trainingseinheit fühlen Sie sich gleichzeitig energiegeladen und entspannt. Dieses gute Gefühl setzt einen körperlichen und psychischen Lernprozess in Gang: Bald werden Sie den Impuls spüren, die Yogapraxis fortzusetzen – und diese ganzheitliche Form von Bewegung wird ganz ohne Zwang zu einem wohltuenden Automatismus.

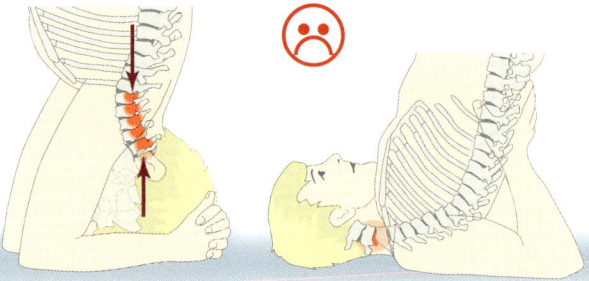

Beim Kopfstand mit Kopf am Boden (li.) wird die Halswirbelsäule gestaucht, beim Schulterstand ohne Klötzchen (re.) werden die Bandscheiben komprimiert. ▪

Absolvieren Sie alle Endhaltungen oder wählen Sie zwischen den Paaren Kopfstand/Kind und Schulterstand/Fisch. Halten Sie jede Asana 5 bis 10 Atemzüge.

Kopfstand und Kind

Die erste Endposition ist der Kopfstand *(Sirsana)*. Jede Variante aus dem Kapitel Vorbeugen (S. 144/ 145) ist für den Abschluss geeignet, von der Preform bis zum vollständigen Kopfstand – wählen Sie die Asana, die Ihrem Trainingszustand und Ihrer aktuellen Verfassung am besten entspricht. Der Kopf bleibt beim PyhsioFlowYoga immer in der Luft, um die Halswirbelsäule nicht zu schädigen.

Auf den Kopfstand folgt immer *Balasana*, die Haltung des Kindes (S. 28). Alternativ begeben Sie sich in die Bauchlage und unterlagern die Stirn mit den Händen.

Schulterstand und Fisch

Im PhysioFlowYoga nehmen wir immer ein Klötzchen zur Hilfe, um den Schulterstand *(Salamba Sarvangasana,* Abb. rechts unten) physiologisch auszuführen.

Häufig klagen Praktizierende klassischer Yogarichtungen, es gehe ihnen nach dem Schulterstand nicht gut – dennoch praktizieren sie die Asana weiter. Die Ursache für die Beschwerden ist die Belastung der Halswirbelsäule: Über den Druck des Körpergewichts wird aus der natürlichen Krümmung der Halswirbelsäule ein Flachhals. Die rückwärtigen Muskeln werden überdehnt und auf Dauer geschwächt, und die Bandscheiben werden komprimiert. Die Folgen reichen von unangenehmen Kopfschmerzen bis zur Bandscheibenvorwölbung oder zum -vorfall. Unsere Schulterstand-Variante mit Hilfsmitteln hat dieselben positiven Effekte wie die klassische Form, jedoch ohne diese negativen Begleiterscheinungen: Die Venenklappen entspannen, der Rückfluss des Blutes zum Herzen wird erleichtert und die Körperwahrnehmung verbessert.

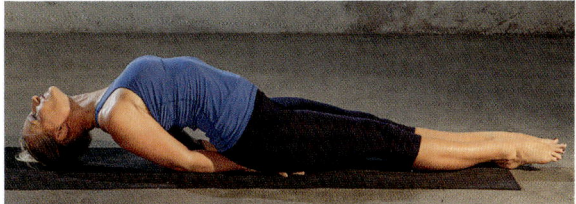

- Beginnen Sie in der Rückenlage. Heben Sie das Becken und unterlegen Sie es mit einem Klötzchen.
  AA: Heben Sie nacheinander die locker gestreckten Beine in die Senkrechte. Die Arme bleiben am Boden. Ziehen Sie den Schultergürtel nach hinten und unten und verschränken Sie die Finger um das Klötzchen. Unter der Halswirbelsäule könnte noch ein Marienkäfer hindurchkrabbeln. Strecken Sie die Zehenspitzen nach oben und spreizen Sie die Zehen.

Nach dem Schulterstand wird immer der Fisch (*Mathsyasana*, Abb. rechts oben) eingenommen.

- Rückenlage. Schieben Sie die Arme unter den Rumpf und bringen Sie die Ellenbogen so weit wie möglich zusammen. Die Hände liegen unter dem Gesäß bzw. den Oberschenkeln, die Handflächen weisen zu Boden. Mit der Ausatmung drücken Sie die Ellenbogen so fest in den Boden, dass sich die Brustwirbelsäule hebt. Legen Sie den Hinterkopf so am Boden ab, dass die Halswirbelsäule nicht überstreckt wird. Der Nacken bleibt entspannt und faltenfrei.

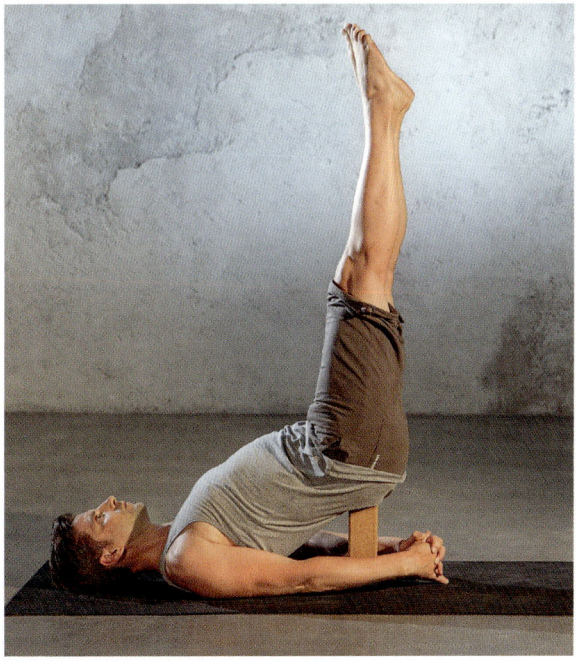

Auf den Schulterstand mit Klötzchen (unten) folgt bei den Endpositionen der Fisch. ▌

Abschluss in Rückenlage

Zur Abschlussentspannung begeben Sie sich in die Rückenlage *(Savasana)* und lassen vollkommen los, sodass alle Spannungen aus dem Körper entweichen. Die Beine sind etwas geöffnet, die Füße sinken entspannt zu den Seiten. Die Arme liegen leicht abgespreizt neben dem Körper am Boden, die Handflächen weisen zur Decke. Gestalten Sie Ihre Abschlusssequenz individuell: Sie können zusätzliche Entspannungstechniken oder Fantasiereisen einbauen, Musik hören oder die Yogaeinheit mit einem zum Thema passenden ätherischen Öl oder einer Nackenmassage abrunden.

EA = Einatmung, AA = Ausatmung, AZ = Atemzüge

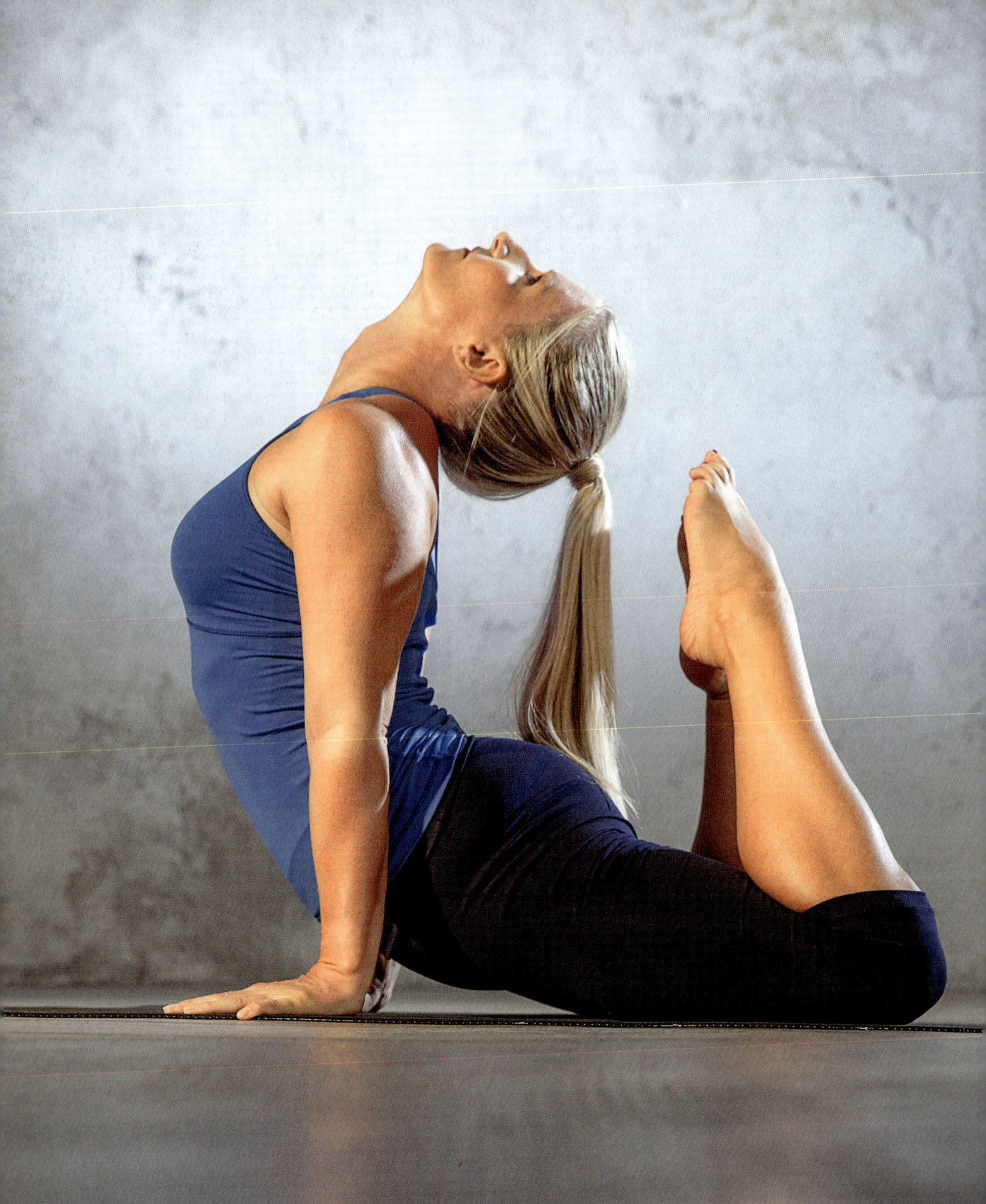

PHYSIOFLOW-YOGA® – PRAXIS

Mit Schritt-für-Schritt-Anleitungen für Asanas aller Schwierigkeitsstufen

und sinnvoll zusammengestellten Übungseinheiten

gehen Sie Ihren Yogaweg verletzungsfrei und stärken

Ihren Körper ganzheitlich und systematisch.

Balance

Mit den Asanas und Flows für das Wurzelchakra erlangen Sie Stabilität. Die Gleichgewichts-Übungen stärken insbesondere die Tiefenmuskulatur des Rückens und die Beinmuskeln, aber auch den Schultergürtel. Sie sorgen für stabile, physiologisch ausgerichtete Gelenke, einen festen Stand und einen sicheren Gang. Auf der psychischen Ebene gewinnen Sie Selbstvertrauen sowie die nötige Bodenhaftung im Alltag.

Stabilität gewinnen

An der Aufrechterhaltung unserer Balance sind Muskeln von Kopf bis Fuß beteiligt – angefangen bei den Sprunggelenken über Beine und Rumpf bis hin zur Hüft- und Schultermuskulatur.

In unserer modernen Welt kommt es selten vor, dass wir auf unebenem Untergrund laufen oder Hindernisse überwinden müssen. Auch unsere Arme heben wir selten, schon gar nicht unter Belastung. Deshalb fällt es im Alltag den wenigsten Menschen auf, wie schlecht es um ihre Balance bestellt ist. Die Folgen dieser Vernachlässigung des Wurzelchakras (auch *Muladhara-Chakra*) hingegen sind deutlich in den Einzelstrukturen spürbar: Die ungenutzten Muskeln sind schwach, durch Asymmetrien zwischen rechter und linker Körperhälfte können Schmerzen und ernsthafte Wirbel-, Hüft-, Knie- und Schulterprobleme entstehen.

Abhilfe schaffen zum Beispiel Übungen im Einbeinstand, von denen sich viele auch leicht in den Alltag – etwa beim Zähneputzen – integrieren lassen: Sie sorgen für Kraft und Stabilität in Fuß-, Bein-, Hüft- und Beckenbodenmuskeln.

UNSERE BASIS: DIE BEINE

Die Basis unseres Körpers sind die Beine. Stellen Sie es sich vor wie bei einem Haus: Fehlt ein stabiles Fundament, dann nützt es nichts, in den oberen Stockwerken Stützpfeiler einzuziehen. Genauso ist es bei unserem Körper: Wenn die Basis nicht stimmt, wirkt sich das auf den gesamten Organismus aus. Entsprechend viel »Beinarbeit« erwartet Sie in den Asanas dieses Kapitels.

Wie Sie sich von den Füßen ausgehend korrekt aufrichten und auf diese Weise stabilisieren – inklusive

Drei-Punkt-Stand und Aktivierung der Fußgewölbe –, haben Sie bereits im Kapitel »Der richtige Stand« (S. 24) erfahren. An dieser Stelle möchten wir Ihnen die wichtigsten an der Balance beteiligten Muskeln vorstellen – keine Angst, es erwartet Sie keine ausgedehnte Anatomieeinheit, sondern es geht uns darum, Ihnen zu verdeutlichen, worauf es beim Zusammenspiel der unterschiedlichen Strukturen ankommt und warum das Training der Balance so wichtig ist.

Beginnen wir bei der Stabilitätsmuskulatur der Unterschenkel: Die Unterschenkelmuskeln koordinieren und stabilisieren die Bewegung von Fuß und Sprunggelenk und spielen eine wichtige Rolle bei der Fortbewegung. Zu nennen ist hier zum Beispiel der *M. gastocnemius* – das ist der zweiköpfige Muskel, den wir in der Regel meinen, wenn wir von unserer »Wade« sprechen – mit seinen zahlreichen Funktionen, der unter anderem am Beugen von Fuß und Knie beteiligt ist. An der Außenseite des Unterschenkels befinden sich der *M. fibularis longus* und *brevis* – die beiden Wadenbeinmuskeln, die unseren Fuß von rechts und links umschließen und ihn stabilisieren sowie der vordere Schienbeinmuskel, der *M. tibialis anterior*, zu Deutsch »Fußheber«. Das harmonische Zusammenspiel dieser und weiterer Muskeln ist die Voraussetzung für die stabile Grundhaltung bei den Stand- und Balance-Asanas.

An der Oberschenkelmuskulatur lässt sich der Zusammenhang zwischen angrenzenden Körperstrukturen besonders gut erklären: Die Oberschenkelmuskulatur ist zum einen für die Stabilität und Beweglichkeit der Knie zuständig, zum anderen trägt sie zur Stabilisierung der Hüfte bei. Die starke rückseitige Oberschenkelmuskulatur *(ischiocrurale Muskulatur)* etwa sorgt für Beugung im Knie und Streckung im Hüftgelenk. Vorn ist der *M. quatriceps femoris*, der für die Streckung des Kniegelenks zuständig ist, während ein Teil davon, der *M. rectus femoris* wiederum an der Beugung im Hüftgelenk beteiligt ist.

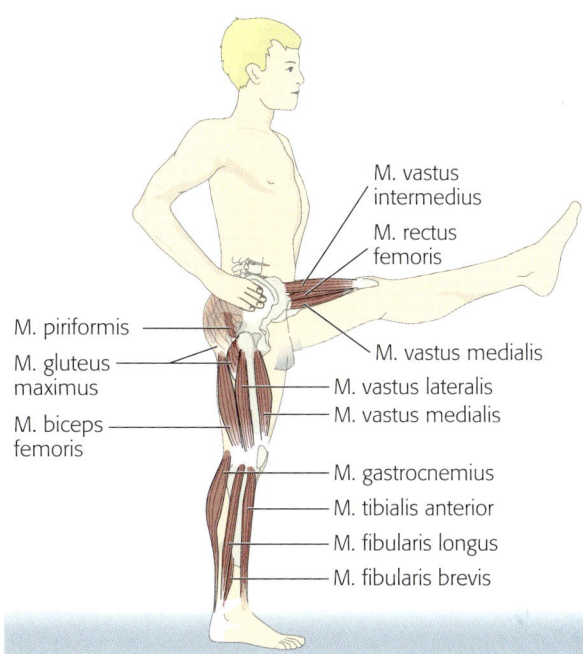

M. vastus intermedius
M. rectus femoris
M. piriformis
M. gluteus maximus
M. biceps femoris
M. vastus medialis
M. vastus lateralis
M. vastus medialis
M. gastrocnemius
M. tibialis anterior
M. fibularis longus
M. fibularis brevis

Übungen im Einbeinstand stärken die Balance und trainieren die Fuß-, Bein- und Hüftmuskulatur. ▮

tipp

WIRKUNGEN AUF KÖRPER UND GEIST

Auf **KÖRPERLICHER EBENE** verbessern die Übungen die Balance, symmetrisieren und stärken die Muskeln an der Wirbelsäule und die Beinmuskulatur, sorgen für Leichtigkeit beim Stehen und Gehen, lindern Beckenbodenschwäche und dienen der Osteoporose-Vorbeugung.

Auf **GEISTIGER EBENE** wirken sie stresssenkend und depressionsmildernd, lassen uns mit beiden Beinen fest auf dem Boden stehen, stärken Selbstbewusstsein, Ausdauer und Durchsetzungskraft, helfen bei Existenzängsten und fördern das Urvertrauen.

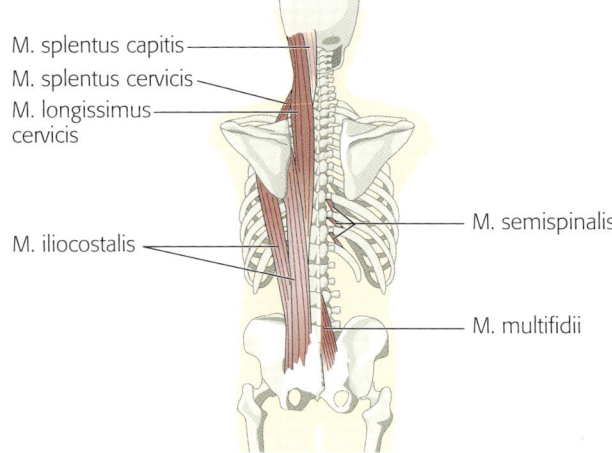

M. splentus capitis
M. splentus cervicis
M. longissimus cervicis
M. iliocostalis
M. semispinalis
M. multifidii

Die autochthone Rückenmuskulatur zieht sich unmittelbar an der Wirbelsäule entlang und sorgt für Aufrichtung und Stabilität sowie für die Beweglichkeit der Wirbelsäule. ▌

Die Hüfte wird gemeinsam von der Oberschenkelmuskulatur, den Hüftmuskeln sowie dem großen und mittleren Gesäßmuskel *(M. gluteus maximus* und *M. gluteus medius)* stabilisiert. Insbesondere der mittlere Gesäßmuskel sorgt dafür, dass wir beim Gehen nicht seitlich mit dem Becken wegknicken. Ist diese Muskulatur zu schwach, versucht das die Lendenwirbelsäule bei jedem Schritt mit seitlichen Ausweichbewegungen zu kompensieren – die Folge sind Verschleißerscheinungen an den Wirbeln. Im Übrigen gehören schwache Muskeln auch zu den Hauptursachen für das steigende Sturzrisiko im Alter. – Ein Grund mehr, mit den Balanca-Asanas alle Muskelgruppen zu trainieren.

UNSERE STÜTZE: DIE WIRBELSÄULE

Die Gesamtheit der Wirbelsäulenmuskeln nennt man autochthone Rückenmuskulatur. Sie zieht sich vom Becken bis hinauf zum Schädel die Wirbelsäule entlang und sorgt für die Aufrichtung, Stabilität und Beweglichkeit der Wirbelsäule. Für unsere aufrechte

Haltung und Körpersymmetrie – und nicht zuletzt, um die Bandscheiben an Ort und Stelle zu halten –, ist insbesondere die Stützfunktion des tiefen medialen Traktes wichtig. Ist diese tiefe Muskelschicht zu schwach ausgebildet, dann werden wir schief, sacken in uns zusammen, und es stellen sich Schmerzen ein. Der mediale Trakt kann ausschließlich über die Balance angesteuert und trainiert werden, das Schrägsystem außerdem über Rotations-Asanas. Ein wichtiger Gegenspieler der autochthonen Rückenmuskulatur ist unsere Bauchmuskulatur. Auch sie wird bei den Balance-Übungen angesprochen. – Je weniger Körperfläche den Boden berührt, desto stärker. Die anatomischen Details finden Sie im Bauch-Kapitel (S. 76–97).

PERFEKT GESCHÜTZTE SCHULTERN

Wie die Kugelgelenke an der Hüfte sind auch die Schultergelenke in besonderer Weise auf eine stabile Muskulatur angewiesen. Unsere Schulter hat eine instabile Gelenkfläche und einen lockeren Kapsel-Band-Apparat. Für die stabile Verbindung zwischen Schulter und Arm und dafür, dass wir die Bewegungsrichtungen unseres Kugelgelenks voll ausnutzen können, sorgt die sogenannte Rotatorenmanschette, die aus vier Muskeln besteht: *M. subscapularis* zwischen Schulterblatt und Brustkorb, *M. supraspinatus* – der horizontale Muskel oberhalb des Schulterblatts –, *M. infraspinatus* auf dem Schulterblatt und *M. teres minor* unterhalb.

Um die Schulter- und Rumpfmuskulatur zu kräftigen, werden Sie sich selbst bei einigen der folgenden Übungen im wahrsten Sinne auf Händen tragen: Das ist der Fall bei allen handgestützten Asanas, wie zum Beispiel in der seitlichen Bretthaltung *(Vasisthasana*, S. 42). Das Training mit dem eigenen Körpergewicht fordert nicht nur Balance, Kraft und Koordination, sondern verhilft Ihnen auch zu harmonischen Muskelproportionen.

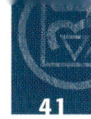

Technik vor Level

Einige der in diesem Buch beschriebenen Übungen sind ziemlich anstrengend – aber Anstrengung hat nichts mit Gewalt zu tun. Werden Stabilitätsmuskeln beim Training überfordert, muss das jeweilige Gelenk oder das Nachbargelenk den Schaden ausbaden. Denn wenn unsere Muskeln ermüden, übernehmen die Bänder und Kapseln die Arbeit. Kurzfristig ist das auch in Ordnung, damit wir zum Beispiel das Gleichgewicht halten, wenn wir stolpern oder ausrutschen, aber auf lange Sicht überlasten und verschleißen wir diese Strukturen damit.

Deshalb folgen wir beim PhysioFlowYoga der Devise »Technik vor Level«. Das bedeutet, dass wir unser Augenmerk auf eine gesunde, physiologische Aus-

führung der Übung richten statt auf das Erreichen des nächsten Schwierigkeitsgrades. Was Sie machen, soll nicht oberflächlich betrachtet aussehen wie Yoga, sondern Sie in den Genuss aller positiven Wirkungen des Yoga bringen.

Dazu gehört auch, rechtzeitig Pausen einzulegen, bevor Sie eine Asana nicht mehr korrekt ausführen, weil die Muskeln keine Kraft mehr haben, und Ihr Körper auf andere Strukturen ausweicht.

Pausen verhindern nicht nur, dass Sie die Technik vernachlässigen und sich überfordern, sondern sind auch entscheidend für den Muskelaufbau – das Muskelwachstum findet während der Regenerationsphasen statt. Insofern können Sie von Pausen nur profitieren.

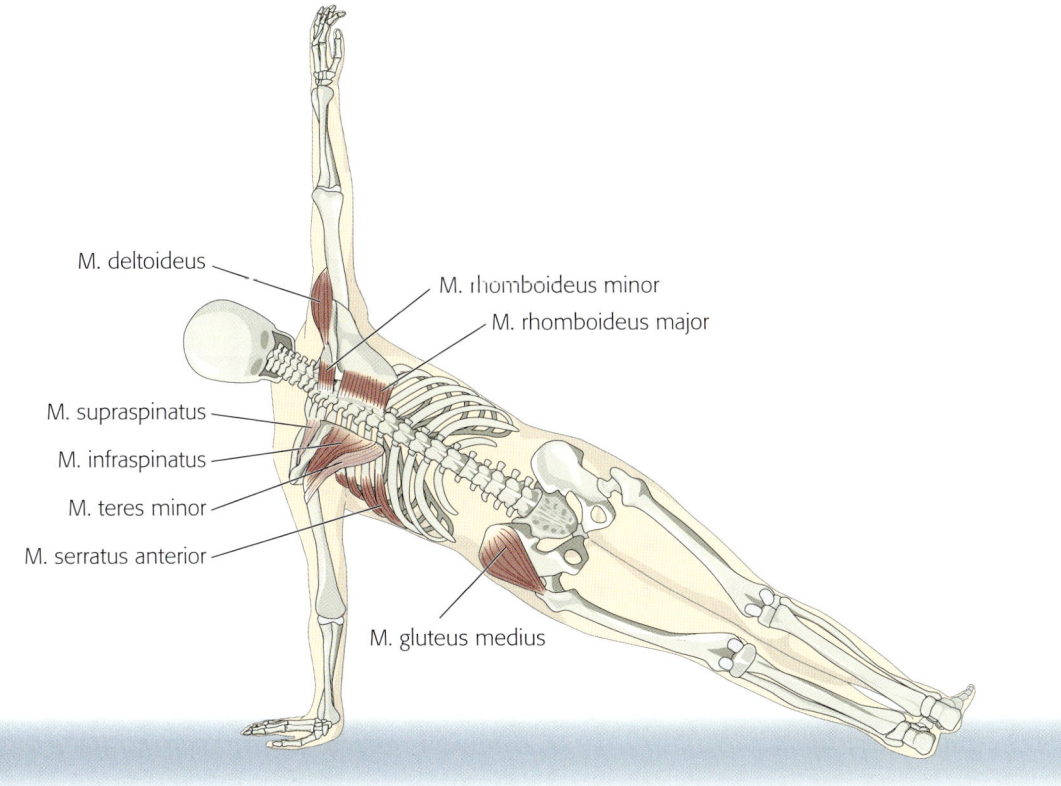

M. deltoideus

M. rhomboideus minor

M. rhomboideus major

M. supraspinatus

M. infraspinatus

M. teres minor

M. serratus anterior

M. gluteus medius

In der seitlichen Bretthaltung sind alle Schulter- und Schultergürtelmuskeln sowie die Hüft- und Gesäßmuskeln gefordert. ▍

Seitliche Bretthaltung

Vasisthasana

In der seitlichen Bretthaltung arbeiten alle Muskeln des Schultergürtels und der Schulter gleichzeitig. Die Asana sorgt für Stabilität in der Schulter und beugt Gelenkabnutzung und Schmerzen vor. Die *autochthone Rückenmuskulatur* entlang der Wirbelsäule ist ebenfalls jeweils einseitig aktiv; die Bauchmuskeln stabilisieren die Wirbelsäule von vorn und unten. Die Hüft- und Gesäßmuskulatur – insbesondere der mittlere Gesäßmuskel – sorgt dafür, dass die Hüfte nicht zum Boden absinkt.

▌ Ausgangshaltung: Vierfüßlerstand (*Goasana*, S. 23). Die Handflächen liegen auf, die Finger sind gespreizt, die Ellenbogen gestreckt. Richten Sie die Brustwirbelsäule auf. Die Schulterblätter ziehen zur Wirbelsäule und weg von den Ohren. Drücken Sie sich mit den Armen vom Boden weg. EA, AA, EA.

▌ AA: Knie anheben und durchstrecken. Die Hände stehen senkrecht unter der Schulter, die Füße sind hüftbreit, der Körper bildet eine Linie. Die Halswirbelsäule ist physiologisch gestreckt. Aktivieren Sie die Bauchmuskulatur und stabilisieren Sie sich in *Phalakasana*, der Bretthaltung (s. a. S. 23).

▌ EA: Öffnen Sie sich zur Seite: Die rechte Hand bleibt am Boden. Der linke Arm geht zur Decke, bis beide Arme eine Linie bilden. Der Rumpf bewegt sich ohne Drehung mit. Die Füße legen sich um, ohne ihre Position zu ändern. Seitenwechsel nach 5 Atemzügen.

PROBLEMPUNKTE

Kontrollieren Sie Nacken, Schultern, Bauch und Hüfte. Achten Sie darauf, dass die Muskeln aktiv sind und nicht die passiven Strukturen (Kapsel, Bänder, Schleimbeutel) die Arbeit übernehmen. Wenn die Muskeln zittern, ist das in Ordnung. Legen Sie eine Pause ein, sobald Sie in der Schulter oder im Becken einsinken.

1

Vasisthasana Preform

Bei der Einsteigervariante müssen Schulter und Hüfte weniger Gewicht halten, weil ein Knie am Boden bleibt.

▌ Ausgangshaltung ist der Vierfüßlerstand *(Goasana)*. Richten Sie sich wie oben beschrieben in der Position ein. EA, AA, EA.

▌ AA: Öffnen Sie sich zur Seite wie oben beschrieben. Nun bleibt das rechte Knie jedoch am Boden, das linke Bein ist in Verlängerung der Wirbelsäule gestreckt. Halten Sie die Position 5 Atemzüge. Seitenwechsel.

TIPP: Die Übung wird einfacher, wenn Sie sich vorstellen, Sie wollen mit der oberen Hand zur Decke wachsen.

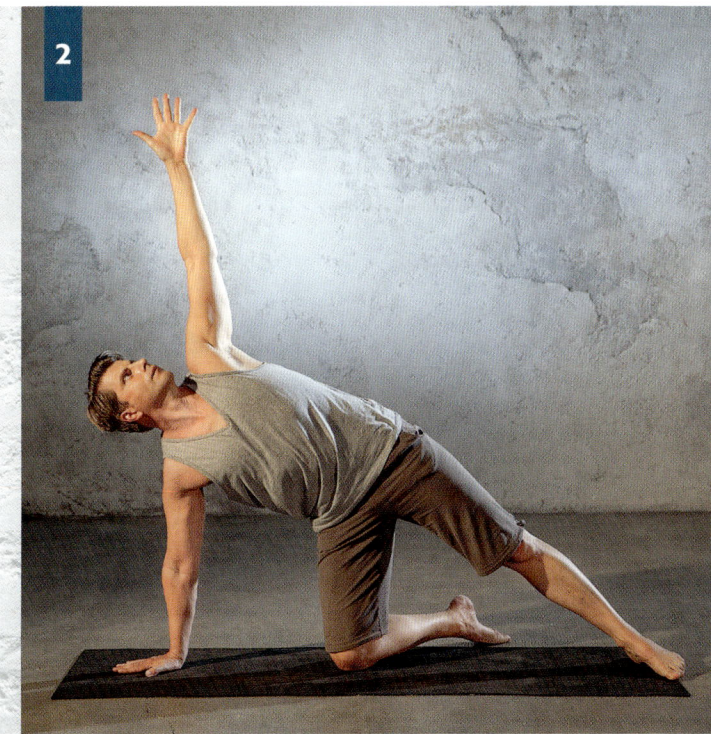

Vasisthasana mit Beinheben

Sobald Sie in der Lage sind, das seitliche Brett 10 Atemzüge lang technisch korrekt zu halten, können Sie einen Schritt weitergehen und die Fortgeschrittenen-Variante mit gehobenem Bein ausprobieren.

▌ Sie starten in der Bretthaltung *(Phalakasana,* S. 23).

▌ Ziehen Sie das rechte Knie zur Brust. Die rechte Handfläche bleibt am Boden, der linke Arm wandert in Richtung Decke, der Rumpf geht mit zur Seite. Das rechte Knie bleibt in der Hüfte um 90 Grad gebeugt. Halten Sie die Position 5 Atemzüge. Seitenwechsel.

TIPP: Alternativ können Sie das vordere Knie am Ende der Öffnungsbewegung ausstrecken, um mit stärkerem Hebel zu trainieren. Der Blick geht zur oberen Hand.

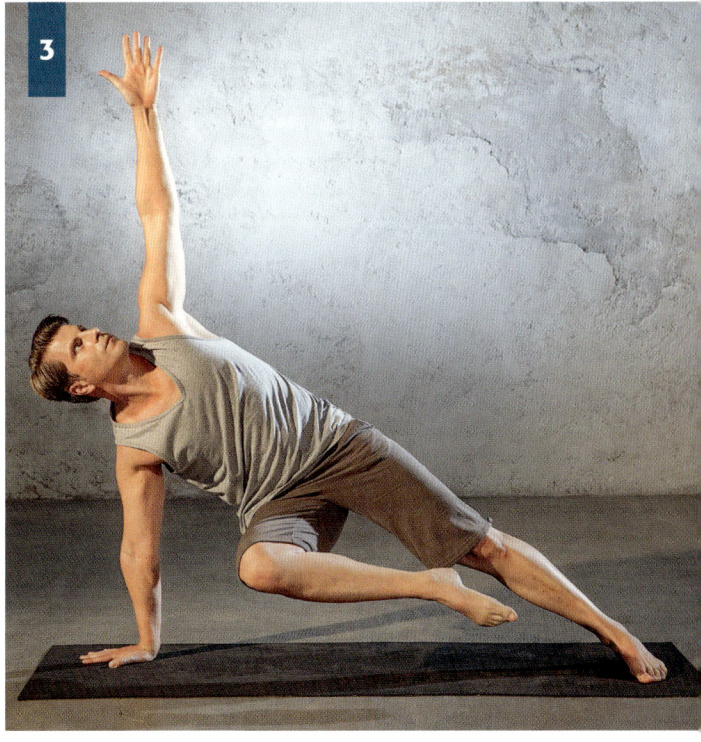

EA = Einatmung, AA = Ausatmung, AZ = Atemzüge

Krieger III und Baum

Virabhadrasana III Preform

Mit dem Krieger III stärken Sie die Stabilität über das Training sehr vieler Muskeln, die eigentlich als Antagonisten (Gegenspieler) entgegengesetzte Bewegungen ausführen.

Ohne das komplexe Zusammenspiel von Sprunggelenks- und Wadenmuskulatur, Muskulatur der Oberschenkelrück- und -vorderseite, Hüftbeugern

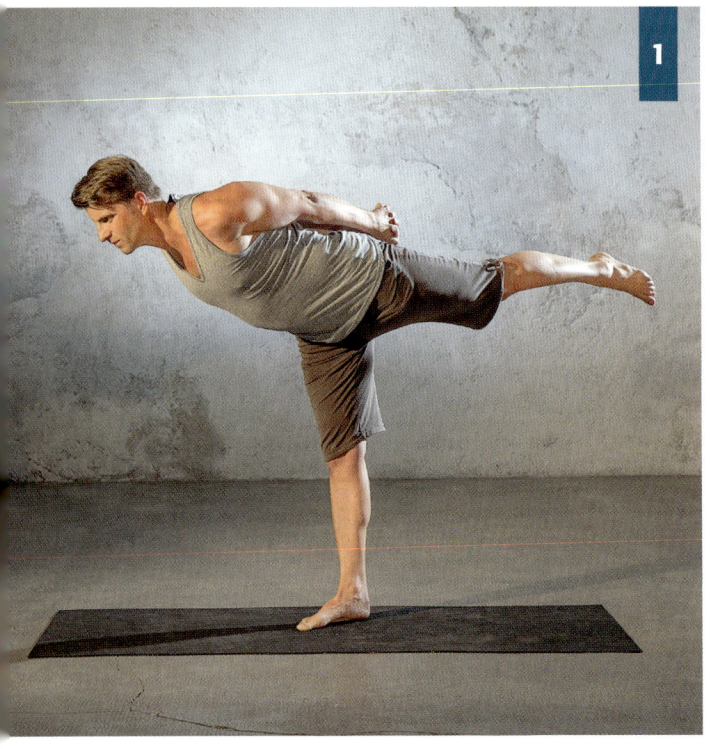

und großem Gesäßmuskel, in das zur Stabilisierung des Beckens auch der Beckenboden und die tiefen Bauchmuskeln gegenüber der autochthonen Rückenmuskulatur einbezogen sind, könnten wir nicht auf einem Bein stehen. Weil so viele Muskelgruppen mitwirken, sind Balance-Asanas anstrengend.

- Ausgangsposition ist *Virabhadrasana I* (Krieger I, S. 98). Aktivieren Sie *Uddiyana Bandha*.
- Verschränken Sie die Hände hinter dem Rücken und schließen Sie die Handgelenke – das gibt Halt und hindert den Körper daran, in den Rundrücken auszuweichen. Indem Sie die Hände in Richtung der Füße ziehen, schaffen Sie Platz unter dem Schulterdach und beugen Verspannungen vor.
- EA: Stabilisieren Sie sich auf dem vorderen Bein und heben das hintere vom Boden ab.
- AA: Strecken Sie das hintere Bein. Der Oberkörper neigt sich zum Boden. Die Wirbelsäule bleibt gerade. Der Rumpf sinkt nicht tiefer als das Bein.
- Das Becken bleibt parallel und die Taille gleich lang, indem Sie das Spielbein in Richtung Schulter schieben. Seitenwechsel nach 5 Atemzügen.

PROBLEMPUNKTE

Haltungen, bei der Sie Bein und Rumpf heben, müssen Sie mit aktiver Bauchmuskulatur trainieren, um die Lendenwirbelsäule zu schützen. Bei zu schwacher Bauchmuskulatur starten Sie mit Asanas aus dem Bauch-Kapitel (S. 80–87).

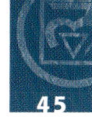

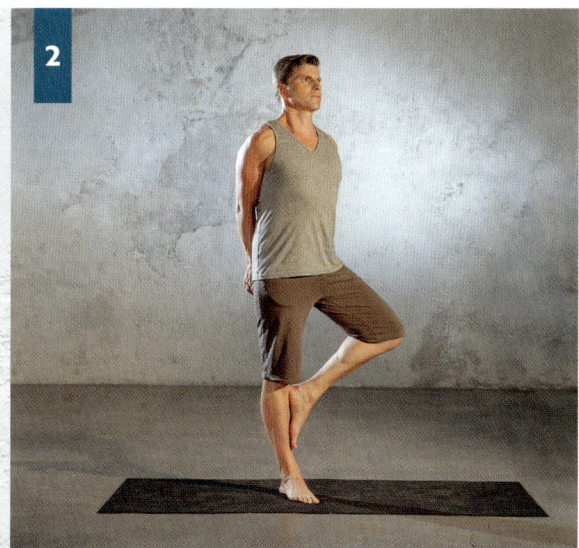

Vrikshasana für Einsteiger

Diese einfache Baumhaltung ist die Vorstufe für alle Asanas, bei denen Sie auf einem Bein stehen. Sie lässt sich gut in den Alltag integrieren.

❚ Aufrechter Stand, die Füße stehen hüftbreit und parallel im Drei-Punkt-Stand. Verlagern Sie das Gewicht nach vorne und hinten.

❚ Heben Sie langsam das linke Bein vom Boden. Das Becken bleibt stabil. Drehen Sie das Bein nach außen und legen Sie die Fußsohle unterhalb des rechten Knies an. Seitenwechsel nach 5 bis 10 Atemzügen.

Vrikshasana

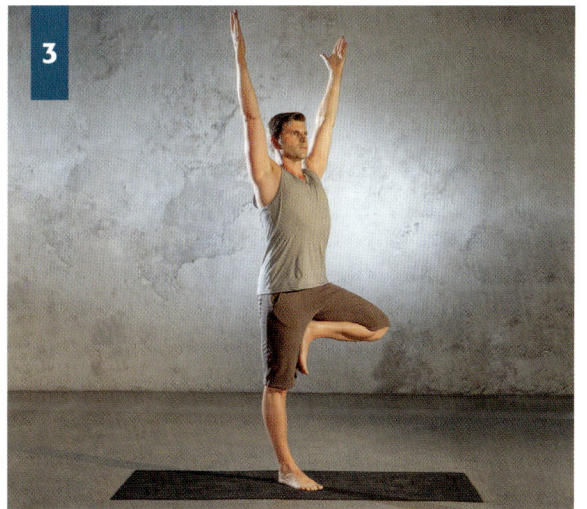

❚ Nehmen Sie Vrikshasana für Einsteiger ein. Fassen Sie den linken Fuß und legen ihn auf der Beininnenseite möglichst nah am Oberschenkelansatz ab – jedoch keinesfalls am Knie, um die Außenbänder nicht zu stressen.

❚ Führen Sie die Arme über die Seiten nach oben. Seitenwechsel nach 5 bis 10 Atemzügen.

TIPP: Balance-Übungen werden leichter, wenn Sie mit den Augen einen Punkt fixieren. Sie können das Training vertiefen, indem Sie die Blickrichtung während der Asana wechseln.

Virabhadrasana III für Fortgeschrittene

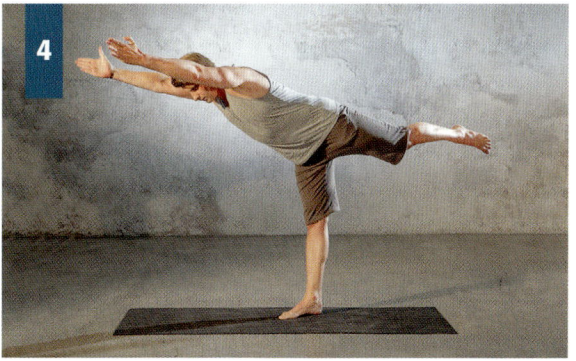

❚ Gehen Sie in die Krieger-Vorstufe.

❚ EA: Bringen Sie die Arme über die Seiten nach vorne, ohne die Schultern hochzuziehen. Intensivieren Sie die Haltung bei der AA. Sie können die Hände schließen, verschränken Sie sie jedoch nicht in Pistolenform – das schaltet die Stabilisationsmuskeln aus und kann Schulterprobleme verursachen. Seitenwechsel nach 5 Atemzügen.

EA = Einatmung, AA = Ausatmung, AZ = Atemzüge

Stehende Beinstreckung

Utthita hasta Padangusthasana

Utthita hasta Padangusthasana bedeutet so viel wie »ausgestreckte Hand greift großen Zeh«. Der Fokus liegt nicht auf einer optimalen Dehnung, sondern auf der Balance. Die Wirkung ist durch die vielen beteiligten Muskeln ähnlich wie beim Krieger III (*Virabhadrasana III*, S. 44/45): Die Stabilität wird über das komplexe Zusammenspiel von Fuß-, Bein-, Hüft- und Beckenbodenmuskulatur trainiert.

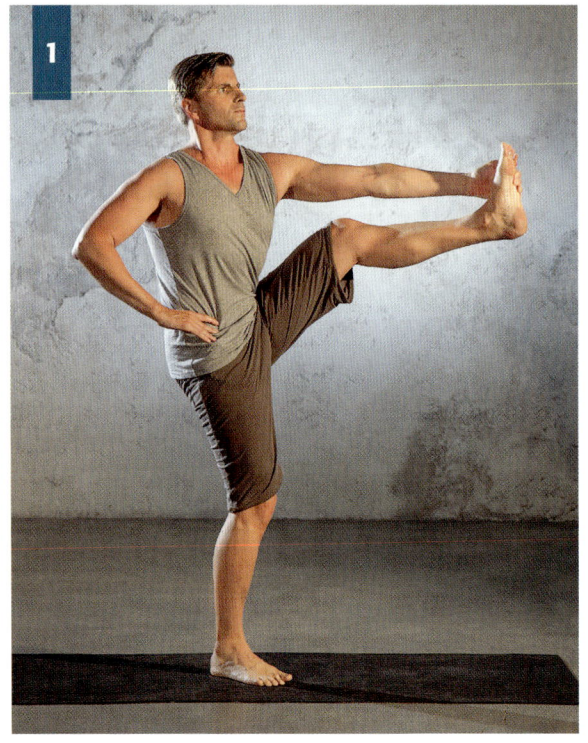

- Ausgangshaltung ist der aufrechte Stand: Die Füße stehen hüftbreit und parallel im Drei-Punkt-Stand, die Wirbelsäule ist aufgerichtet. Alternativ beginnen Sie im Baum (*Vrikshasana*, S. 45).
- EA: Heben Sie Ihr linkes Knie zur Brust. Greifen Sie mit der linken Hand von außen am Oberschenkel vorbei, um die Fußaußenkante zu fassen oder die Großzehe im Pistolengriff zu packen: Mittelfinger und Zeigefinger fassen zwischen großer und 2. Zehe hindurch. Richten Sie sich auf und halten die Position 2 Atemzüge lang.
- Kontrollieren Sie Ihre Haltung: Das Standbein ist gestreckt, der Oberkörper senkrecht darüber, die Brustwirbelsäule ist aufgerichtet. Der Schultergürtel ist entspannt nach hinten unten gezogen.
- AA: Strecken Sie das linke Knie, soweit es die Dehnung zulässt, und justieren Sie das Becken gerade aus. Seitenwechsel nach 5 Atemzügen.

PROBLEMPUNKTE

Wegen der starken Hebelwirkung durch das angehobene Bein ist es bei diesen Übungen zwingend notwendig, die tiefe Bauchmuskulatur zu aktivieren – sonst kann es im Extremfall zu Nabel- und Leistenbrücken kommen.

TIPP: Fixieren Sie mit den Augen einen Punkt, um leichter die Balance zu halten. Mit dem Wechsel der Blickrichtung intensivieren Sie das Gleichgewichtstraining.

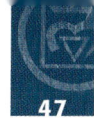

Seitliche Beinstreckung Preform

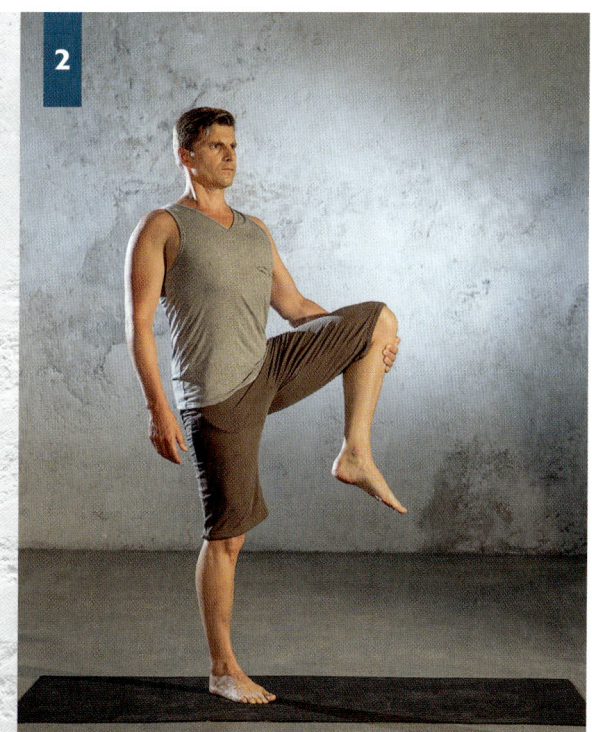

Die seitliche Beinstreckung *(Utthita hasta Parsva-sahita)* wird nach *Utthita hasta Padangustha-sana* (s. li.) eingenommen. Wenn das obere Bein mit der Hand zur Seite geführt wird, muss der mittlere Gesäßmuskel des Standbeins hart arbeiten, um das Becken stabil zu halten, und der Beckenboden wird trainiert.

▌ Ausgangsstellung: ist *Utthita hasta Padangusthasana* (s. li. S.)

▌ EA: Ziehen Sie das linke Knie zur Brust und halten Sie es fest. AA: Führen Sie das Knie mit der Hand nach links.

▌ Bei gut gedehnten Beinrückseiten können Sie das Bein auch direkt aus *Utthita hasta Padan-gusthasana* zur Seite bringen. Seitenwechsel nach 5 Atemzügen.

Beinstreckung ohne Hand

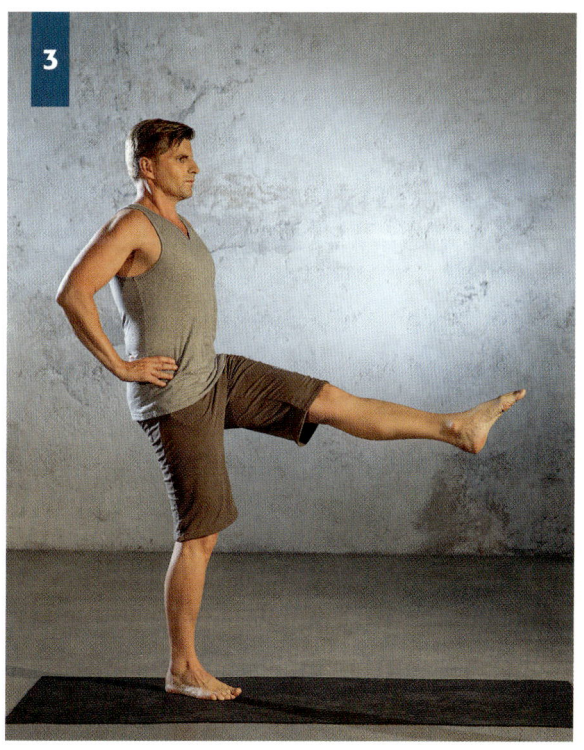

Diese Variante schließt direkt an *Utthita hasta Padan-gusthasana* (s. li. S.) an. Ohne Unterstützung der Hand müssen auch die Muskeln des oberen Beins und die Hüftbeugemuskeln mit Maximalkraft arbeiten.

▌ Nehmen Sie *Utthita hasta Padangustasana* (s. li. S.) ein.

▌ EA: Lösen Sie die Hand vom Fuß.

▌ AA: Prüfen und korrigieren Sie die Haltung.

Der Rücken bleibt gerade, das Becken parallel und die Schultern ziehen nach hinten unten. Mit jedem Atemzug senkt sich das Bein nun mehr zum Boden. Arbeiten Sie mit aller Kraft dagegen an, ohne im Rumpf auszuweichen oder die Knie zu beugen. Halten Sie 5 Atemzüge lang durch, dann wechseln Sie zur anderen Seite.

TIPP: Konzentrieren Sie sich auf die Atmung, um daraus Kraft zu schöpfen.

EA = Einatmung, AA = Ausatmung, AZ = Atemzüge

Halbmond-Varianten

Ardha Chandrasana mit Klötzchen

Beim Halbmond wird die Kraft und Balance einseitig in den Armen und Beinen gestärkt. Die Beugung kommt aus der Hüfte. Die Rückenstrecker *(M. erector spinae)* stabilisieren mit Unterstützung der aktivierten Bauchmuskulatur die gestreckte Wirbelsäule. Die Asana wirkt Haltungsproblemen wie dem Rundrücken entgegen. Sie ist ein gutes Beispiel dafür, wie man sich eine Yogahaltung mit Hilfsmitteln erarbeiten kann.

▪ Bereiten Sie zuerst das Klötzchen vor: Die Höhe ist abhängig davon, wie tief Sie mit geradem Rücken und gestreckten Knie in die stehende Vorbeuge

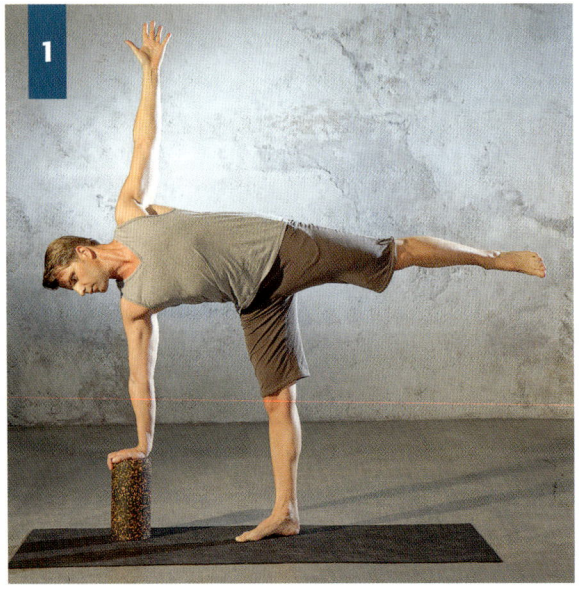

(Urdhva Uttanasana) kommen; der Abstand des Klötzchens zum Bein ist bei beiden Haltungen dieselbe.

▪ Ausgangposition ist die Berghaltung *(Tadasana,* S. 24): Die Füße stehen hüftbreit und parallel im Drei-Punkt-Stand, die Wirbelsäule ist physiologisch aufgerichtet.

▪ EA: Heben Sie das linke Bein etwas nach hinten an. Heben Sie den linken Arm zur Decke und öffnen Sie dabei Brustwirbelsäule und Becken so weit wie möglich. Das Bein hebt sich weiter.

▪ AA: Senken Sie den Rumpf langsam und heben das Bein gleichzeitig weiter in Verlängerung der Wirbelsäule, bis Ihre Handfläche auf dem Klötzchen zu liegen kommt. Die Arme bilden eine Linie. Die Linie Wirbelsäule – Bein bleibt erhalten. Der Blick ist zum Boden gerichtet; zur Intensivierung heben Sie ihn zur oberen Hand. Stabilisieren Sie sich und verweilen Sie 5 Atemzüge in der Haltung, bevor Sie die Seite wechseln.

PROBLEMPUNKTE

Beugen Sie nur die untere Hüfte und spannen Sie die oberen schrägen Bauchmuskeln an, um in der Wirbelsäule nicht seitlich auszuweichen.

Das Standbein ist gerade, aber kurz vor der maximalen Streckung. Aktivieren Sie die Oberschenkelmuskeln – andernfalls springen die Bänder im Knie ein und geraten unter Spannung.

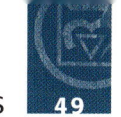

Vorübung: *Vasisthasana*-Variation

Die Variante des seitlichen Bretts mit Knie am Boden und gehobenem Bein hat dieselbe Wirkung wie der Halbmond und ist eine gute Vorübung. Sie ist etwas einfacher, weil die Fußmuskulatur nicht involviert ist, und ist für alle geeignet, die nicht gut auf einem Bein stehen können.

▌ Ausgangsposition: Vierfüßlerstand (*Goasana*, S. 23).

▌ EA: Verlagern Sie Ihr Gewicht auf die rechte Seite. Strecken Sie den linken Arm zur Decke und das Bein nach hinten.

▌ AA: Stabilisieren Sie sich und heben Sie das linke Bein. Hüfte und linkes Knie bleiben gestreckt, die Handfläche bleibt am Boden. Strecken Sie die Fußspitze und spreizen Sie aktiv die Zehen. Seitenwechsel nach 5 Atemzügen.

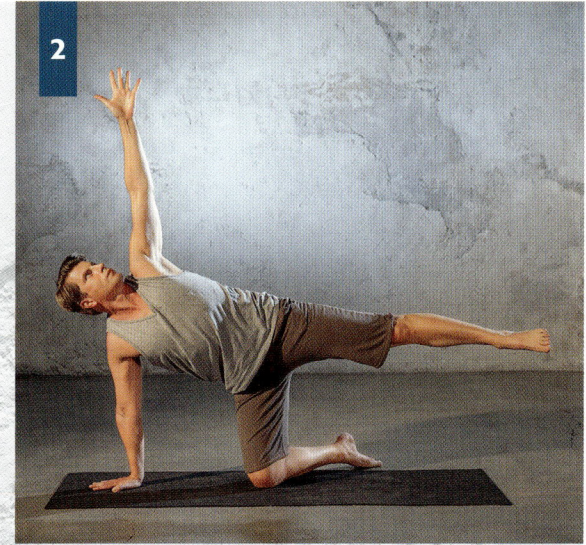

TIPP: Je mehr Gewicht Sie auf das Knie verlagern, desto weniger Kraft muss das Handgelenk aufwenden und desto stärker wird die stabilisierende Rumpf- und Hüftmuskulatur angesprochen.

Ardha Chandrasana

Wenn Sie die Halbmond-Asana mit Klötzchen (li. S.) beherrschen, dann versuchen Sie, die Haltung ohne Hilfsmittel einzunehmen. Hier sind unterschiedliche Schwierigkeitsstufen möglich:

▌ Variante 1: Beugen Sie sich so weit hinunter, bis die Handfläche am Boden aufliegt.

▌ Variante 2: Noch intensiver wird das Stabilitätstraining, wenn Sie die untere Hand frei in der Luft halten.

▌ Variante 3: Falls Sie bei der optimalen Ausrichtung noch Unterstützung benötigen, trainieren Sie an einer Wand als Bewegungsführung. Versuchen Sie, den Rücken und so viel Körperoberfläche wie möglich an die Wand zu bekommen. Das Balancetraining wird auf diese Weise zwar weniger intensiv und die Muskeln werden weniger stark beansprucht, aber Sie haben eine gute Kontrolle über

eventuelle Ausweichbewegungen. Seitenwechsel nach 5 Atemzügen.

TIPP: Stellen Sie sich bei *Ardha Chandrasana* mit und ohne Hilfemittel vor, Sie hätten einen Stock verschluckt, der von der Halswirbelsäule bis zum Fuß reicht – das erleichtert es, im Lot zu bleiben und die Wirbelsäule nicht seitlich zu neigen.

PROBLEMPUNKTE

Beim Training ohne Klötzchen besteht die Gefahr, dass man sich mit den Fingern oder Fingergelenken abstützt, statt die gesamte Handfläche auf dem Boden aufzulegen. Unsere Finger sind jedoch nicht für diese Gewichtsbelastung gemacht. Sie führt zur Abnutzung der Fingergelenke, die Folgen sind Schmerzen, Unbeweglichkeit und Kraftverlust.

EA = Einatmung, AA = Ausatmung, AZ = Atemzüge

Die Krähe

Bakasana

Die Krähe *(Bakasana)* ist mehr als eine Stabilitätsübung: Sie erfordert viel Mut und ist eine gute Vorbereitung für andere Asana-Highlights, in denen man auf den Händen steht. Die Krähenhaltung stärkt Hände, Arme und Schultern, Bauch, Beckenboden und die autochthone Rückenmuskulatur. Auf geistiger Ebene fördert sie Mut, Geduld, Konzentration und Ausgeglichenheit.

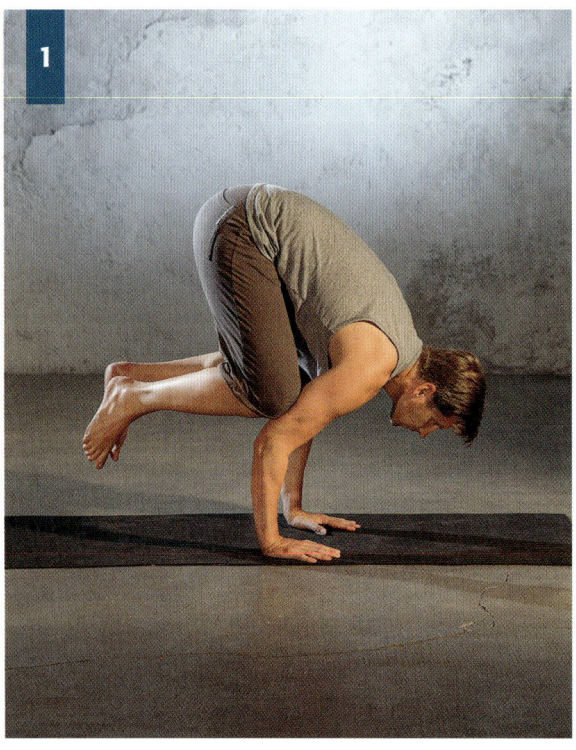

Jeder kann diese Haltung lernen. Gehen Sie es spielerisch an, indem Sie andere Balance-Asanas trainieren und im Anschluss einen Versuch mit *Bakasana* machen.

▌ Ausgangsposition: *Uttanasana* mit gebeugten Knien (s. re.). EA + AA.
▌ Stabilisieren Sie sich mit den gespreizten Händen am Boden. Beugen Sie die Ellenbogen, ohne im Rücken rund zu werden. Der Bauchnabel ist zur Wirbelsäule gezogen. Der Blick ruht zwischen den Händen. EA: Legen Sie die Schienbeine auf den Oberarmen ab. Verlagern Sie das Gewicht mit der AA nach vorn und mit der EA wieder zurück. Die Wirbelsäule bleibt möglichst gestreckt.
▌ EA: Verlagern Sie das Gewicht nach vorn. AA: Heben Sie die Füße nacheinander ohne Schwung vom Boden. Sind beide Füße in der Luft, halten Sie die Position 5 Atemzüge. Entspannen Sie in der Haltung des Kindes *(Balasana,* S. 28).

PROBLEMPUNKTE

Gehen Sie nie mit Schwung oder ohne Warm-up in Asana-Highlights wie *Bakasana*, sondern immer mit Muskelkraft und koordiniert – andernfalls verlieren nicht nur die Übungen ihre Wirkung, Sie belasten auch passive Strukturen wie Kapseln oder Sehnen oder riskieren es, auf dem Gesicht zu landen. Um die Halswirbelsäule zu schützen, lassen Sie den Kopf weder hängen, noch überstrecken Sie den Nacken.

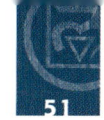

Vorübung:
Uttanasana mit gebeugten Knien

Indem Sie diese Vorübung regelmäßig im Anschluss an Ihre Balance-Übungen praktizieren, bereiten Sie sich optimal auf die Krähe *(Bakasana)* vor.

▌ Ausgangsposition ist die Berghaltung *(Tadasana,* S. 24).

▌ AA: Beugen Sie die Hüfte und kommen Sie mit geradem Rücken in die Vorbeuge, bis der Bauch auf den Oberschenkeln aufliegt. Legen Sie dann die Handflächen auf dem Boden ab.

▌ EA: Beugen Sie Knie und Ellenbogen, bis dass sich Schienbeine und Oberarme berühren.

▌ Verlagern Sie das Gewicht bei der AA stärker auf die Hände, bei der EA wieder auf die Beine. 5 Wiederholungen

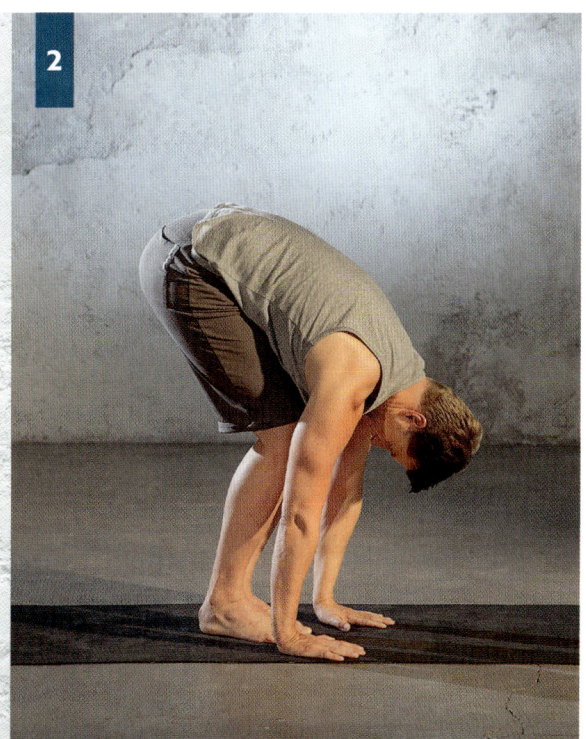

Bakasana gestützt

▌ Ausgangsposition ist die oben beschriebene *Uttanasana.* Schieben Sie die Hände etwas nach vorn und stellen Sie Kontakt her zwischen Schienbeinen und Oberarmen. Heben Sie den Kopf leicht an und schieben Sie den Schultergürtel nach hinten unten. Der Blick ruht zwischen den Händen.

▌ EA: Verlagern Sie das Gewicht stärker auf die Hände. AA. Sobald Sie sich stabil fühlen, gehen Sie bei der EA auf die Zehenspitzen. AA: Lösen Sie langsam einen Fuß vom Boden. Seitenwechsel nach 3 Atemzügen.

▌ Entspannen Sie einige Atemzüge in *Balasana* (Stellung des Kindes, S. 28) und beginnen Sie von vorn.

TIPP: Heben Sie die Füße nie zu schnell vom Boden. Trainieren Sie spielerisch-konzentriert, wie ein Kind, das etwas Neues ausprobiert.

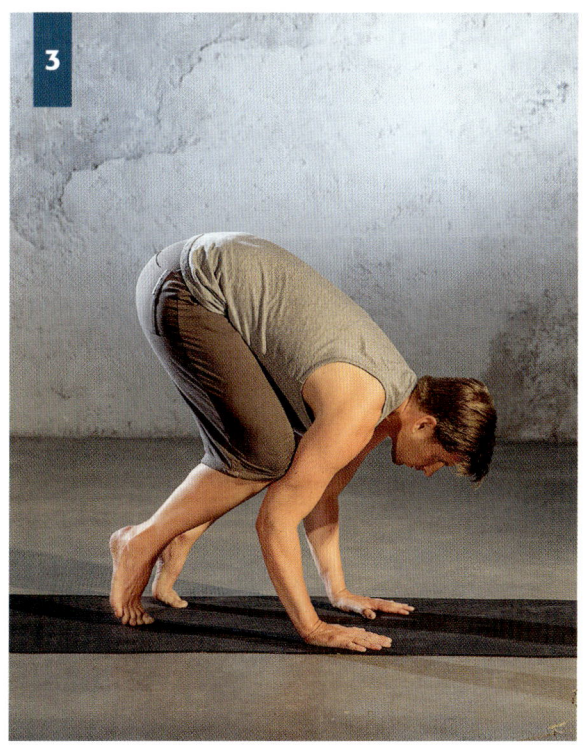

EA = Einatmung, AA = Ausatmung, AZ = Atemzüge

Flows für die Balance

Warm-up
Absolvieren Sie Ihr Standard-Aufwärmprogramm (S. 28/29).

Sonnengruß A für Einsteiger, Variation

Machen Sie den Sonnengruß A für Einsteiger (S. 30) bis zum hinabschauenden Hund *(Adho Mukha Svasana)*. Dann schieben Sie folgende Sequenz ein:

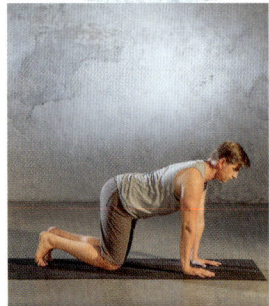

1 EA: Vierfüßlerstand *(Goasana)*

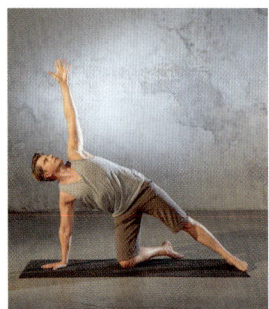

2 AA: *Vashistasana* mit re. Knie am Boden

3 Seitenwechsel über *Goasana*.

4 *Vashistasana* mit li. Knie am Boden.

❙ Halten Sie die Positionen nicht statisch, sondern lassen Sie jede Bewegung einen Atemzug lang fließen – das ist der »Flow«.

Nur den hinabschauenden Hund halten Sie wie gewohnt 5 Atemzüge.

Setzen Sie den Sonnengruß A für Einsteiger mit dem hinabschauenden Hund fort. 5 Wiederholungen.

Sonnengruß B für Einsteiger, Variation

Machen Sie den Sonnengruß B für Einsteiger (S. 32) bis zum Krieger I *(Virabhadrasana I)*. Einatmen, ausatmen. Dann schieben Sie folgende Sequenz ein:

1 EA+AA: Verlagern Sie das Gewicht auf das rechte Bein, das linke ziehen Sie zur Brust.

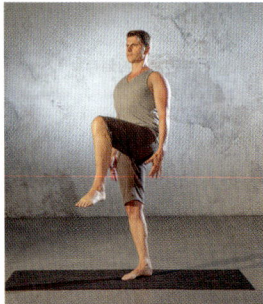

2 Einbeinstand re. mit Knie zur Brust

3 Setzen Sie den Sonnengruß B bei *Ashva Sanchalanasana* (Reiter) fort.

4 Nach dem Seitenwechsel wieder beim Krieger I angekommen, gehen Sie in den Einbeinstand li. mit Knie zur Brust (EA + AA).

5 Danach setzen Sie den Sonnengruß für Einsteiger wie gewohnt fort.

❙ Nach 5 Wiederholungen beenden Sie den Sonnengruß B für Einsteiger.

Hauptteil für Einsteiger

Im Hauptteil halten Sie jede Asana außer den Übergangshaltungen 5 Atemzüge.

1 Sie starten in der Berghaltung *(Tadasana)*, der Endposition des Sonnengrußes.

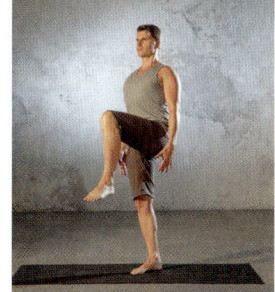

2 5 AZ: Einbeinstand re. mit Knie zur Brust

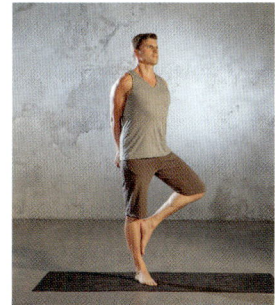

3 5 AZ: *Vrikshasana* (Baum) für Einsteiger

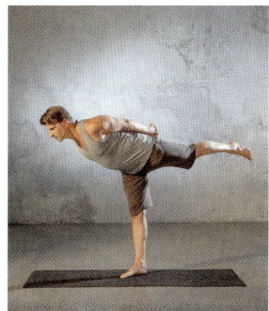

4 5 AZ: *Virabhadrasana III* (Krieger III) mit Händen hinter dem Rücken

5 Am Ende der Sequenz Seitenwechsel über Vinyasa für Einsteiger. Absolvieren Sie 2 bis 4 mit dem li. Bein.

6 Die 2. Sequenz beginnt mit einem Vinyasa für Einsteiger bis zum hinabschauenden Hund *(Adho Mukha Svasana)*.

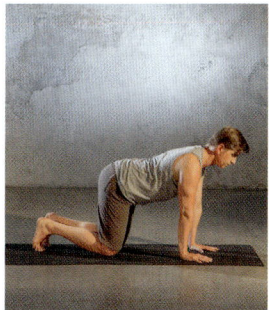

7 5 AZ: Vierfüßlerstand *(Goasana)*

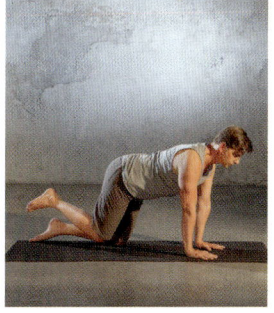

8 5 AZ: *Goasana* mit li. Knie in der Luft

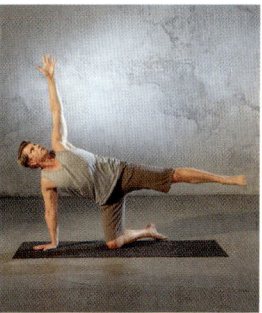

9 5 AZ: *Vasisthasana* mit Kniestütze re.

10 Am Ende der Sequenz Seitenwechsel über *Goasana*. Es folgen 8 und 9 mit re. Knie am Boden.

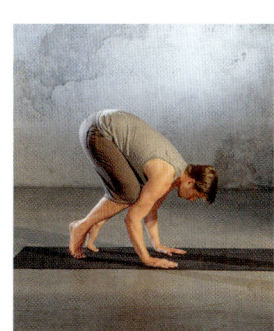

11 Über *Goasana* kommen Sie in die Krähe *(Bakasana)* für Einsteiger.

▌ Endpositionen: Schulterstand mit Klötzchen, Fisch und Rückenlage (S. 34/35).

EA = Einatmung, AA = Ausatmung, AZ = Atemzüge

Flows für die Balance

Warm-up

Absolvieren Sie Ihr Standard-Aufwärmprogramm (S. 28/29).

Sonnengruß A für Fortgeschrittene, Variation

Machen Sie den Sonnengruß A für Fortgeschrittene (S. 31) bis zum Brett *(Phalakasana)*.
Dann schieben Sie folgende Sequenz ein:

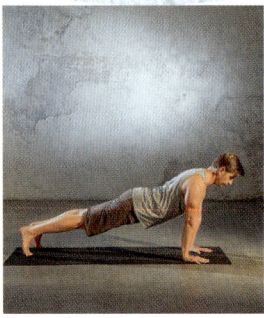

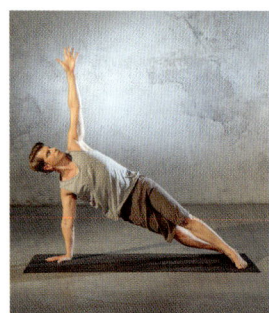

3 Seitenwechsel über *Phalakasana*

4 *Vashistasana* li.

1 EA: Brett *(Phalakasana)*

2 AA: *Vashistasana* re.

Danach setzen Sie den Sonnengruß A für Fortgeschrittene wie gewohnt nach *Phalakasana* ausatmend im hinabschauenden Hund *(Adho Mukha Svavanasana)* fort. 5 Wiederholungen.

Sonnengruß B für Fortgeschrittene, Variation

Machen Sie den Sonnengruß B für Fortgeschrittene (S. 33) bis zum Krieger I *(Virabhadrasana I)*.
Einatmen, ausatmen. Dann schieben Sie folgende Sequenz ein:

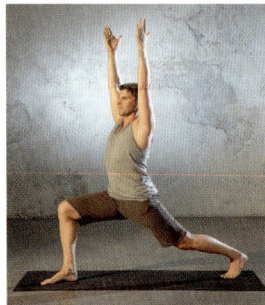

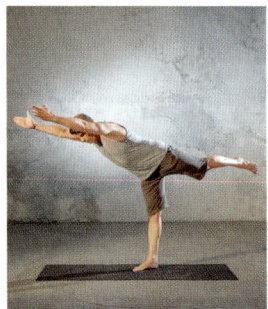

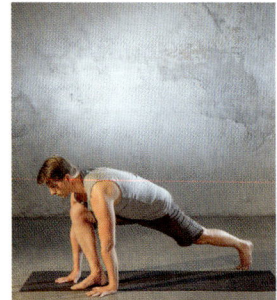

❙ Setzen Sie den Sonnengruß B nach der Reiterposition *(Ashva Sanchalanasana)* wie gewohnt fort. Nach dem Krieger I *(Virabhadrasana I)* binden Sie jeweils mit EA + AA den Krieger III mit Armen nach vorn ein.

1 EA + AA: *Virabhadrasana I* re.

2 EA + AA: *Virabhadrasana III* re. mit Armen nach vorn

3 Seitenwechsel über *Ashva Sanchalanasana*, dann 1 + 2 li.

Nach 5 Wiederholungen beenden Sie den Sonnengruß B für Fortgeschrittene.

Hauptteil für Fortgeschrittene

▌ Im Hauptteil halten Sie jede Asana außer den Übergangshaltungen 5 Atemzüge.

1 Sie starten die erste Sequenz in der Berghaltung *(Tadasana)*, der Endposition des Sonnengrußes.

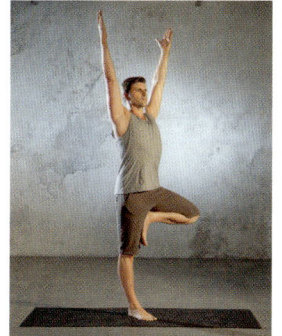

2 5 AZ: *Vrikshasana* mit gehobenen Armen

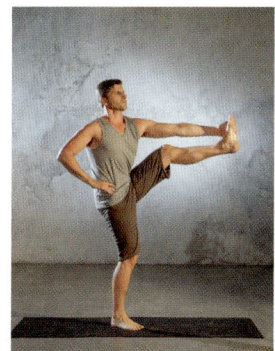

3 5 AZ: ausgestreckte Hand greift große Zehe

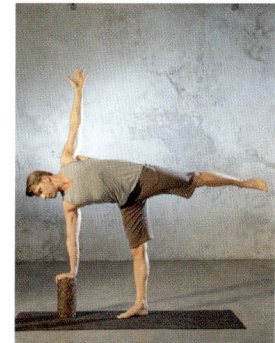

4 5 AZ: *Ardha Chandrasana* (Halbmond)

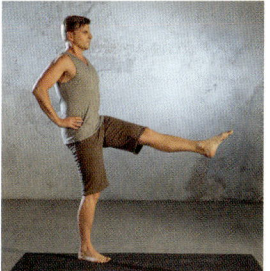

5 5 AZ: stehende Beinstreckung ohne Hand

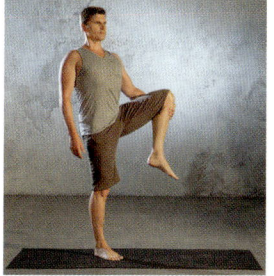

6 5 AZ: seitlich abgespreiztes Knie *(Utthita Hasta Parshvasahita)*

7 Am Ende der ersten Sequenz Seitenwechsel über Vinyasa für Fortgeschrittene. Absolvieren Sie 2 bis 6 mit Standbein li.

8 Ausgangshaltung für die zweite Sequenz ist *Adho Mukha Savasana*, der hinabschauende Hund.

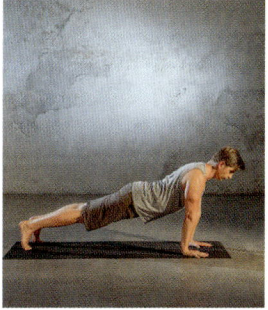

9 5 AZ: *Phalakasana* (Brett)

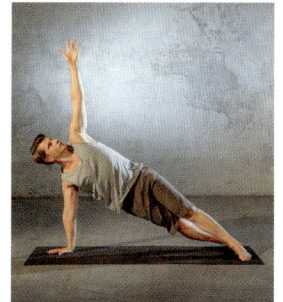

10 5 AZ: *Vasisthasana* re. (seitliches Brett)

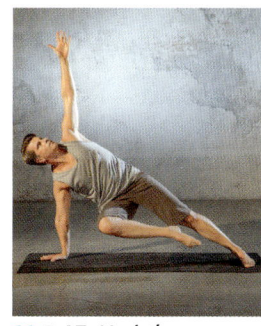

11 5 AZ: *Vasisthasana* re. mit Beinheben

12 Am Ende der Sequenz Seitenwechsel über *Phalakasana*, die Bretthaltung. Absolvieren Sie 10 + 11 mit dem li. Arm am Boden

▌ Schließen Sie den Flow mit allen Endpositionen ab (S. 34/35).

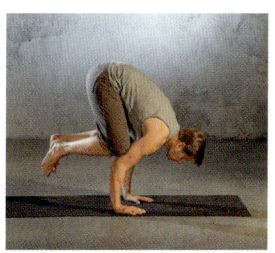

13 Über *Phalakasana* kommen Sie in die Krähe *(Bakasana)*. 5 AZ

EA = Einatmung, AA = Ausatmung, AZ = Atemzüge

Hüftöffnung

ÜBUNGEN UND FLOWS FÜR MEHR BEWEGLICHKEIT

Ein Mensch wirkt nicht alt, weil er eine Vielzahl von Geburtstagen hinter sich hat, sondern weil er unbeweglich ist. Mit den Asanas und Flows für die Hüftöffnung gewinnen Sie mehr Beweglichkeit in der Hüfte und entlasten die angrenzenden Strukturen. Eine gut geöffnete Hüfte sorgt für mehr Leichtigkeit beim Gehen und ein dynamisches Körpergefühl. Auf der psychischen Ebene werden Genussfähigkeit, Offenheit und Vitalität gefördert.

Hüftsteif?

Die Hüfte gehört zu mehreren Chakren – sie steht bei der Hüftöffnung ebenso im Fokus wie bei der Vor- oder Rückbeuge. Wir im PhysioFlowYoga ordnen sie aufgrund der Muskeln, die hier gedehnt werden, schwerpunktmäßig dem zweiten Chakra (auch *Sakralchakra* oder *Svadhisthana-Chakra*) zu.

Wie alle Gelenke wird auch die Hüfte durch Bewegungsmangel und einseitige Belastung steif und geschwächt – denn für Stillstand und statische Haltungen ist unser Körper nicht gemacht. Wenn man etwa aus beruflichen Gründen täglich lange stehen muss oder die ganze Zeit über sitzt, sind die Muskeln gezwungen, lange in ein- und derselben Position zu verharren. Dies nutzt die Gelenke einseitig ab und lässt sie steif werden. Die Hüftmuskeln erreichen nie die volle Bewegungsamplitude, stehen aber immer unter einer erhöhten Grundspannung – sie werden *hyperton* – und büßen auf lange Sicht durch die mangelnde Durchblutung ihre Kraft ein, was ganz massive Auswirkungen auf die angrenzenden Strukturen hat.

Hüftöffnungs-Asanas schaffen wieder Raum und Beweglichkeit in diesem großen Gelenk und wirken der erhöhten Grundspannung entgegen. Nach den Übungen stellt sich sofort ein Gefühl der Leichtigkeit ein, was sie als Soforthilfemaßnahme bei Ausstrahlungsschmerzen im Bein sehr wertvoll macht. Dass man Menschen, die immer etwas verkrampft wirken, als »hüftsteif« bezeichnet, ist übrigens kein Zufall: Möglicherweise stellen Sie als Nebenwirkung der Asanas fest, dass Sie auch innerlich offener und unbefangener werden.

Anatomie der Hüfte

Das Hüftgelenk ist ein Kugelgelenk mit vielen unterschiedlichen Bewegungsrichtungen. Es ist von starken Bändern, Kapseln und Muskeln umgeben und hat, anders als die Schulter, durch den tief in der Hüftgelenkspfanne eingelassenen Oberschenkelkopf eine hohe Knochenführung. Die starken sogenannten pelvitrochantären Muskeln rund um das Gelenk (s. Grafik re.) brauchen wir für die Fortbewegung. Am Hüftgelenk sitzt das stärkste Band unseres Körpers: Das *Ligamentum iliofemorale* verbindet und stabilisiert Becken und Oberschenkel.

Es gibt Gelenke an unserem Körper, die weniger stark gesichert sind als das Hüftgelenk und von Natur aus instabiler. Die Nachbargelenke der Hüfte sind das Knie, das zwischen Kreuzbein und Beckenschaufel knapp über dem Gesäß gelegene *Iliosacralgelenk* (ISG) und die Lendenwirbelsäule. Ist die Hüfte unbeweglich, holt der Körper bei jedem Schritt die Beweglichkeit und Kraft aus diesen schwächer gesicherten Gelenken, die nicht für diese Ausgleichsfunktion gemacht sind: Bei den Betroffenen stellen sich Rücken- und Kniebeschwerden ein. Insofern lohnt es sich bei wiederkehrenden Schmerzen in diesen »Ausweichstrukturen«, die Beweglichkeit der Hüfte zu überprüfen und gegebenenfalls zu trainieren.

AUSLÖSER FÜR ISCHIASSCHMERZEN

Einer der durch Hüftöffnung angesprochenen Muskeln verdient spezielle Erwähnung: Der *M. piriformis* entspringt an der Innenfläche des Kreuzbeins und zieht zum großen Rollhügel des Oberschenkelknochens. Unter diesem birnenförmigen Muskel, der zur tiefen Hüftmuskulatur gehört, verläuft der Ischiasnerv – und den haben wohl die meisten von uns schon einmal zu spüren bekommen.

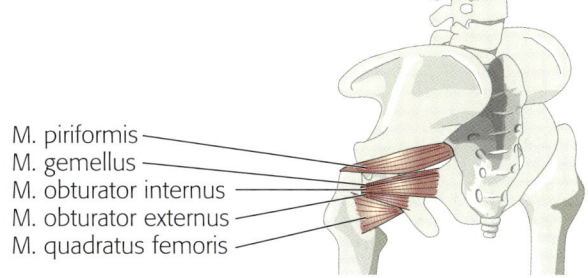

M. piriformis
M. gemellus
M. obturator internus
M. obturator externus
M. quadratus femoris

Die tiefe pelvitrochantäre Muskelgruppe stabilisiert das Becken und ist zuständig für die Außenrotation. ▌

M. piriformis (s. Abb. oben und S. 58) hat eine Vielzahl von Funktionen: Die Außenrotation und die Abspreizung des Beins zur Seite gehen auf sein Konto, und er ist beteiligt, wenn wir das Bein nach hinten heben. Stehen wir auf beiden Beinen, wirkt *M. piriformis* als Haltemuskel – er versucht zu verhindern, dass Kreuzbein und Lendenwirbelsäule ins sogenannte »Hohlkreuz« (die Fachleute nennen das *Hyperlordose*) gleiten.

tipp

WIRKUNGEN AUF KÖRPER UND GEIST

Auf **KÖRPERLICHER EBENE** helfen die Übungen bei der Linderung von Hüftschmerzen und Ischiasbeschwerden sowie Schmerzen in Beinen und Füßen, wirken vorbeugend und stärkend bei Hüftarthrose, unterstützen die muskuläre Korrektur bei Hüftdysplasien, regen den Lymphfluss an und fördern die sexuelle Genussfähigkeit.

Auf **GEISTIGER EBENE** steigern sie die Lebensfreude und Selbstannahme, fördern die Sinnlichkeit ebenso wie die Kreativität und helfen, loszulassen.

TIPP

SOFORTHILFE BEI ISCHIASSCHMERZEN

Beim Piriformissyndrom – einer häufigen Ursache von Ischiasschmerzen – bringt eine Dehnung des *M. piriformis* über die Taube (s. u.) und die Dehnung des Hüftbeuge-muskels *M. iliopsas* (s. Kapitel »Rückbeugen«, S. 95) sofortige Erleichterung.

Bei entsprechender Neigung, in der Schwangerschaft oder bei verkürztem Hüftbeuger muss der *M. pirifo-mis* ständig arbeiten und gerät unter oben beschrie-bene Dauerspannung – er wird *hyperton*. In der Folge kann der Ischiasnerv komprimiert werden, was sich durch die berüchtigten Ausstrahlungsschmerzen ins Bein bemerkbar macht – Ursache sind also nicht zwangsläufig Bandscheibenprobleme. Auf lange Sicht entsteht ein Teufelskreislauf aus Dauerspannung, Muskelschwächung und Schmerzen. In der Tauben-Position (*Rajakapotasana,* S. 101 und unten) wird der *M. piriformis* intensiv gedehnt.

DEHNUNG DER BEININNENSEITEN

Zur Hüftöffnung gehört auch die Dehnung der Mus-keln an der Innenseite der Oberschenkel, der Adduk-toren (s. Grafik S. 59). Diese Muskeln sind am Abspreizen und Heranziehen der Beine beteiligt. Die kurzen eingelenkigen Adduktoren gehen nur über die Hüfte; um sie zu dehnen, müssen die Knie nicht gestreckt sein. Der *M. gracilis* hingegen zieht über Hüfte und Knie und kann nur bei gestrecktem Knie optimal gedehnt werden, etwa im Männerspagat (*Konasansa*, S. 69). Der Muskel hat seinen Ansatz an der Beininnenseite unterhalb der Kniescheibe. Da hier noch zwei weitere starke Muskeln ansetzen, reagiert diese Stelle bei Menschen mit verkürzten Muskeln recht empfindlich auf Dehnung. Gelegentlich wird irrtümlich auf eine Knieverletzung geschlossen, wenn lediglich der *M. gracilis* zu kurz ist.

KNIESCHONENDES TRAINING

Wenn Sie versuchen, die Außenrotation in der Hüfte zu mobilisieren, wie in der Taube *(Rajakapotasana)* im vorderen Bein (s. Grafik unten), und Sie gehen unkontrolliert, zu schnell oder zu tief in die Asana, dann öffnet sich nicht die Hüfte, sondern der Körper geht wieder einmal den Weg des geringeren Wider-standes: Das Knie klappt unphysiologisch – das heißt, abweichend vom natürlichen Bewegungsablauf – nach außen auf und verdreht sich, um die unzu-reichende Dehnungsfähigkeit der Hüftmuskulatur zu kompensieren. Die Folge: Ihre Außenbänder und Menisken werden gestresst; im schlimmsten Fall zie-hen Sie sich eine schwere Knieverletzung zu. Auch

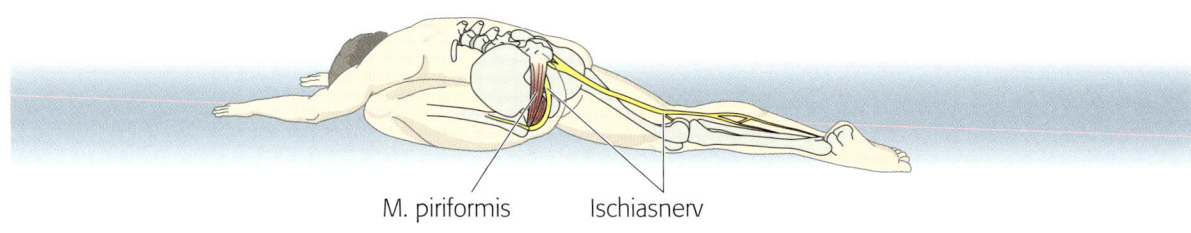

M. piriformis   Ischiasnerv

Die intensive Dehnung des *M. piriformis* in den Varianten der Taube schafft Abhilfe bei Ischiasproblemen. ∎

hier gilt: Respektieren Sie die (momentanen) Grenzen Ihres Körpers. Sie sollen während der Übung die Dehnung der Gesäß- und Hüftmuskulatur spüren, aber keinesfalls Schmerzen am Knie oder in der Kniekehle haben. PhysioFlowYoga ist darauf ausgelegt, Ihren Körper zu fordern, ohne ihn zu überfordern. Nach dem Yoga sollten Sie sich entspannt und leicht fühlen, der Druck in den Gelenken sollte abgenommen haben. Erschöpfung und Schmerzen sind Zeichen dafür, dass Sie die Kraft aus den falschen Strukturen geholt haben.

liegender Schustersitz) oder alle Hüftmuskeln werden stufenweise angesprochen (Lotus-Variationen).

In der Kinesiologie, einem alternativmedizinischen Verfahren, geht man davon aus, dass Kiefergelenk und Hüfte zusammenarbeiten. Mit lockeren Kiefermuskeln gelingt auch die Hüftöffnung leichter. Eine Massage kann helfen: Wenn Sie die Zähne zusammenbeißen, lässt sich zwischen Kinn und Ohrläppchen eine Beule ertasten. Massieren Sie diese Stelle in entspanntem Zustand mit den Fingerspitzen.

Öffnen und dehnen

Aufgrund der verschiedenen Bewegungsrichtungen der Hüfte sprechen die Asanas zur Hüftöffnung die beteiligten Muskeln und Strukturen auf unterschiedliche Weise und in unterschiedlicher Intensität an. Je nachdem, ob die Hüfte im Stehen, in der Hocke, im Knien oder im Sitzen geöffnet wird und ob die Beine zur Seite oder nach vorn bzw. hinten gegrätscht sind, liegt der Schwerpunkt auf der Entlastung der Hüftgelenk-Flächen (*Shashankasana*-Variation/Hase und *Ashva Sanchalanasana*/Reitervariationen) und darauf, durch Dehnung auf gesunde Weise Platz auf der Hüftinnenseite zu schaffen (*Padottanasana*/gegrätschte Vorbeuge und *Virabhadrasana II*/Krieger II), die Übungen wirken Hüftdysplasien entgegen (*Malasana* und *Supta Baddakonasana*/

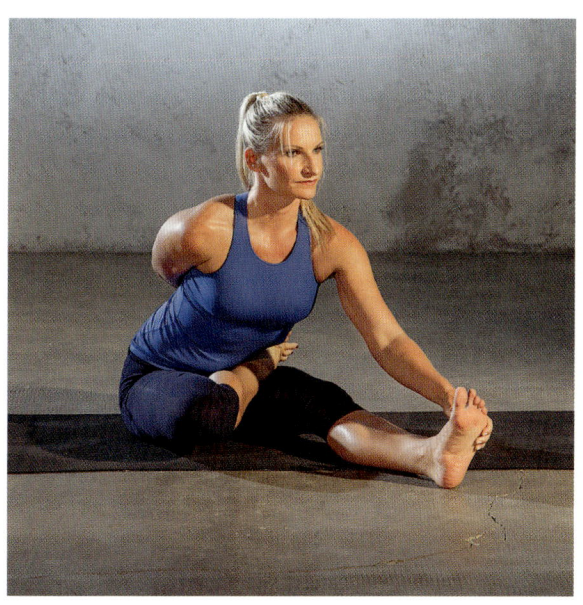

In dieser Variante des halben Lotus wird die Hüftmuskulatur intensiv geöffnet. ❚

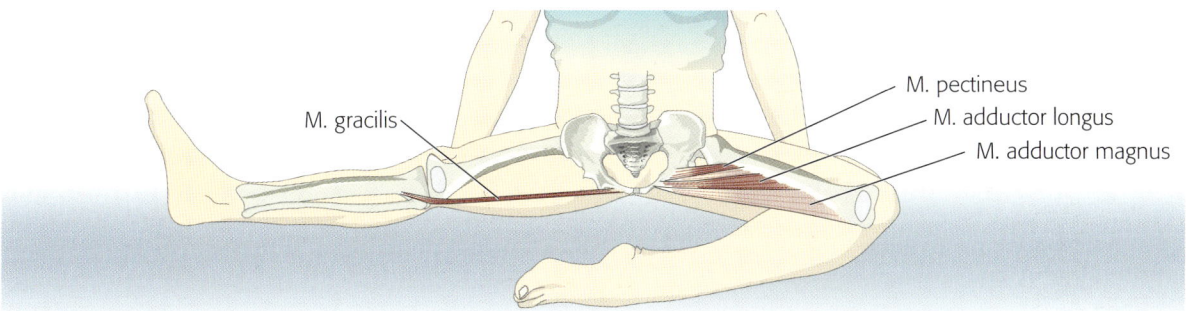

Die Dehnung der Adduktoren an der Oberschenkelinnenseite gehört zur Hüftöffnung. ❚

Die Eidechse

HÜFTÖFFNUNG NACH VORN UND AUSSEN

Utthan Pristhasana

Indem in der Eidechse der Oberschenkelknochen im Hüftgelenk nach vorn und außen gebracht wird, werden die Gelenkflächen entlastet und der Druck in der Hüfte nimmt ab. Die Oberschenkelinnenseiten werden gedehnt.

▌ Ausgangsstellung: einbeiniger hinabschauender Hund (*Eka Pada Adho Mukha Svanasana*, S. 23) mit rechtem Bein in der Luft.

▌ AA: Stellen Sie das rechte Bein nach vorn, an die Außenseite der rechten Hand am Mattenrand ab. Richten Sie den Fuß im Drei-Punkt-Stand ein. Die Füße stehen nun weiter als hüftbreit. EA: Legen Sie das hintere Knie entspannt am Boden ab.

▌ AA: Beugen Sie die Ellenbogen. Legen Sie die Unterarme am Boden oder auf Klötzchen ab. Der Rumpf bleibt gestreckt, der Kopf in Verlängerung der Wirbelsäule. Das Becken bleibt parallel zum Boden und sinkt mit jeder AA tiefer. 5 Atemzüge halten. Seitenwechsel über Ausgangsstellung und hinabschauenden Hund.

PROBLEMPUNKTE

Lässt sich die Hüfte nicht weit genug öffnen, bleiben die Arme gestreckt. Im unteren Rücken darf kein Druckgefühl entstehen. Lassen Sie im Schultergürtel locker, damit die Nackenmuskeln und die Kiefermuskeln nicht verkrampfen. Mit verspanntem Kiefer lässt sich das Hüftgelenk schlecht öffnen.

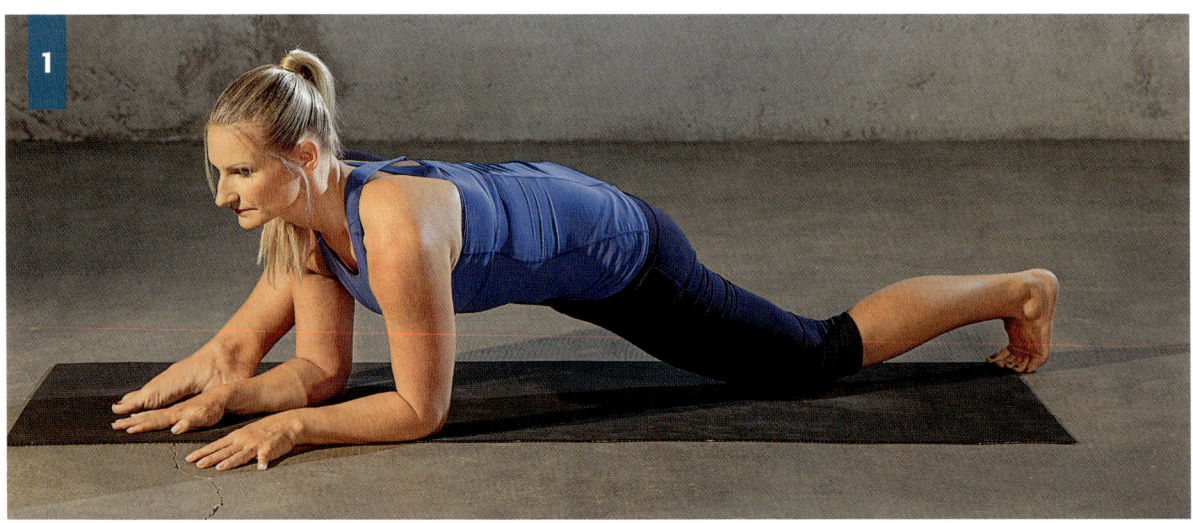

1

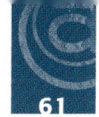

Preform *Ashva Sanchalanasana*

In der Einsteiger-Variante wird die Hüfte weniger intensiv geöffnet. Die Wirkung ist dieselbe wie bei der Eidechse.

❚ Ausgangsstellung: einbeiniger hinabschauender Hund (S. 23) mit rechtem Bein in der Luft.
❚ AA: Stellen Sie das rechte Bein nach vorn, an die Außenseite der rechten Hand. Richten Sie den rechten Fuß im Drei-Punkt-Stand ein. Die Füße stehen nun etwas weiter als hüftbreit. Ellenbogen und Rücken bleiben gestreckt.
❚ Mit jeder AA lassen Sie das Becken tiefer zu Boden sinken – es bleibt jedoch parallel. Strecken Sie dabei aktiv das hintere Bein, um die Öffnung der vorderen Hüfte zu intensivieren. Nach 5 Atemzügen Seitenwechsel.

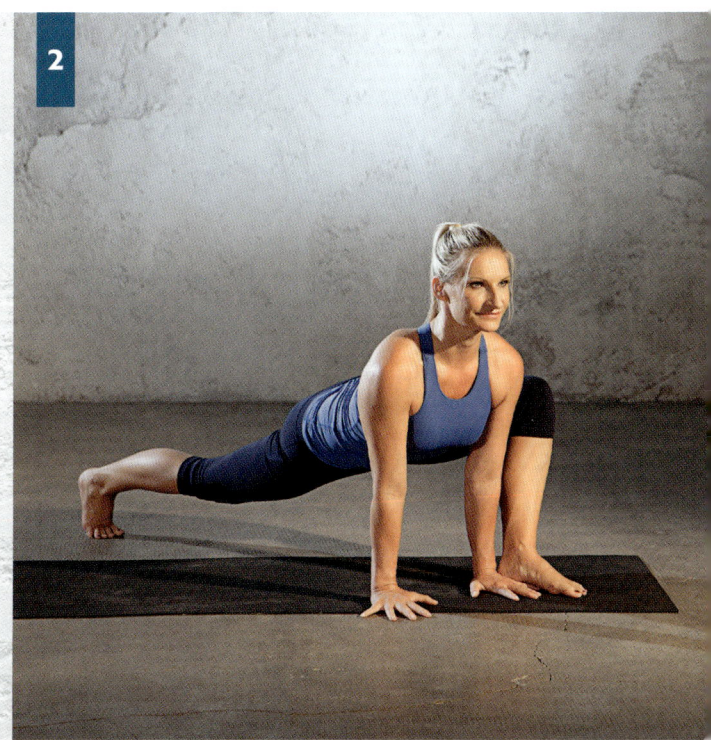

Adho Mukha Trivikramasana

Diese Fortgeschrittenen-Asana öffnet die Hüfte vorne noch etwas stärker und trainiert die Armmuskeln.
❚ Ausgangsstellung ist die Eidechse (li.) mit dem rechten Bein vorn. Das Becken bleibt gesenkt. EA: Heben Sie den rechten Ellenbogen vom Boden und schieben ihn unter den rechten Oberschenkel. Die rechte Hand steht senkrecht unter dem Ellenbogen.
❚ AA: Positionieren Sie die linke Hand so, dass sich der Ellenbogen an die Rippen schmiegt. Der Oberarm liegt am Körper an. EA: Versuchen Sie, das vordere Knie zu strecken. Dann verlagern Sie das Körpergewicht so nach vorne links, dass sich das hintere Bein vom Boden lösen lässt. Seitenwechseln nach 5 Atemzügen.

TIPP: Die Übung wird leichter, wenn Sie den Ellenbogen so am Körper abstützen, dass er zwischen Bauch und Boden fixiert ist.

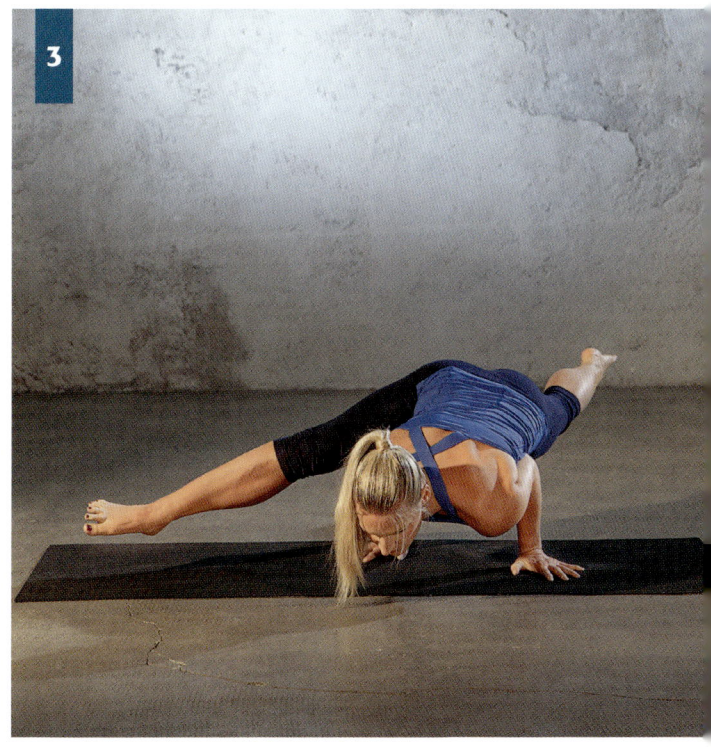

EA = Einatmung, AA = Ausatmung, AZ = Atemzüge

Krieger-II-Variationen

DEHNUNG UND STÄRKUNG DER HÜFTBEUGER

Virabhadrasana II

Im Krieger II werden die kurzen und langen Adduktoren gedehnt und gleichzeitig die Hüftrotationsmuskeln trainiert. Die Asana wirkt gegen X- und O-Beine und erleichtert den Rückfluss von Blut und Lymphflüssigkeit nach langer Beinbelastung.

▌ Ausgangsposition: Krieger I (S. 69) mit rechtem Bein vorn.

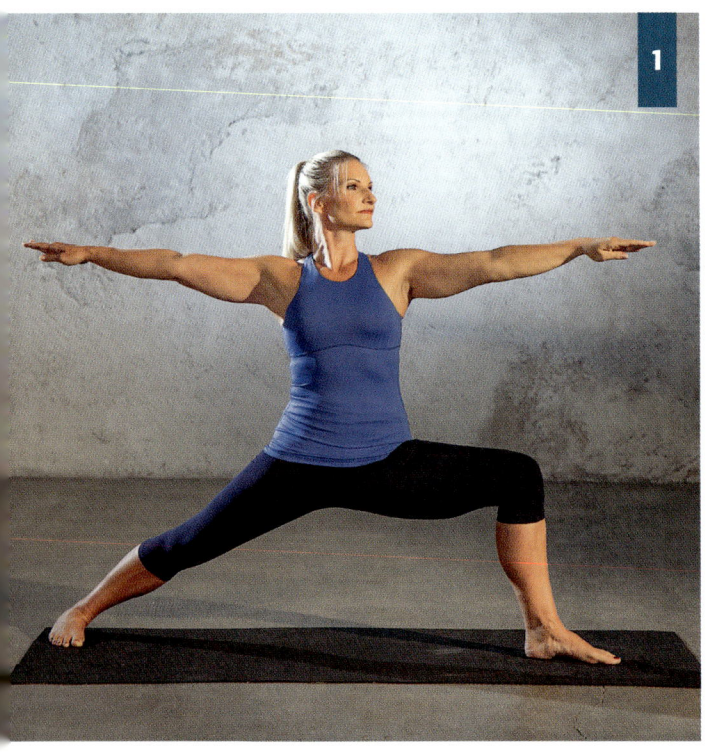

▌ EA: Stellen Sie die hintere Ferse über die Außenrotation der Hüfte um 45 Grad versetzt ab. Die Ferse steht in einer Linie mit dem vorderen Fuß. Der Rumpf folgt der Hüftrotation und weist nun nach links. Die Arme drehen gleichzeitig nach vorn und hinten in die Waagrechte. Die Wirbelsäule bleibt senkrecht und unrotiert.

▌ AA: Drehen Sie aktiv die Oberschenkel nach außen, richten Sie die Brustwirbelsäule aktiv auf, ziehen Sie den Scheitel zur Decke und perfektionieren diese Stellung. Der Schultergürtel schiebt nach hinten unten. Der stolze Blick geht zur vorderen Hand. Seitenwechsel über Vinyasa nach 5 Atemzügen.

PROBLEMPUNKTE

Kontrollieren Sie die Haltung: Spreizen Sie die Zehen und drücken Sie den Großzehenballen des hinteren Fußes in den Boden – ein schlechter Stand stresst die Außenbänder und erhöht die Verletzungsgefahr im Sprunggelenk. Das hintere Knie ist gestreckt, damit keine ungesunde Knick- oder Rotationshaltung Innenbänder und Außenmeniskus belastet. Die Streckung fällt leichter, wenn das vordere Knie weniger gebeugt ist. Das vordere Knie weist nach vorn. Sinkt es nach innen, arbeiten statt der Hüftmuskeln die Bänder. Das Becken ist parallel zum Boden ausgerichtet. Ist es zum hinteren Bein schief abgesenkt, dann werden die Hüftbeuger nicht gedehnt und die Lendenwirbelsäule knickt zur Seite.

Vorübung:
Shashankasana-Variation

Diese Version des Hasen *(Shashankasana)* entlastet am Anfang einer Hüftöffnungs-Sequenz die Hüfte und bereitet sie optimal vor.

▌ Kommen Sie in den Vierfüßlerstand (*Goasana*, S. 23)

▌ AA: Setzten Sie sich auf die Fersen. EA: Öffnen Sie die Knie so weit, wie es Ihnen angenehm ist. Öffnen Sie die Füße so weit, dass das Becken dazwischen passt. AA: Legen Sie den Kopf auf dem Boden oder einem Kissen ab, damit die Nacken- und Kiefermuskulatur locker lassen. Die Wirbelsäule bleibt gerade. 5 Atemzüge halten.

TIPP: Massieren Sie die Kaumuskulatur (s. S. 59).

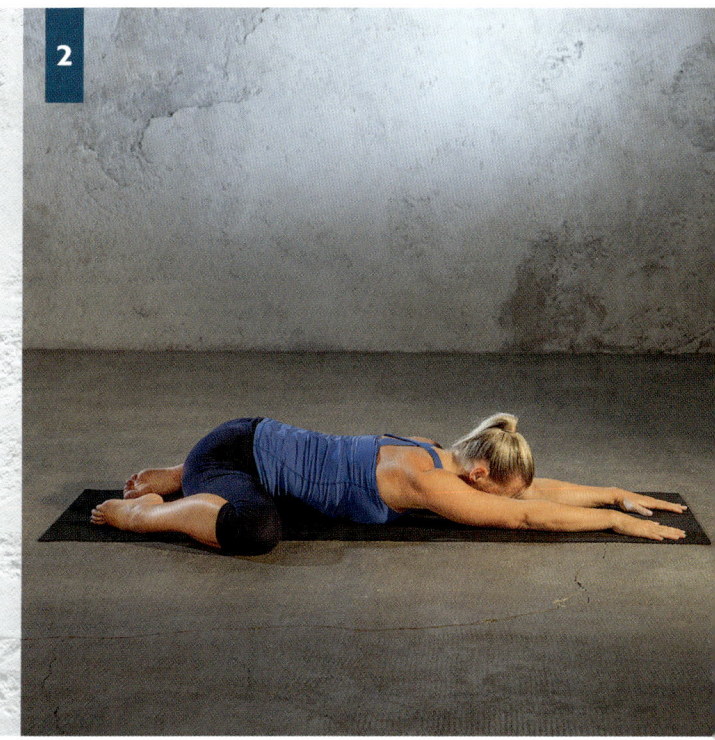

Für Fortgeschrittene: *Skandasana*

▌ Ausgangsposition ist die Reiterstellung (S. 29).

▌ EA: Drehen Sie sich über die Ballen 90 Grad nach links. Das hintere Knie bleibt gestreckt, um es zu schützen. Ziehen Sie die Füße so weit zusammen, dass Sie das vordere Knie maximal beugen können.

▌ Bei der AA drückt die rechte Hand gegen die Innenseite des rechten Knies. Die linke schiebt das andere Bein am Schienbein in Verlängerung der Hüfte nach außen, um die Hüftöffnung zu unterstützen. Seitenwechsel nach 5 Atemzügen.

▌ Zur Intensivierung beugen Sie sich aus der Hüfte mit gestreckter Wirbelsäule nach vorn (s. Abb.) und verharren weitere 5 Atemzüge.

TIPP: Weichen Sie bei der Dehnung der Oberschenkelinnenseiten nicht in den anderen Gelenken aus. Besser ist es, weniger tief in die Asana zu gehen – Technik vor Level!

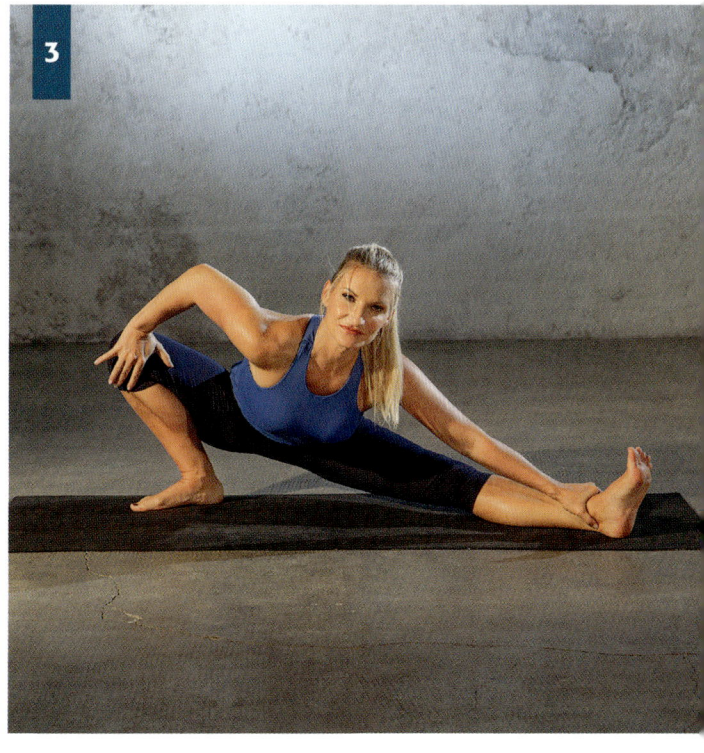

EA = Einatmung, AA = Ausatmung, AZ = Atemzüge

Gerätschte Vorbeugen

Padottanasana

Sitzen mit überkreuzten Beinen oder runder Lendenwirbelsäule belastet die Hüfte und die angrenzenden
Strukturen. Diese Asana wirkt dem entgegen. Durch
die gleichzeitige Grätsche und Vorbeuge werden die
Beinrück- und Beininnenseiten gedehnt. Fasziale Verklebungen zwischen den Bereichen lösen sich und
der Zug auf Hüfte, Lendenwirbelsäule und Knie wird
geringer. Die Beinstatik wird verbessert. Über die
Vorbeuge aus der Hüfte werden die Organe bewegt,

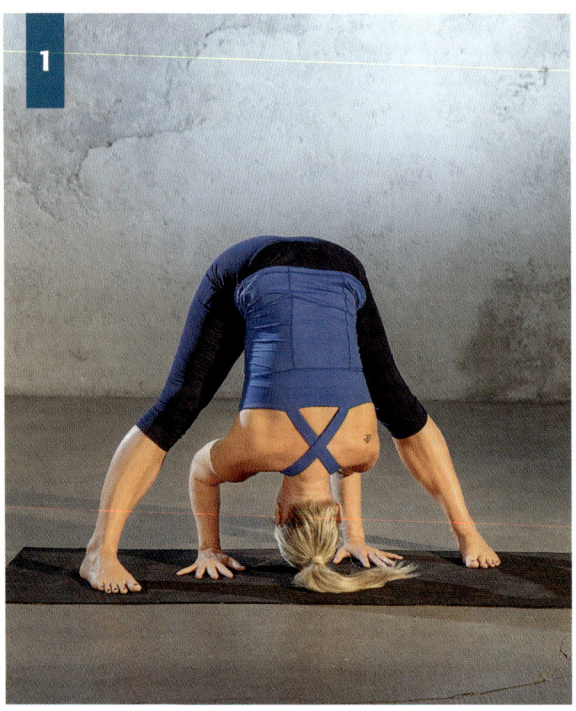

Beckenboden und Wirbelsäule entlastet und der
Parasympathikus aktiviert.

▌ Ausgangsposition ist die Reiterhaltung
 (*Ashva Sanchalanasana*, S. 29) rechts.
▌ EA: Drehen Sie sich über die Fußballen 90 Grad
 nach links in den Drei-Punkt-Stand und strecken
 Sie die Beine bei der Ausatmung. Die Hände sind
 unter den Schultern, die Ellenbogen ebenfalls
 schulterbreit.
▌ EA: Strecken Sie die Ellenbogen, richten Sie sich
 neugierig in der Wirbelsäule auf und spannen
 Sie die tiefen Bauchmuskeln an, um den Rücken
 gerade zu halten.
▌ AA: Winkeln Sie die Ellenbogen wieder an. Beugen
 Sie sich in der Hüfte so weit, dass die Wirbelsäule
 noch gerade bleibt. Ziel ist die maximale Dehnung
 der Oberschenkelinnenseiten bei stabilem Rücken.
 Bei Fortgeschrittenen berührt der Scheitel den
 Boden. Versuchen Sie, die Hüfte 5 Atemzüge lang
 bei jeder AA etwas mehr zu beugen.

PROBLEMPUNKTE

Beugen Sie sich immer aus der Hüfte. Oft hört man,
diese Asana fördere die Beweglichkeit der Wirbelsäule. Das ist falsch – die Beugung aus der Lendenwirbelsäule provoziert Bandscheibenvorfälle.

Sinken die äußeren Fußknöchel ab, überdehnt das
die Außenbänder und das Sprunggelenk wird instabil.

Preform *Padottasana*

Diese Vorstufe lässt sich gut in den Alltag integrieren, um mehr Beweglichkeit zu erreichen und Hüft- und Rückenproblemen durch Sitzen mit überkreuzten Beinen entgegenzuwirken.

▌ Stellen Sie sich aufrecht vor einen Tisch. Legen Sie die Hände schulterbreit auf der Platte ab. Treten Sie langsam vom Tisch weg, ohne die Hände oder die Aufrichtung der Wirbelsäule zu verändern. Ziehen Sie die Schultern weg von den Ohren. Schieben Sie das Becken zurück.

▌ Öffnen Sie langsam die Beine, bis Sie die Dehnung der Beininnen- und -rückseiten spüren. Die Ellenbogen sind gestreckt, der Kopf ist in Verlängerung der Wirbelsäule. Halten Sie die Position mindestens 5 Atemzüge lang — wenn Ihnen *Padottanasana* schwerfällt, absolvieren Sie diese Vorübung mehrmals täglich.

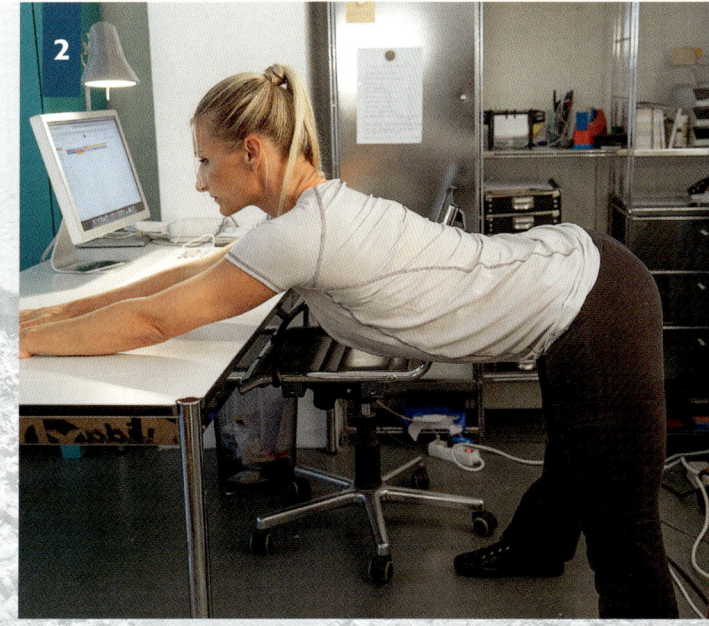

TIPP: Kalte Muskeln lassen sich schlecht dehnen. Arbeiten Sie nicht an Ihrer Beweglichkeit, wenn Sie frieren.

Padottanasana im Handstand

▌ Ausgangsposition ist *Padottanasana* (li. S.) mit gestreckten Ellenbogen. Verwurzeln Sie Ihre Finger im Boden, damit die aktiven Muskeln an der Unterarminnenseite das Handgelenk stabilisieren.

▌ AA: Kommen Sie auf die Zehenspitzen. Verlagern Sie das Körpergewicht auf die Hände. EA: Senken Sie die Fersen wieder und verlagern Sie das Gewicht zurück. 5 Atemzüge lang.

▌ Wenn Ihre Muskeln ausreichend trainiert sind, verlassen die Füße automatisch den Boden. 5 Atemzüge halten. Versuchen Sie nie, mit Schwung in die Haltung zu gehen.

TIPP: Möglicherweise spüren Sie nach der Asana die Handgelenke, aber am nächsten Tag sollten Sie bereits einen positiven Effekt feststellen.

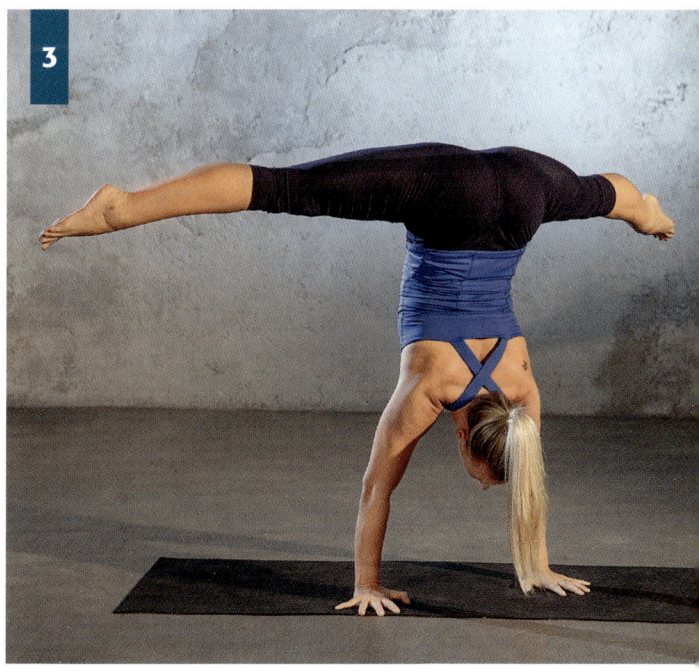

EA = Einatmung, AA = Ausatmung, AZ = Atemzüge

Lotus-Variationen

Ardha Baddha Padmottanasana

Bei dieser anspruchsvollen Asana – dem halben Lotus in der stehenden Vorbeuge – findet eine intensive einseitige Hüftöffnung statt. Im Lauf der Übung werden alle Hüftmuskeln gedehnt. Die Kompression und Verlagerung der Organe mildert Alltagsstress.

▌ Ausgangsstellung: Baumhaltung (S. 45) auf dem linken Bein mit über dem Knie angelegtem Fuß.

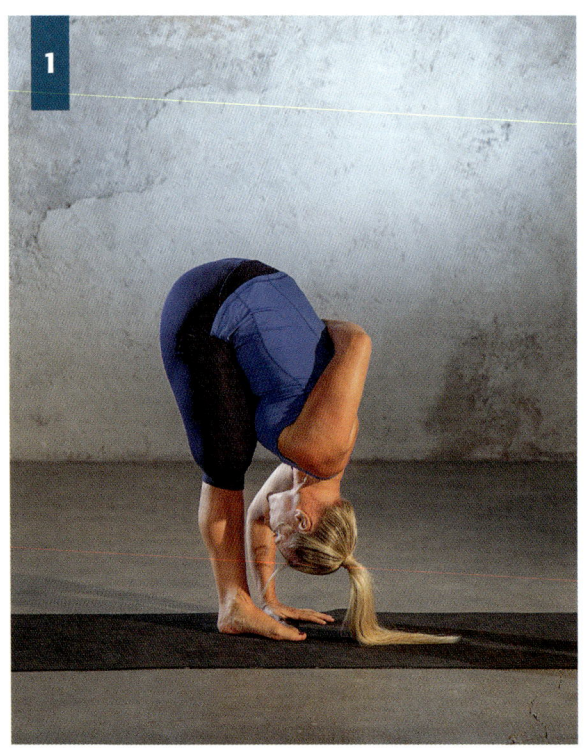

▌ Fassen Sie das rechte Sprunggelenk mit der rechten Hand und legen Sie es an der Oberschenkelvorderseite nahe der Leiste ab. Führen Sie den rechten Arm hinter den Rücken und umfassen Sie von dort aus die Großzehe. Alternativ halten Sie den Fuß mit der linken Hand fest.

▌ EA: Strecken Sie die Wirbelsäule und aktivieren Sie die Bauchmuskulatur.

▌ AA: Beugen Sie langsam die Hüfte. Sobald die Wirbelsäule in den Rundrücken auszuweichen droht, halten Sie inne, stützen sich auf dem Bein ab und verharren 5 Atemzüge in der Position. Beugen Sie sich bei jeder Ausatmung ein wenig tiefer, bis die Nase das Schienbein des Standbeines berührt. Seitenwechsel.

PROBLEMPUNKTE

Voraussetzung für diese Asana ist, dass Sie den Fuß oberhalb des Knies anlegen können. Ist die Hüfte noch nicht weit genug geöffnet, versucht der Körper, die Bewegung aus dem Knie zu holen. Die Folge sind Knieprobleme und -verletzungen. Spüren Sie in der Übung das Knie oder schmerzt es sogar, dann ist das ein Zeichen für Überlastung.

Wer nur die Außenkante des Fußes auf dem Oberschenkel ablegt, kommt weiter in die Beugung, belastet aber das Sprunggelenk durch die Dehnung der Außenbänder massiv. Auch hier gilt: Technik vor Level.

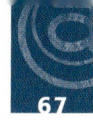

Handstand mit halbem Lotus

▌ Wärmen Sie sich gut auf und bereiten Sie sich durch andere Hüftöffnungs-Asanas vor. Ausgangstellung ist *Ardha Baddha Padmottanasana* mit Lotus rechts. Die Hände liegen schulterbreit auf dem Boden. Der Abstand zu den Füßen ist der gleiche wie bei *Urdhva Uttanasana* (S. 25).

▌ EA: Blicken Sie mit aufgerichteter Brustwirbelsäule nach vorn. AA: Beugen Sie das Standbein und springen Sie hoch. Versuchen Sie das Gleichgewicht 5 Atemzüge lang zu halten. Entspannen Sie im Kind (*Balasana*, S. 28). Seitenwechsel.

▌ Normalerweise arbeiten wir nicht mit Schwung. Dieser Handstand ist eine Ausnahme: Mit der geöffneten Hüfte können Sie nicht so viel Schwung holen, dass sich die Wirbelsäule stauchen könnte.

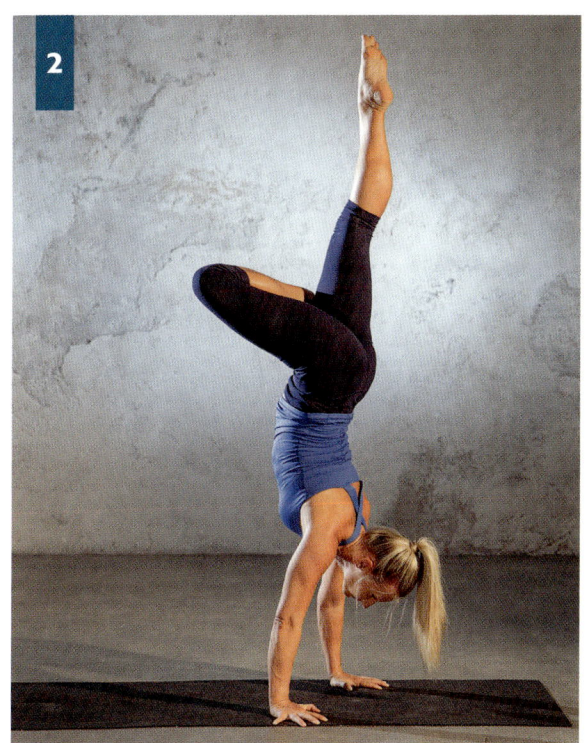

Handstand mit ganzem Lotus

Sobald Sie den Handstand mit halbem Lotus sicher beherrschen, vervollständigen Sie die Asana. Voraussetzung ist, dass Sie ohne Unterstützung der Hände in den Lotussitz (S. 71) kommen.

▌ Beugen Sie im Handstand mit halbem Lotus langsam auch das linke Knie und führen Sie den linken Fuß auf die Vorderseite des rechten Oberschenkels. Versuchen Sie das Gleichgewicht 5 Atemzüge lang zu halten. Entspannen Sie vor dem Seitenwechsel in der Stellung des Kindes (*Balasana*, S. 28).

TIPP: Bei Knieproblemen praktizieren Sie die Asana in abgewandelter Form. Beginnen Sie in der Baumhaltung (*Vrikshasana*, S. 45): Statt des Lotus bewegen Sie die Fußsohlen zueinander und öffnen die Knie wie beim Winkelsitz (*Baddhakonasana*, S. 71).

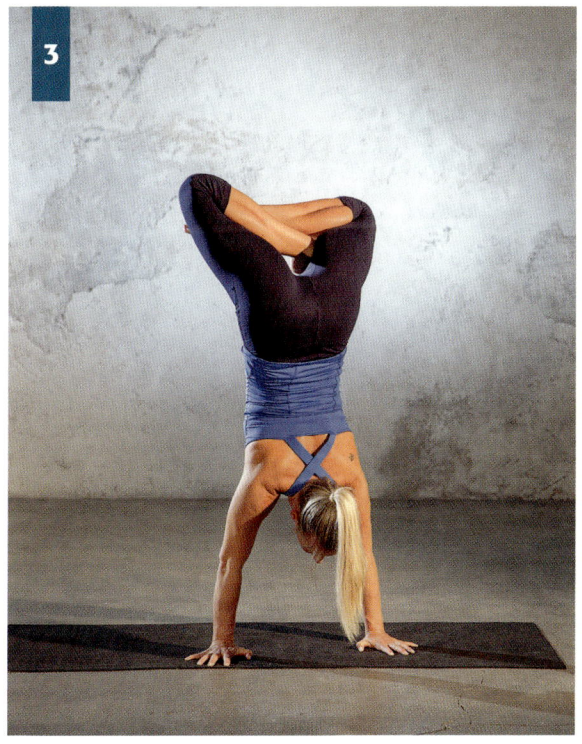

EA = Einatmung, AA = Ausatmung, AZ = Atemzüge

Tiefe Hocke und Seitspagat

Malasana

Malasana ist eine tiefe Hockstellung, die die Hüftgelenke symmetrisch öffnet. Die eingelenkigen Adduktoren werden gedehnt, und der Hüftkopf gleitet so in die Pfanne, dass sich der Druck gleichmäßig verteilt. Die Asana ist sehr wirksam bei Problemen infolge von Fehlstellungen der Hüfte (Hüftdysplasien). Der Beckenboden kann in der Haltung gut wahrgenommen und trainiert werden. Darüber hinaus wird das Sexualchakra angeregt. *Supta Baddhakonasana,* der liegende Winkelsitz, hat eine ähnliche Wirkung, ist aber sanfter und durch die Unterstützung der Schwerkraft weniger anstrengend.

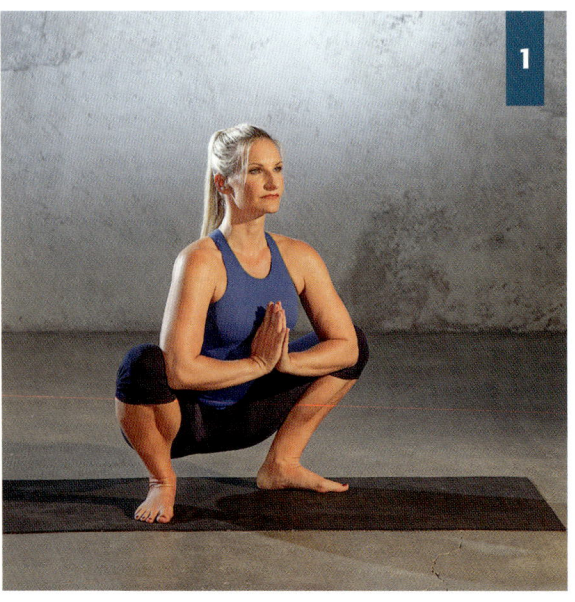

1

- Gehen Sie in die Hocke und öffnen Sie die Füße so weit, dass sie noch einen guten Halt haben (Drei-Punkt-Stand). Die Fersen sind am Boden oder werden mit Klötzchen unterlagert. Der Rücken ist gerade. Die Hände sind wie zum Gebet gefaltet, die Ellenbogen liegen an der Innenseite der Knie.
- AA: Schieben Sie die Hände nach unten, bis die Unterarme parallel zum Boden ausgerichtet sind, um die Hüfte zu öffnen. Aktivieren Sie *Mula Bandha* und *Uddiyana Bandha*. 5 Atemzüge halten.

PROBLEMPUNKTE UND KONTRAINDIKATIONEN

In der Haltung besteht die Gefahr, dass der Fuß auf der Innenseite absinkt und Problemstellungen (Senkfuß) verstärkt werden. Dem wirken Sie mit durch im Drei-Punkt-Stand aktivierten Fußgewölben entgegen. Um keine Drehung im Knie zu provozieren, weisen die Füße in die selbe Richtung wie die Knie.

Verzichten Sie bei Knieproblemen und -schmerzen auf diese Asana. Über das Körpergewicht wird in dieser Stellung Druck auf Menisken und Kniegelenke ausgeübt.

Auch für die Zeit nach der Geburt, wenn sich der stark beanspruchte Beckenboden erholen muss, ist die Übung ungeeignet.

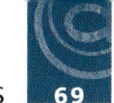

Vorbereitung: *Parshva Adho Mukha Svanasana*

Diese Variante des hinabschauenden Hundes bringt ohne viel Kraftaufwand einseitig den Hüftkopf in die Pfanne und entspannt das Gelenk.

- Ausgangsstellung ist der hinabschauende Hund (S. 23). Der Kopf hängt, Nacken und Kiefermuskulatur sind entspannt.
- EA: Heben Sie das rechte Bein mit aktiver Muskelkraft – ohne Schwung – nach hinten.
- AA: Beugen Sie das Knie, sodass es leicht zur Seite und zur Decke weist. Spüren Sie 5 Atemzüge lang den nachlassenden Druck im Hüftgelenk. Seitenwechsel auf umgekehrtem Weg.

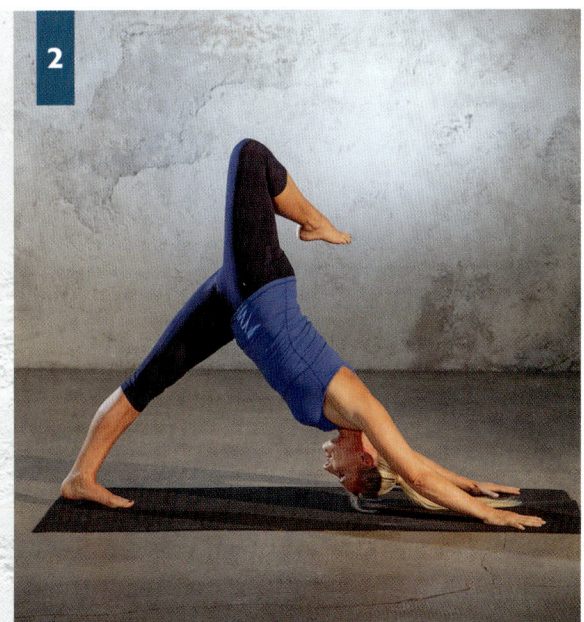

Für Einsteiger: *Supta Baddhakonasana*

- Rückenlage mit angewinkelten Knien. EA: Legen Sie die Fußsohlen aneinander und lassen Sie die Knie nach außen sinken – bis zum Boden oder auf Kissen, damit die Muskeln loslassen können. 5 bis 15 Atemzüge halten.

TIPP: Diese Asana kann man gut morgens und abends im Bett einnehmen. Sie hilft bei schweren Beinen, Hüft- und Periodenschmerzen.

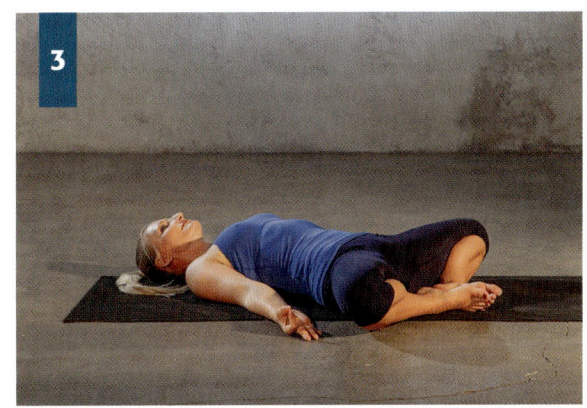

Konasana

- Ausgangshaltung: Winkelsitz (S. 71). Die Hände liegen vor dem Körper. Damit die Lendenwirbelsäule gerade bleibt, unterlagern Sie das Becken ggf. mit Klötzchen oder stützen die Hände hinter dem Körper auf. EA: Strecken Sie die Beine zu den Seiten aus. AA: Intensivieren Sie die Asana und spüren Sie die Dehnung der langen Adduktoren. Fortgeschrittene beugen sich bei der AA aus der Hüfte nach vorn zum Boden. 5 Atemzüge halten.

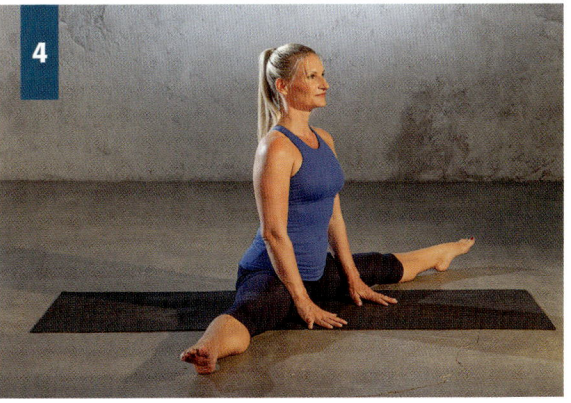

EA = Einatmung, AA = Ausatmung, AZ = Atemzüge

Taube und Winkelsitz

Rajakapotasana-Variation

Diese Variation der Taube verbessert die Position des Hüftkopfs in der Hüftpfanne. Das Hüftgelenk wird entlastet, während die Muskeldehnung sehr intensiv ist. Insbesondere der *M. piriformis*, der Ischiaspro-bleme verursachen kann, wird gedehnt. Der Puls steigt, der Stoffwechsel wird angeregt.

▌ Ausgangsposition: einbeiniger hinabschauender Hund (S. 23), Standbein links.
▌ AA: Beugen Sie das obere Knie maximal, nehmen es nach vorn und legen es genau hinter der rech-ten Hand am Mattenrand ab. Das hintere Knie sinkt zu Boden. Setzen Sie sich. Ggf. unterlagern Sie das Becken rechts mit einem Klötzchen, insbesondere wenn Spannungsgefühle im Knie auftreten.
▌ EA: Legen Sie den Oberkörper vorn ab. Die Stirn ruht auf den Handrücken, um die Nacken- und Kiefermuskeln zu entlasten.

▌ AA: Schieben Sie das linke Bein weit nach hinten. Das vordere Knie muss seitlich unter dem Rumpf hervorragen, damit das Hüftgelenk in einer gesun-den Position geöffnet wird. Der vordere Fuß ist ge-streckt, der Fußrücken am Boden. Seitenwechsel nach 5 bis 10 Atemzügen.

PROBLEMPUNKTE UND KONTRAINDIKATIONEN

Bei sensiblen Kniegelenken meiden Sie den Lotus-sitz in allen Formen. Nutzen Sie zur Hüftöffnung *Baddhakonasana* oder trainieren Sie *Ardha Baddha Paschimottanasana* mit zur Brust gezogenem Knie statt mit Fuß an der Leiste (beide Übungen s. re.).

Nirgends am Knie dürfen Schmerzen auftreten. Ein Dehnungsgefühl an der Kniescheibe ist in Ordnung, sie entsteht durch die Dehnung des *M. quadrizeps femoris*. Falsch ausgeführt, mit dem Knie unter dem Körper, wird das Hüftgelenkt belastet.

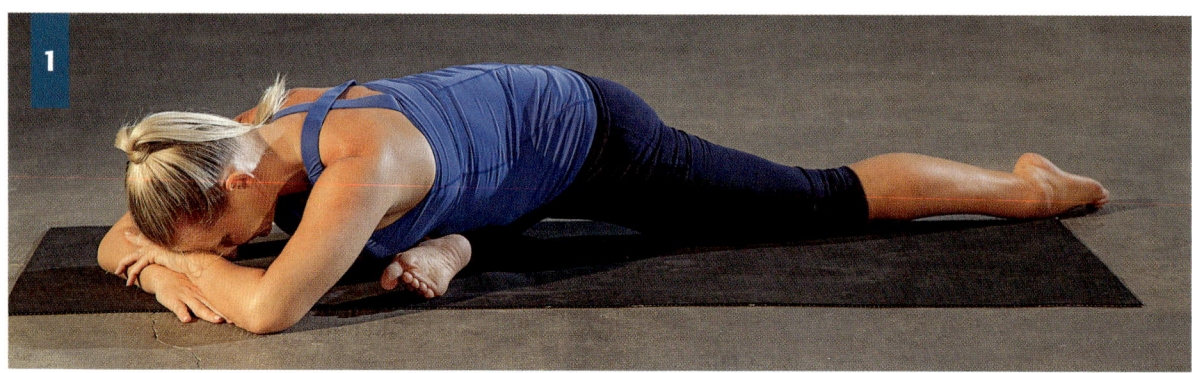

1

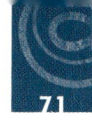

Ardha Baddha Paschimottanasana

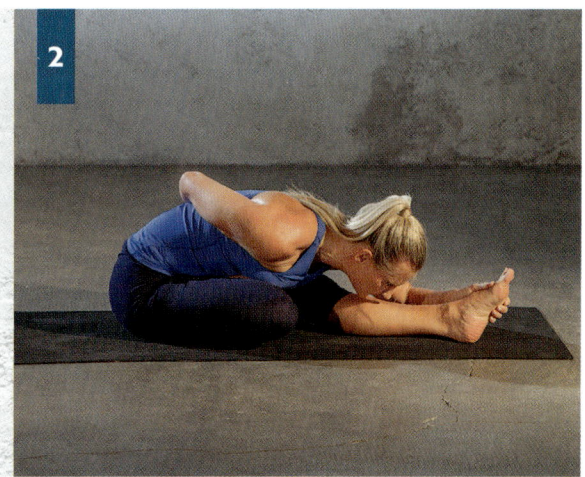

- Stockhaltung (S. 27). EA: Beugen Sie das rechte Knie, halten Sie es mit den Armen fest und wiegen Sie das Hüftgelenk, bis es sich weich anfühlt. Legen Sie den rechten Außenknöchel an der linken Leiste ab. Halten Sie den Fuß über den Rücken mit der rechten oder vorn mit der linken Hand fest.
- AA: Beugen Sie sich in der Hüfte nach vorne. 5 Atemzüge halten, Seitenwechsel.

Für Einsteiger: *Baddhakonasana*

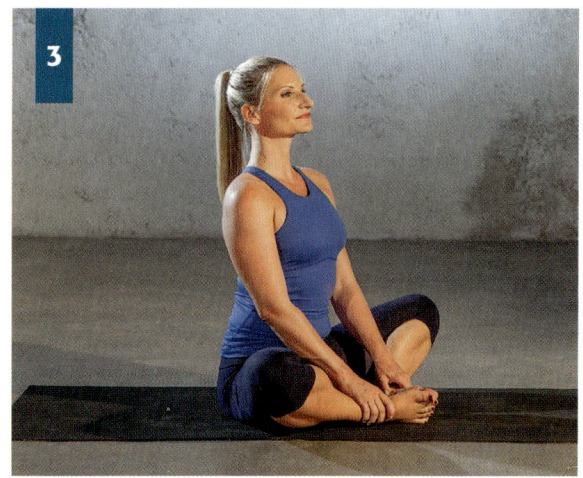

- Ausgangshaltung für den Winkelsitz ist die Stockhaltung (S.27). EA: Beugen Sie beide Knie und legen Sie die Fußsohlen aneinander. AA: Lassen Sie die Knie langsam zu Boden sinken. Zur Intensivierung beugen Sie sich mit gerader Wirbelsäule nach vorn. 5 Atemzüge halten

TIPP: Wenn Sie die Hände vor den Schienbeinen ablegen und die Beine nach hinten schieben, können die kurzen Adduktoren leichter loslassen.

Highlight: *Padmasana*

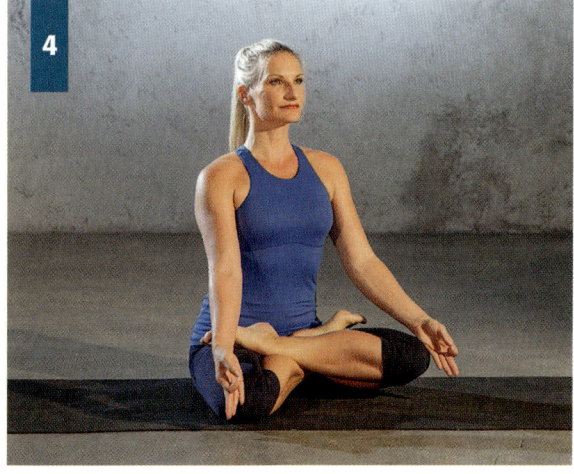

- Ausgangsstellung für den Lotussitz ist *Dandasana*, die Stockhaltung (S. 27).
- Beugen Sie das rechte Knie, halten Sie es mit beiden Armen fest und wiegen Sie das Hüftgelenk, bis es sich weich anfühlt. Dann legen Sie zuerst den rechten Fußaußenknöchel am Hüftgelenk auf dem linken Oberschenkel ab, im Anschluss das linke Fußgelenk nahe der Leiste auf dem rechten Oberschenkel. Sie dürfen zu keinem Zeitpunkt etwas im Knie spüren. Seitenwechsel nach 5 Atemzügen.

EA = Einatmung, AA = Ausatmung, AZ = Atemzüge

Flows für die Hüftöffnung

Warm-up

Schieben Sie in Ihr Aufwärm-Programm (S. 28/29) nach dem Panther *(Anahataasana)* den Hasen mit geöffneten Knien ein, um die Hüftöffnung vorzubereiten.

Sonnengruß A für Einsteiger, Variation

Machen Sie den Sonnengruß A für Einsteiger (S. 30) bis zum hinabschauenden Hund *(Adho Mukha Svasana)*. Dann schieben Sie folgende Sequenz ein:

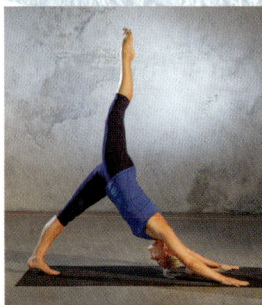

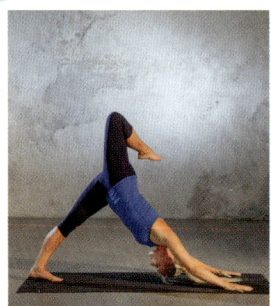

3 Seitenwechsel über den hinabschauenden Hund, dann Haltungen 1 und 2 li.

1 EA: einbeiniger hinab-schauender Hund re.

2 AA: einbeiniger hinab-schauender Hund mit seitlicher Hüftöffnung

Setzen Sie den Sonnengruß A für Einsteiger mit dem hinabschauenden Hund fort. 5 Wiederholungen.

Sonnengruß B für Einsteiger, Variation

Machen Sie den Sonnengruß B für Einsteiger (S. 32) bis zum Krieger I *(Virabhadrasana I)*. Einatmen, ausatmen. Dann schieben Sie folgende Sequenz ein:

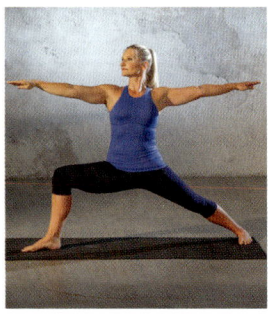

2 Setzen Sie den Sonnen-gruß B bei *Ashva San-chalanasana* (Reiter) fort.

3 Nach dem Seitenwechsel wieder beim Krieger I ange-kommen, folgt der Krieger II li.

1 EA + AA: Krieger II re. *(Virabhadrasana II)*

Nach 5 Wiederholungen beenden Sie den Sonnengruß B für Einsteiger.

Hauptteil für Einsteiger

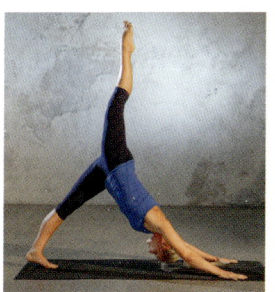

1 EA: einbeiniger hinabschauender Hund re.

2 AA: *Ashva Sanchalanasana* re. (Reiter)

3 Drehen Sie sich auf den
Fußballen um 90 Grad, so-
dass Sie mit symmetrisch
gegrätschten Beinen nach
vorn blicken.

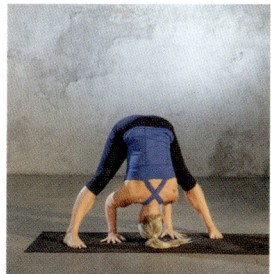

4 5 AZ: gegrätsche
Vorbeuge *(Padottasana)*

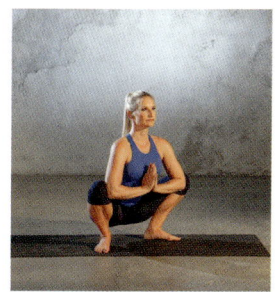

5 5 AZ: tiefe Hocke
(Malasana)

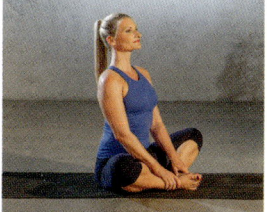

6 5 AZ: Winkelsitz
(Baddhakonasana)

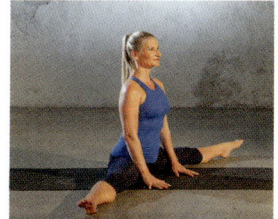

7 5 AZ: *Konasana*
(Männerspagat)

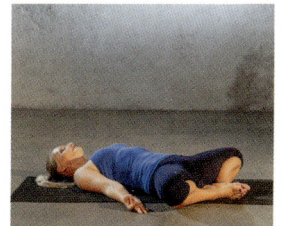

8 5 AZ: liegender Winkelsitz *(Supta Baddhakon-
asana)*

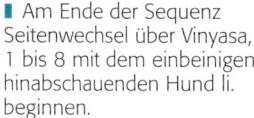

❙ Am Ende der Sequenz
Seitenwechsel über Vinyasa,
1 bis 8 mit dem einbeinigen
hinabschauenden Hund li.
beginnen.

Beschließen Sie den Flow mit allen Endpositionen (S. 34/35). Statt dem Kopfstand *(Sirsasana)*
machen Sie die Kopfstandvorbereitung. Öffnen Sie in der Rückenlage zur Endentspannung die Beine.

Warm-up

Schieben Sie in Ihr Aufwärm-Programm (S. 28/29) nach dem Panther *(Anahataasana)* den
Hasen mit geöffneten Knien *(Shashankasana*-Variation) ein, um die Hüftöffnung vorzubereiten.

Sonnengruß A für Fortgeschrittene, Variation

Machen Sie den Sonnengruß A für Fortgeschrittene (S. 31) bis zum hinabschauenden Hund
(Adho Mukha Svasana). Dann schieben Sie folgende Sequenz ein:

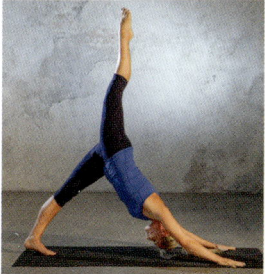

1 EA: einbeiniger hinabschauender Hund re.

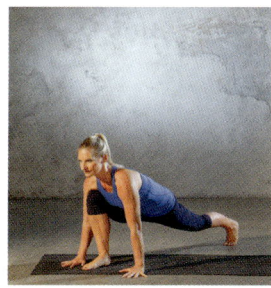

2 AA: Reiter
(Ashva Sanchalanasana)

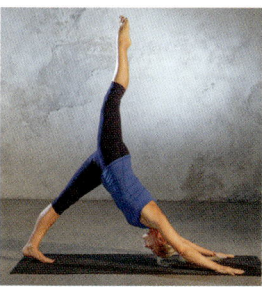

3 EA: einbeiniger hinabschauender Hund re.

4 Seitenwechsel über den
hinabschauenden Hund.
Absolvieren Sie 1 bis 3 li.

Setzen Sie den Sonnengruß A für Fortgeschrittene nach dem letzten hinabschauenden Hund
(Adho Mukha Svanasana) wie gewohnt fort. 5 Wiederholungen

EA = Einatmung
AA = Ausatmung
AZ = Atemzüge

Sonnengruß B für Fortgeschrittene, Variation

Machen Sie den Sonnengruß B für Fortgeschrittene (S. 33) bis zum Krieger I (Virabhadrasana I). Einatmen, ausatmen. Dann schieben Sie folgende Sequenz ein:

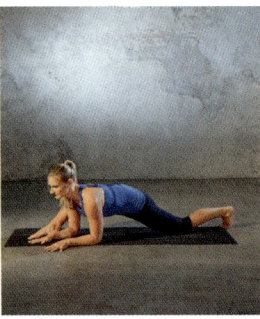

1 EA: Eidechse re. (Utthan Pristhasana)

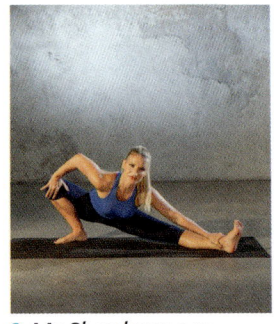

2 AA: Skandasana re.

3 Setzen Sie den Sonnengruß B bei Ashva Sanchalanasana (Reiter) fort.

4 Beim Krieger I li. (Virabhadrasana I) angekommen, schieben Sie die beschriebene Sequenz (1 bis 3) für die li. Seite ein.

Nach 5 Wiederholungen beenden Sie den Sonnengruß B für Fortgeschrittene wie gewohnt.

Hauptteil für Fortgeschrittene

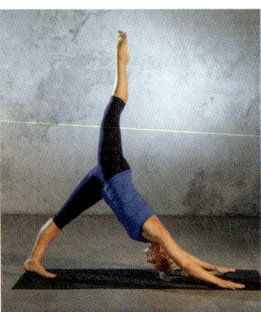

1 EA: einbeiniger hinabschauender Hund re. (Eka Pada Adho Mukha Svanasana)

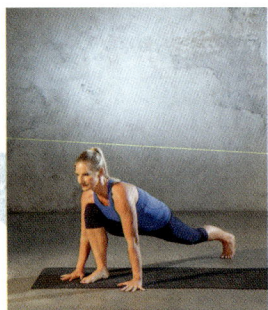

2 AA: Ashva Sanchalanasana re. (Reiter)

3 Drehen Sie sich auf den Fußballen um 90 Grad, sodass Sie mit symmetrisch gegrätschten Beinen nach vorn blicken.

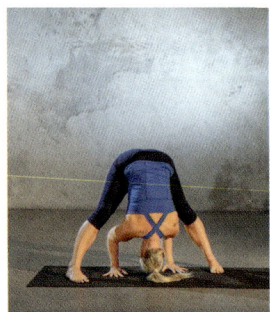

4 5 AZ: gegrätschte Vorbeuge (Padottasana)

Hauptteil für Fortgeschrittene (Fortsetzung)

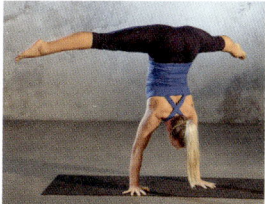

5 5 AZ: *Padottasana* im Handstand

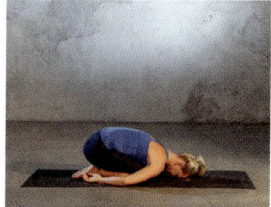

6 5 AZ: Pause im Kind *(Balasana)*

7 Seitenwechsel über hinabschauenden Hund *(Adho Mukha Svanasana)*. Wiederholung der ersten Sequenz (1 bis 6) für die li. Körperseite.

▌ Die 2. Sequenz beginnt im hinabschauenden Hund.

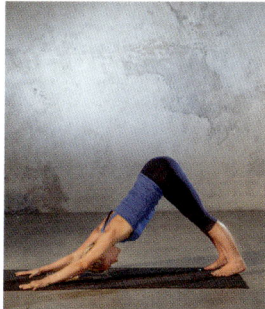

8 EA: hinabschauender Hund

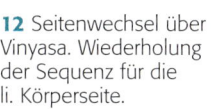

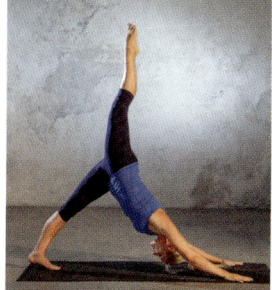

9 AA: einbeiniger hinabschauender Hund re.

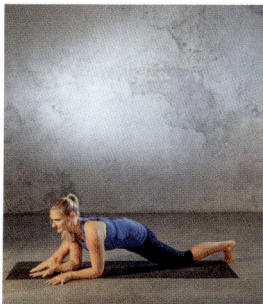

10 5 AZ: Eidechse *(Utthan Pristhasana)*

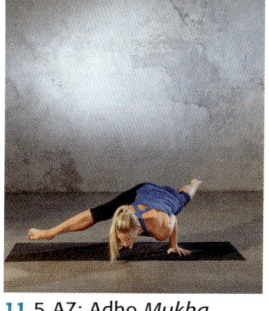

11 5 AZ: Adho *Mukha Trivikramasana*

12 Seitenwechsel über Vinyasa. Wiederholung der Sequenz für die li. Körperseite.

13 Die dritte Sequenz beginnt in der Stockhaltung *(Dandasana)*.

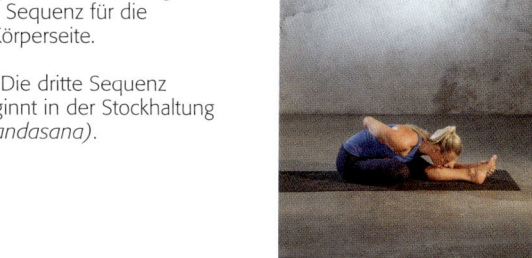

14 5 AZ: halber gebundene Lotussitz re.

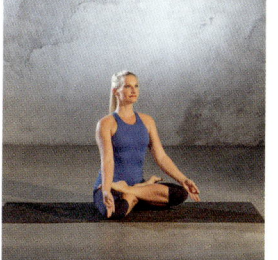

15 5 AZ: Lotussitz re. *(Padmasana)*

16 Lösen Sie sich aus dem Lotussitz. Seitenwechsel. Absolvieren Sie die 3. Sequenz (13 bis 15) li.

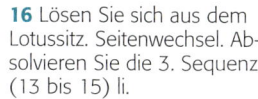
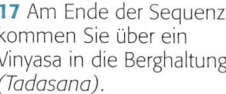

17 Am Ende der Sequenz kommen Sie über ein Vinyasa in die Berghaltung *(Tadasana)*.

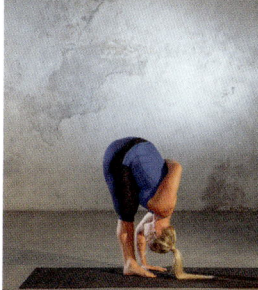

18 5 AZ: halber Lotus in der stehenden Vorbeuge re.

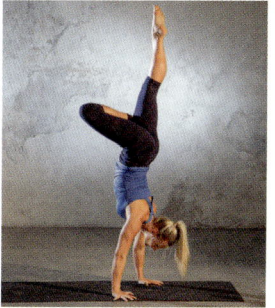

19 5 AZ: halber Lotus im Handstand re.

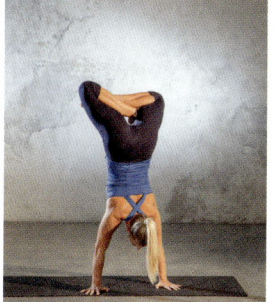

20 5 AZ: ganzer Lotus im Handstand

21 Lösen Sie sich aus der Asana. Seitenwechsel. Absolvieren Sie die 4. Sequenz (17 bis 20) li.

▌ Danach beenden Sie den Flow mit allen Endpositionen (S. 34/35). In der entspannten Rückenlage öffnen Sie die Beine.

EA = Einatmung, AA = Ausatmung, AZ = Atemzüge

Bauch

ÜBUNGEN UND FLOWS FÜR EINE STABILE MITTE

Die Asanas und Flows für einen kräftigen Bauch und einen funktions-
tüchtigen Beckenboden steigern die Lebensqualität: Der Bauchraum
wird besser durchblutet, die Verdauung angeregt, die Atmung vertieft und
der Rücken entlastet. Auf der psychischen Ebene korrespondiert das mit
einem besseren »Bauchgefühl« und einem stärkeren Willen. Die Übungen
sind eine gute Voraussetzung für das Training aller anderen Bereiche.

Tiefenstabilität

Im Zusammenhang mit dem dritten Chakra (Nabel-
chakra oder *Manipura-Chakra*) widmen wir uns im
PhysioFlowYoga nicht nur dem Bauch, sondern auch
dem Beckenboden. Der Beckenboden wird im Yoga
normalerweise dem Wurzelchakra zugeordnet, doch
weil er sich gut über die Bauchmuskeln ansteuern
lässt, behandeln wir ihn hier.

Eine stabile Mitte ist enorm wichtig für einen sportli-
chen Yogastil wie das PhysioFlowYoga – die Kraft in
unserem Zentrum schützt den Rücken vor Überlastung und ermöglicht es uns, auch anspruchsvolle
Übungen gelenkschonend auszuführen – das gilt
nicht nur für Bauch-Asanas, sondern zum Beispiel
auch für den Schutz der Lendenwirbelsäule bei Rückbeugen. Doch der Bauch ist nicht nur ein wichtiges
Kraftzentrum unseres Körpers, sondern auch Sitz

unserer Organe und der Atmung. Nicht zuletzt befin-
det sich im oberen Bauchraum das Sonnengeflecht
(*Solarplexus*), das ein wichtiges Schaltzentrum für
unser Nervensystem ist.

Im Chakren-Abschnitt (S. 18) haben wir Ihnen die
Bedeutung der Bandas im Yoga erklärt, über deren
Kontraktion die Energieflüsse im Körper gesteuert
werden. In Zusammenhang mit Stabilität, Kraft,
Atmung und Organen spielen gleich zwei dieser drei
wichtigen muskulären Verschlüsse eine Rolle: das
Mula Bandha, das uns Stabilität im Beckenboden
gibt, und der Energiebereich des *Uddiyana Bandha*,
den wir über das Anspannen der Bauchmuskeln aktivieren, um Stabilität im oberen und unteren Rücken
zu gewinnen.

Die Muskulatur im gesamten Bauchbereich ist bei
den meisten Menschen schwach ausgeprägt – das

liegt zum Großteil daran, dass wir sie im Sitzen nicht benutzen. Selbst sportlich Aktive, zum Beispiel Läufer, vernachlässigen diesen Bereich häufig, da sie meist mit mittlerer Intensität trainieren und selten einen Spurt hinlegen. Bei Sprints – aber auch bei allem anderen, bei dem Sie so richtig aus der Puste kommen – werden auch die Bauchmuskeln als Hilfsmuskel beim Ausatmen beansprucht. Das ist der Grund dafür, warum zum Beispiel Fußballer so gut definierte Bauchmuskeln haben. Die Bauchmuskeln lassen sich auch durch hochfrequentes Training oder Atemübungen (s. S. 20) stärken.

Aufbau und Funktion der Bauchmuskeln

Die Bauchmuskeln (Uddiyana Bandha) bestehen aus vier Schichten (s. Grafik S. 78): dem äußeren geraden Bauchmuskel (M. rectus abdominis), dem äußeren schrägen Bauchmuskel (M. obliquus externus), dem schrägen inneren Bauchmuskel (M. obliquus internus) und der quer verlaufenden tiefen Bauchmuskelschicht. Alle Schichten zusammen verhindern zum Beispiel beim Rad (S. 104) die Überstreckung der Lendenwirbelsäule (s. Grafik S. 79). Beim PhysioFlowYoga liegt der Trainingsfokus auf den tiefen Schichten, denn dabei wird der gerade Bauchmuskel automatisch mit angesprochen. Umgekehrt gilt das nicht – Sixpacktraining ist also kein Ersatz für die hier vorgestellten Bauch-Asanas. In der seitlichen Bretthaltung (Vasisthasana, S. 84) zum Beispiel werden alle zum Boden schauenden Bauchmuskeln angesprochen.

DER GERADE BAUCHMUSKEL

Die oberste Schicht ist der vorn am Bauch liegende, paarig vom Brustbein zum Schambein verlaufende gerade Bauchmuskel (M. rectus abdominis). Er beugt die Wirbelsäule und arbeitet bei der Ausatmung mit.

Das ist der Muskel, den man je nach Trainingszustand als Waschbrettbauch sieht. Ein kleiner Trost, falls das bei Ihnen nicht der Fall ist: Erstens hängt es auch von Geschlecht und Alter ab, wie gut dieser Muskel definiert ist, zweitens liegt das Augenmerk im PhysioFlowYoga wie gesagt auf den tiefen Bauchmuskeln.

DIE SCHRÄGEN BAUCHMUSKELN

Der äußere schräge Bauchmuskel (M. obliquus externus) zieht an den Körperseiten von den Rippen diagonal nach vorne unten und zur Lende. Wir brauchen ihn bei der Aufrichtung, für Seitbeugen und für die Rotation: Bei einseitiger Kontraktion dreht er den Rumpf zur Gegenseite. Bei gleichzeitiger Kontraktion auf beiden Bauchseiten verengt er den Bauchraum, komprimiert die Organe und schützt die Wirbelsäule von vorne. Bei manchen Übungen – insbesondere bei Rückbeugen –, ist es nötig, den Rippenbogen zu versenken, wie das automatisch beim Niesen oder Lachten passiert, um die bewegliche Stelle am Übergang zwischen Brustwirbelsäule und Lendenwirbelsäule zu stabilisieren.

TIPP

WIRKUNGEN AUF KÖRPER UND GEIST

Auf **KÖRPERLICHER EBENE** regen Bauch-Asanas die Verdauung an und helfen bei Magenproblemen, unterstützen das Abnehmen und schaffen insgesamt eine gute Basis für eine verletzungsfreie Yogapraxis.

Auf **GEISTIGER EBENE** stärken sie Persönlichkeit, Willenskraft und Durchsetzungsfähigkeit, steigern die Lebensenergie, bringen Sie in Ihre Mitte zurück und helfen Ihnen, mehr auf Ihre Intuition zu hören.

TRAINING MIT AKTIVEN BAUCHMUSKELN

Um beim Bauchmuskeltraining den Rücken zu schützen und alle tiefen Muskeln anzusprechen, ist es wichtig, die Bauchmuskeln anzuspannen. Stellen Sie sich vor, Sie würden den Nabel zur Wirbelsäule ziehen, oder Sie müssen den Knopf einer besonders engen Hose schließen. Denken Sie daran, trotzdem in den Bauch zu atmen. Dieses effektive Training der Tiefenmuskulatur können Sie auch gut im Alltag praktizieren, etwa beim Warten an der Ampel, beim Autofahren oder im Büro.

Der schräge innere Bauchmuskel, *M. obliquus internus*, liegt ebenfalls an den Rumpfseiten. Er entspringt am Beckenkamm und verläuft unter dem äußeren schrägen Bauchmuskel diagonal nach oben zu den Rippenbögen. Er dreht und neigt den Rumpf bei Kontraktion zur gleichen Seite, kann den Bauchraum verengen und schützt die Lendenwirbelsäule von vorne. Über den *M. obliquus internus* lässt sich der Becken-

boden gut wahrnehmen und aktivieren, insbesondere wenn dieser infolge einer Geburt, von Prostataproblemen oder Hämorrhoiden geschwächt ist.

Die schrägen Bauchmuskeln werden besonders durch die diagonalen Übungen in der Bretthaltung (*Phalakasana*, S. 81 und 85) angesprochen.

DIE TIEFSTE SCHICHT

Die am tiefsten liegende, quer verlaufende Muskelschicht ist der *M. transversus abdominis*. Wie ein Nierengurt umfasst er nahezu die komplette Taille zwischen Rippen und Becken. Der quer verlaufende Bauchmuskel komprimiert wie alle anderen Schichten die Organe und schützt die Lendenwirbelsäule; auch bei *Nauli* oder *Agnisara dauti* (s. Atmung, S. 20) ist der *M. transversus abdominis* aktiv.

Ohne diese tiefen Schichten, die unter Belastung – etwa beim schweren Heben – die beiden Hälften des geraden Bauchmuskels zusammenhalten, nützt der schönste Waschbrettbauch nichts: Wenn Bodybuilder falsch trainieren, kann es passieren, dass der gerade Bauchmuskel auseinanderklafft und Nabel- und Leistenbrücke entstehen.

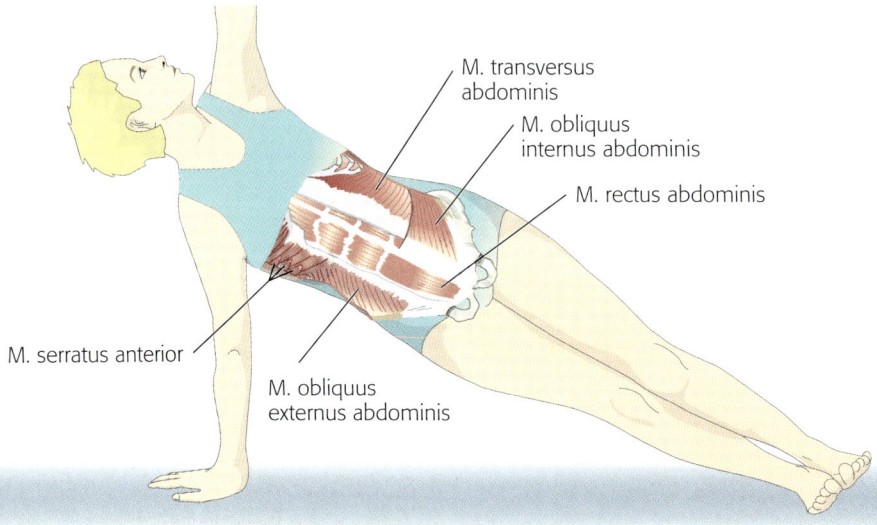

M. transversus abdominis

M. obliquus internus abdominis

M. rectus abdominis

M. serratus anterior

M. obliquus externus abdominis

In der seitlichen Bretthaltung werden alle zum Boden schauenden Bauchmuskeln angesprochen. ▪

Der Beckenboden

Der Beckenboden *(Mula Bandha)* schließt unseren Bauchraum nach unten ab und hält die Organe. Er ist ein Muskel wie jeder andere und kann genauso durch falsche Belastung oder Dauerspannung geschwächt oder durch Training gestärkt werden. Seine Halte-, Anspannungs- und Entspannungsfähigkeit ist wichtig für die Qualität unserer Sexualität und für die Kontinenz.

Der Beckenboden besteht aus drei Schichten, die gitterartig zueinander angeordnet sind. Die tiefste, längs verlaufende Schicht *(Diaphragma pelvis* mit *M. levator ani)* zieht sich vom Schambein zum Kreuzbein über den gesamten inneren Beckenraum. Diese Schicht ist von außen nicht sichtbar, und man nimmt keine Bewegung wahr, wenn sie kontrahiert, obwohl sie die Hauptlast der Organe trägt. Die mittlere Schicht *(Diaphrama urogenitale)* verläuft quer dazu zwischen den beiden Sitzbeinhöckern. Mit ihren Muskeln kann man den Harnfluss kontrollieren. In der äußersten Schicht des Beckenbodens liegen die Schwellkörper und die Schließmuskeln für Darm und Blase – viele halten diese Schicht irrtümlich für den gesamten Beckenboden.

Menschen mit geschwächtem Beckenboden oder ohne Erfahrung mit Beckenbodentraining tun sich oft schwer, den Beckenboden zu lokalisieren. Entsprechend häufig passieren beim Beckenbodentraining verheerende Fehler. Über die Bauchmuskeln lässt er sich relativ einfach wahrnehmen und ansteuern, allerdings erfordert das etwas Übung. Trainieren können Sie ihn über die Balance (s. S. 38–52) und – noch intensiver – über die tiefen Bauchmuskeln. Wie eng Bauch und Beckenboden zusammenarbeiten, zeigt sich beim Husten, Niesen oder Lachen: Der Beckenboden spannt sich dann ebenfalls an, sonst würden Sie nicht »dichthalten«. Diese Funktion nennt sich »reflektorisches Gegenhalten«.

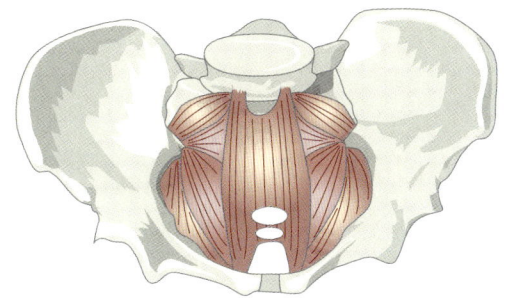

Der Beckenboden besteht aus drei gitterartig zueinander angeordneten Schichten und kann wie jeder andere Muskel durch Training gestärkt werden. ▎

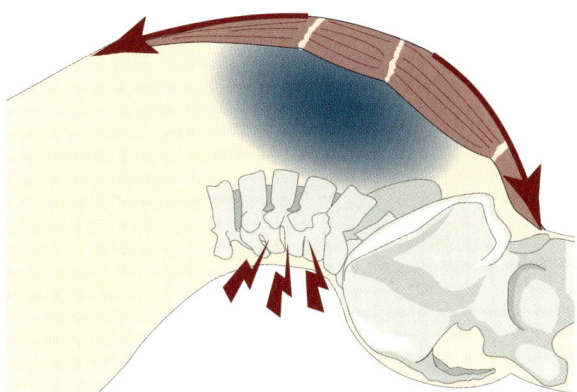

Sind die Bauchmuskeln nicht aktiv angespannt, drohen der Lendenwirbelsäule beim Training Schäden durch Überstreckung oder Stauchung. ▎

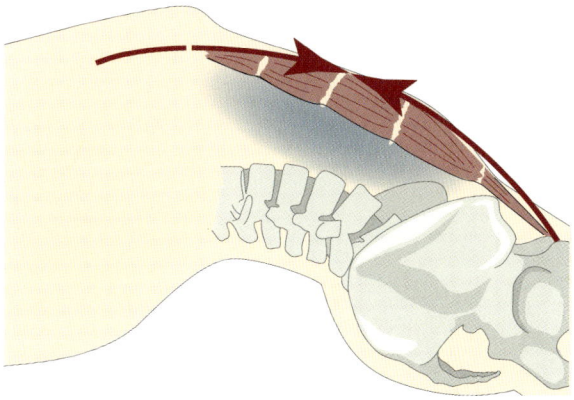

Alle vier Bauchmuskelschichten zusammen schützen die Lendenwirbelsäule bei Rückbeugen. ▎

Reiter und Brett diagonal

Ashva-Sanchalanasana-Variation

Diese Reiter-Variation mit Knie zum gegenüberliegenden Ellenbogen spricht die schrägen Bauchmuskeln und den Beckenboden an. Bauchfett wird abgebaut, die Verdauung angeregt und das »Bauchgefühl« gefördert. Aktivieren Sie bei allen Asanas *Uddiyana Bandha* und *Mula Bandha* und trainieren Sie die Muskeln durch Zwerchfellatmung von innen – das Zwerchfell ist der Gegenspieler der Bauchmuskeln.

▌ Vorbereitung: Atmen Sie tief in den Bauch hinein und dann maximal aus, sodass sich die tiefen Bauchmuskeln anspannen.

▌ Ausgangsposition ist die Bretthaltung (*Phalakasana*, S. 23). EA: Heben Sie das rechte Bein.

▌ AA: Bringen Sie das Knie zum linken Ellenbogen. Die Wirbelsäule bleibt möglichst stabil und gerade, der Bauch angespannt. 5 Atemzüge halten. Ermüdet die Bauchmuskulatur früher, pausieren Sie kurz. Achten Sie beim Seitenwechsel darauf, beide Seiten gleich lang zu trainieren.

PROBLEMPUNKTE

Wenn die tiefe Bauchmuskulatur in dieser Asana nicht aktiviert ist, weicht die Wirbelsäule aus, und die Gelenke der schwachen Strukturen übernehmen.

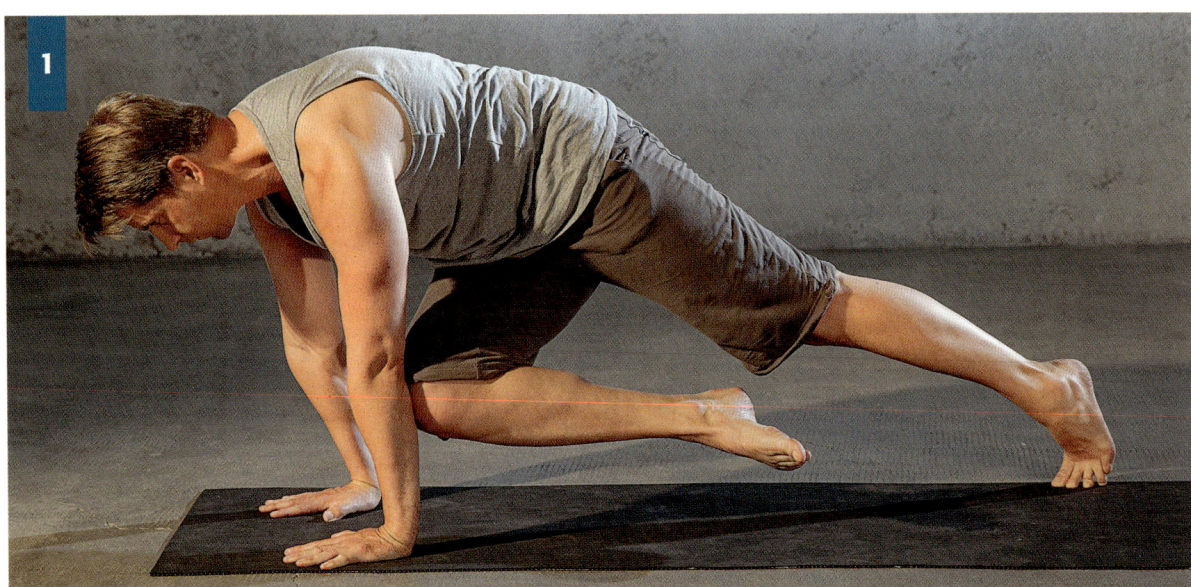

Diagonale Bauchübung in Rückenlage

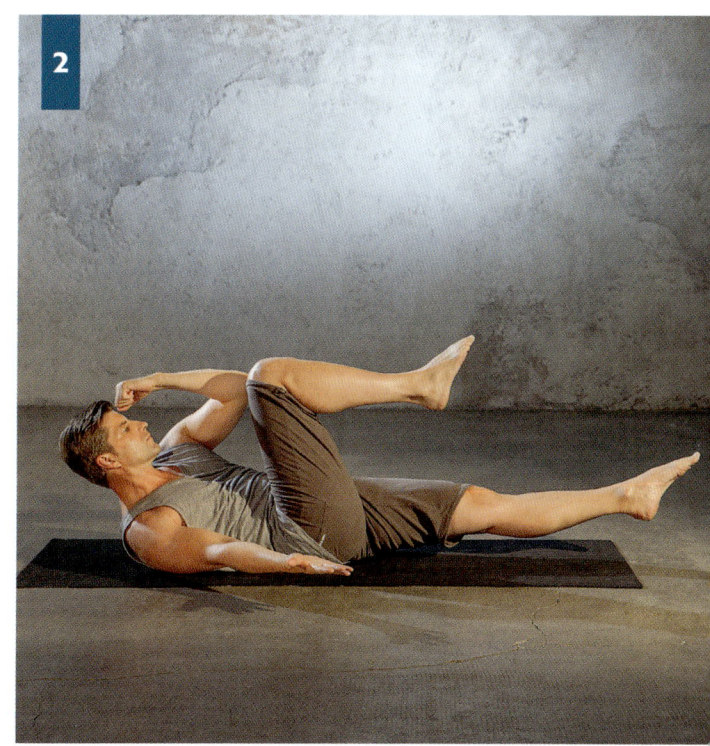

Bei dieser Übung können Sie sich ganz auf den Bauch konzentrieren, da die Arme und Schultern nicht arbeiten.

▌ Rückenlage. EA: Strecken Sie die Wirbelsäule. Bauchmuskulatur und Beckenboden sind aktiviert.

▌ AA: Bringen Sie den rechten Ellenbogen zum linken Knie. Knie und Hüfte sind etwa um 90 Grad gebeugt. Das rechte Bein ist gestreckt und leicht angehoben.

▌ Achten Sie darauf, den Ellenbogen zum Knie zu führen – ohne verstärkte Hüft- und Kniebeugung. Die Halswirbelsäule ist lang und entspannt. Der Kopf zieht nicht zum Knie, um keine Nackenverspannungen zu provozieren, und das Kinn nicht zur Brust. Seitenwechsel nach 5 Atemzügen gegen den Bauch.

Phalakasana einbeinig

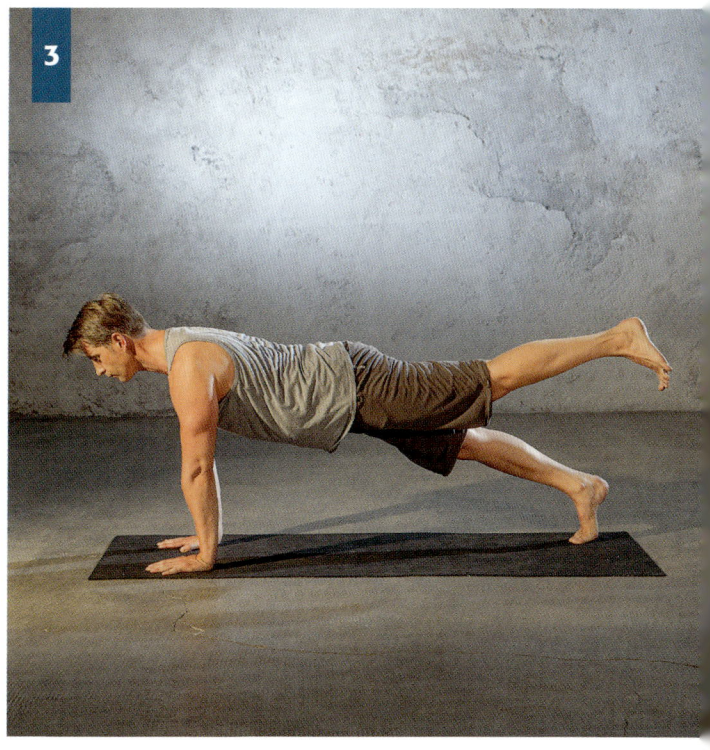

▌ Ausgangsposition ist die Bretthaltung (*Phalakasana*, S. 23). EA: Strecken und stabilisieren Sie sich in der Wirbelsäule.

▌ AA: Heben Sie langsam und kontrolliert das linke Bein. Der Rücken bleibt gerade, das Gewicht lastet symmetrisch auf beiden Händen, die Schultern sind von den Ohren weggezogen. Verharren Sie 5 Atemzüge. Bei jeder AA spannen Sie den Bauch mehr an und ziehen ihn flach. Gönnen Sie Ihrem Bauch eine Pause in der Kindstellung (*Balasana*, S. 28), Seitenwechsel. Diese Übung können Sie täglich mehrmals machen, um den Trainingseffekt zu steigern.

TIPP: Kontrollieren Sie die Haltung im Spiegel auf Ausweichbewegungen vor allem in der Wirbelsäule. In dieser Variante des halben Lotus wird die Hüftmuskulatur intensiv geöffnet.

EA = Einatmung, AA = Ausatmung, AZ = Atemzüge

Variationen im Vierfüsslerstand

Goasana mit angehobenen Knien

In diesen schonenden Vierfüßler-Variationen werden die Bauchmuskeln symmetrisch angesprochen. Neben dem Fettabbau wird auch die Durchblutung im Bauchraum gefördert. Da die Wirbelsäule stabil bleibt und die Bewegungen sehr kontrolliert durchgeführt werden können, sind die Asanas sehr gut zur Linderung von Rückenschmerzen geeignet, insbesondere um die Verkrampfungen beim berüchtigten »Hexenschuss« zu lösen. Leiden Sie häufig unter Rückenschmerzen, dann sollten Sie regelmäßig Bauch-Asanas durchführen, damit der Bauch die Wirbelsäule von vorn stabilisieren kann und Ihre Beschwerden nicht chronisch werden.

- Ausgangsstellung ist der Vierfüßlerstand (S. 23). EA: Strecken Sie sich in der Wirbelsäule. Aktivieren Sie *Mula Bandha* und *Uddiyana Bandha*.
- AA: Heben Sie die Knie langsam und symmetrisch vom Boden. Der Bauch bleibt aktiv, der Rücken gerade, die Schultern ziehen weg von den Ohren. Brustwirbelsäule und Nacken bleiben in Position, – wir haben die Tendenz, sie mit der Hüfte mitzubewegen. 5 Atemzüge halten.
- Zusatzübung: Kippen Sie das Becken abwechselnd so weit, bis Sie spüren, dass der untere Rückenmuskel anspringt, und richten Sie es wieder auf. Zeitgleich strecken Sie die Wirbelsäule, als ob jemand an Schultern und Becken ziehen würde. Die Bewegung wird so langsam ausgeführt, wie ein Atemzug lang ist. 5 bis 8 intensive Wiederholungen.

TIPP: Bei Problemen mit den Handgelenken stützen Sie sich mit den Unterarmen am Boden auf. Die Handflächen liegen in der Verlängerung der Unterarme.

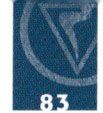

Preform: *Goasana* isometrisch

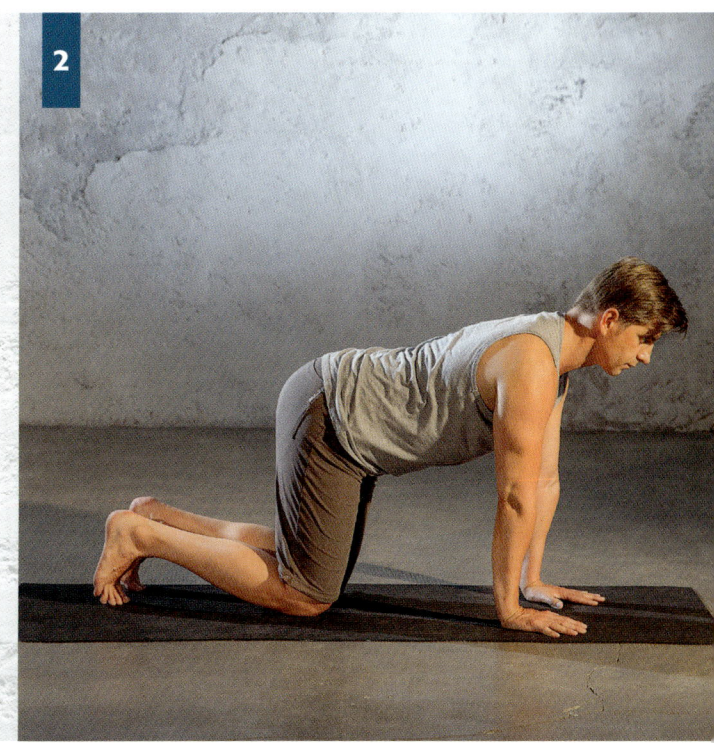

- Ausgangsstellung ist *Goasana*, der Vierfüßler-stand (S. 23). Aktivieren und halten Sie *Mula Bandha* und *Uddiyana Bandha*. Der Schulter-gürtel bleibt die ganze Zeit nach hinten unten geschoben.
- EA: Strecken Sie sich in der Wirbelsäule. AA: Ziehen Sie die Knie zu den Händen und die Hände zu den Knien, ohne Rumpf und Beine sichtbar zu bewegen. 5 Wieder-holungen.
- Vorübung 2: Ziehen Sie bei der AA diagonal das rechte Knie zur linken Hand, ohne den Rumpf und die Beine zu bewegen, dann das linke zur rechten. 10 Wiederholungen.

Goasana einbeinig

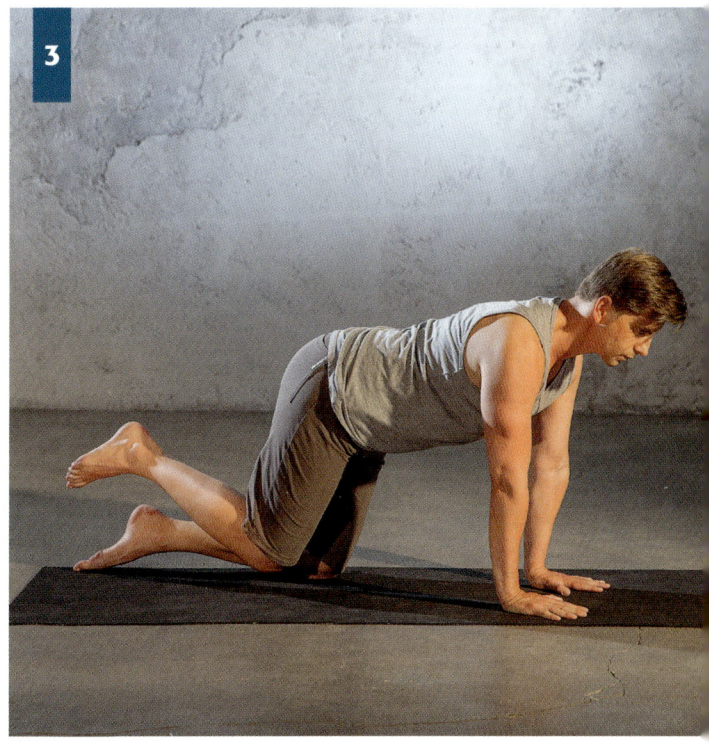

- Ausgangsstellung ist *Goasana*, der Vierfüßlerstand (S. 23).
- EA: Strecken Sie sich in der Wirbelsäule. Aktivieren und halten Sie *Mula Bandha* und *Uddiyana Bandha*. Der Schultergürtel bleibt die ganze Zeit über nach hinten unten geschoben. Rücken und Becken bleiben gerade.
- AA: Heben Sie das linke Knie samt Fuß vom Boden. Versuchen Sie die Gewichtsverteilung auf den Händen beizubehalten und so wenig wie möglich im Rumpf auszuweichen. EA + AA. EA: Legen Sie das Bein wieder ab. Seitenwechsel.
- Wiederholungen: 10 Atemzüge.

TIPP: Wenn Ihnen der Druck auf den Kniescheiben unangenehm ist, legen Sie ein Kissen unter.

EA = Einatmung, AA = Ausatmung, AZ = Atemzüge

Spielformen der Bretthaltung

Vashistasana

In der seitlichen Bretthaltung werden die tiefen Bauchmuskeln von der autochthonen Rückenmuskulatur der gleichen Seite unterstützt. Das besondere an diesen Asanas ist, dass die untenliegenden Bauchmuskeln sich nicht abschalten und von den passiven Strukturen ersetzt werden können, unabhängig davon, ob das Becken tiefer oder höher positioniert ist.

In der Asana lassen sich die Bauchmuskeln gut wahrnehmen. Außerdem wird die Verdauung angeregt – damit der Dickdarm im Uhrzeigersinn unterstützt wird, beginnen wir mit dem rechten Arm am Boden.

- Ausgangsstellung ist die Bretthaltung (*Phalakasana*, S. 85).
- EA: Öffnen Sie sich zur linken Seite: Die rechte Hand bleibt am Boden. Der linke Arm geht senkrecht zur Decke. Die Füße legen Sie einfach um, ohne sie anzuheben. Die Wirbelsäule bleibt gestreckt, der Körper bildet von Kopf bis Fuß eine Linie.
- AA: Ziehen Sie Beckenschaufel und Rippen oben zueinander, um auch die obenliegenden Bauchmuskeln zu stabilisieren. Seitenwechsel nach 5 Atemzügen.

TIPP: Um die Handgelenke zu entlasten und sich auf den Bauch zu konzentrieren, können Sie sich mit den Unterarmen statt mit den Händen abstützen.

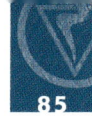

Preform: *Vashistasana* einbeinig

❚ Kommen Sie in den Vierfüßlerstand (*Goasana*, S. 23), spreizen Sie die Finger und erden Sie die Hände gut auf dem Boden. Die Ellenbogen sind gestreckt. Die Brustwirbelsäule ist aufgerichtet, als wären Sie neugierig. Ziehen Sie die Schulterblätter weg von den Ohren und zur Wirbelsäule und drücken Sie sich gleichzeitig mit den Armen vom Boden weg. Der Bauch ist flach und angespannt. EA, AA, EA, AA.

❚ EA: Öffnen Sie sich zur Seite: Heben Sie den linken Arm senkrecht zur Decke und bewegen sie den Rumpf mit. Das rechte Knie bleibt am Boden. Das linke Knie strecken Sie in Verlängerung der Wirbelsäule. AA: Fokussieren und aktivieren Sie noch einmal die Bauchmuskeln. Seitenwechsel nach 5 Atemzügen.

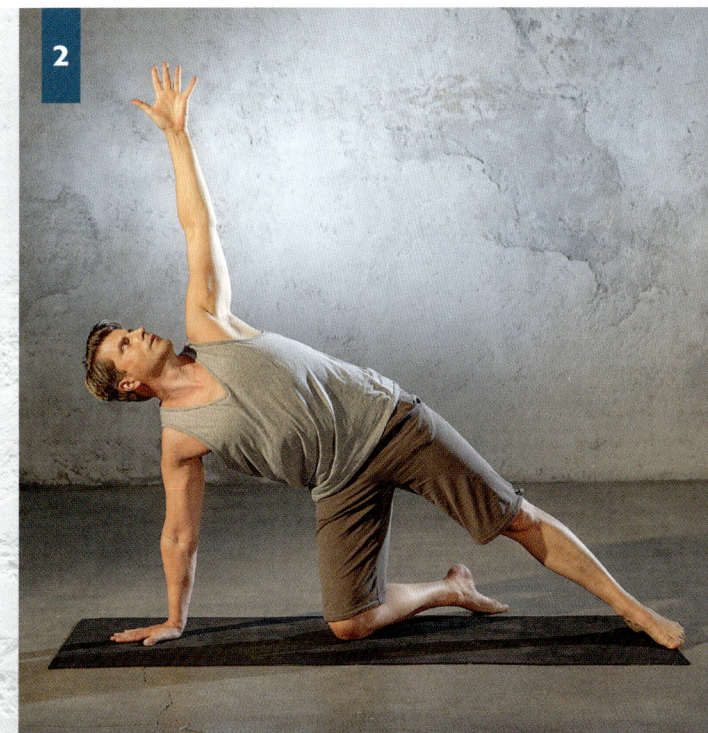

Phalakasana-Variationen

❚ Bei diesen isometrischen Übungen sieht man von außen keine Bewegung. Ausgangshaltung ist der hinabschauende Hund (S. 23).

❚ EA: Bretthaltung mit aktivierter Bauchmuskulatur. Der Körper bildet von Kopf bis Fuß eine Linie, die Schultern sind nach unten hinten gezogen.

❚ Variation 1: Schieben Sie bei jeder AA Hände und Füße zueinander, 10 Atemzüge lang. EA: Ziehen Sie sich in die Länge.

❚ Variation 2: Ziehen Sie bei jeder AA jeweils diagonal im Wechsel eine Hand und einen Fuß zueinander, 10 Atemzüge lang.

❚ Variation 3: Schieben Sie bei jeder AA Füße und Hände voneinander weg, 5 Atemzüge lang.

❚ Kombination 1–3: Machen Sie jede Variation im Wechsel mit einem hinabschauenden Hund. Dazwischen jeweils 5 AZ Pause in der Stellung des Kindes (S. 28).

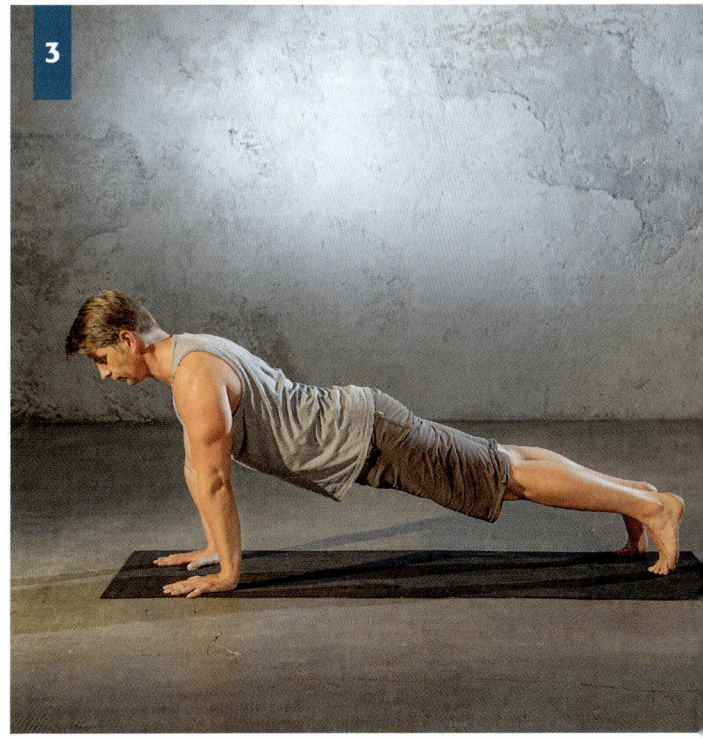

EA = Einatmung, AA = Ausatmung, AZ = Atemzüge

Boot-Variationen

Navasana

Das Boot ist eine klassische symmetrische Bauch-muskel-Asana. In dieser anstrengenden Haltung ist es wichtig, *Mula Bandha* und *Uddiyana Bandha* zu akti-vieren, ebenso den Rückenstrecker, und die Wirbel-säule gerade zu halten, um weder in den Rundrücken noch ins »Hohlkreuz« auszuweichen. Über die Bauch-kompression wird auch die Verdauung angeregt.

▌ Ausgangsstellung ist *Navasana* mit gebeugten Knien (re.).
▌ Legen Sie die Hände an die Knie und richten Sie sich aus. AA: Strecken Sie die Knie. EA: Korrigieren Sie Wirbelsäule, Schultern und Bauchspannung.

▌ AA: Lassen Sie die Knie los und verharren Sie 5 Atemzüge in der Position.

PROBLEMPUNKTE UND KONTRAINDIKATIONEN

Sind die tiefen Bauchmuskeln nicht aktiviert, wölbt sich der gerade Bauchmuskel spitz nach vorn, und Sie riskieren Nabel- und Leistenbrüche.

Sobald Sie merken, dass Ihre Muskeln nachlassen, nehmen Sie die Hände an die Knie oder machen eine Pause, um Bandscheiben und Leistenbänder nicht zu stressen.

Meiden Sie *Navasana* nach Schwangerschaften.

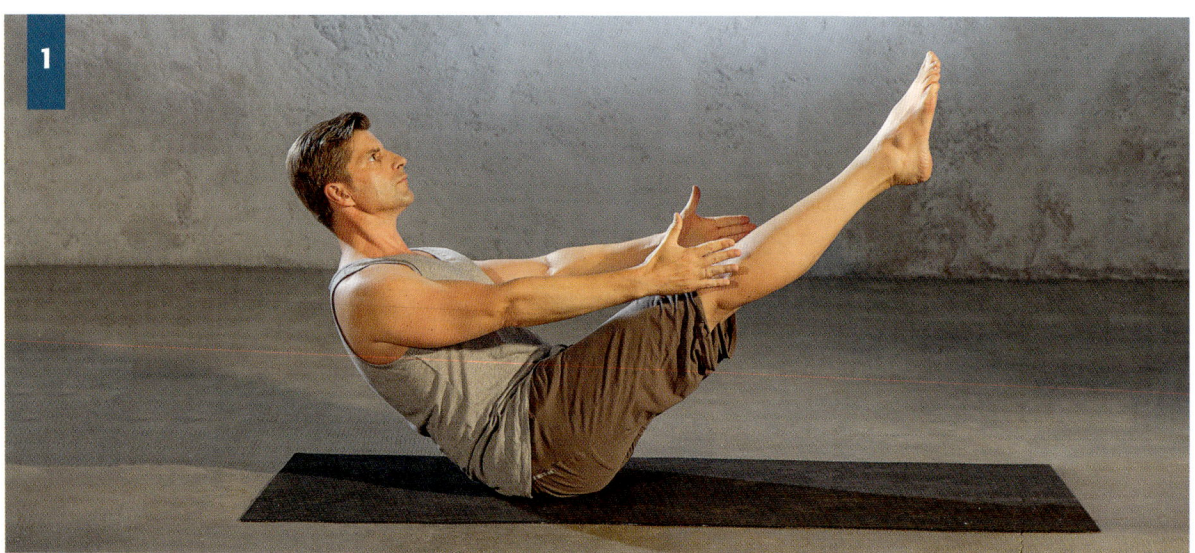

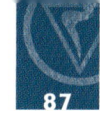

Navasana für Einsteiger

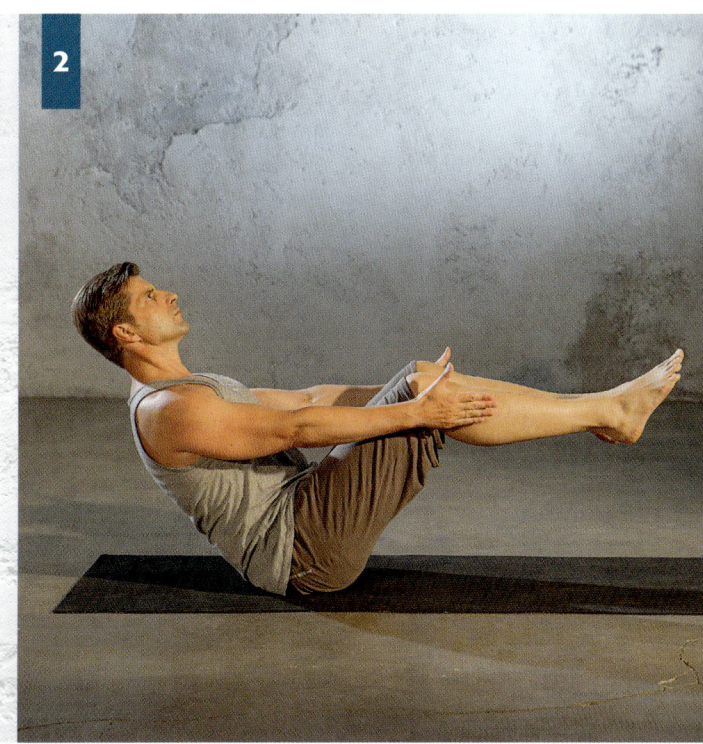

- Ausgangsstellung ist die Stockhaltung (*Danda-sana*, S. 27). Beugen Sie die Knie und halten Sie sie mit den Händen fest. Verlagern Sie das Gewicht etwas nach hinten, um die Füße vom Boden zu heben. Justieren Sie sich aus. Setzen Sie *Uddiyana Bandha* und *Mula Bandha*. Die Wirbelsäule ist gerade, die Schultern ziehen nach hinten unten. Hüfte und Knie stehen im 90-Grad-Winkel zueinander.
- EA: Ziehen Sie den Scheitel nach oben.
- AA: Lösen Sie langsam die Hände von den Knien, ohne die Haltung zu verändern. Verharren Sie 5 Atemzüge.
- Wechseln Sie erst zu *Navasana*, wenn Sie die leichtere Form 3 Mal à 5 Atemzüge technisch korrekt halten können.

Diagonale Bauchübung

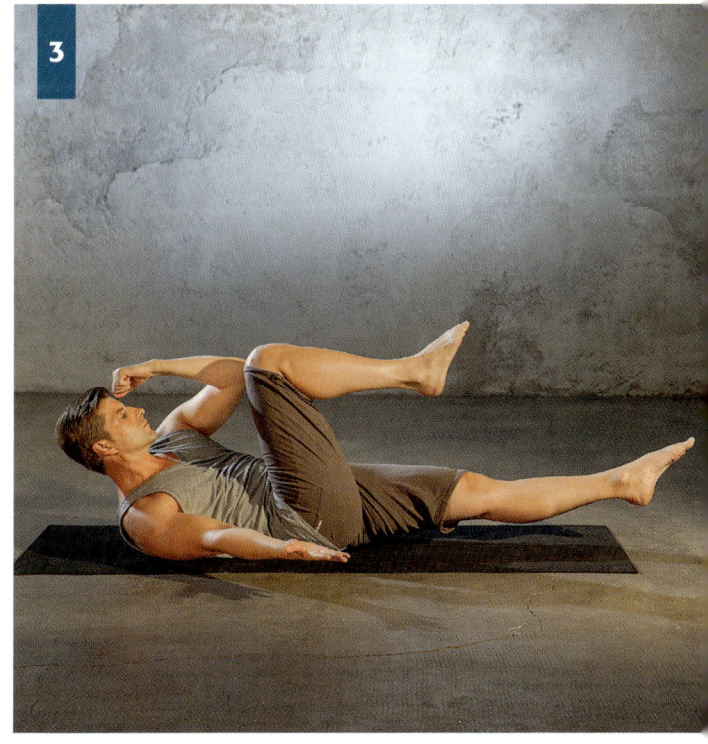

- Rückenlage. EA: Ziehen Sie die Wirbelsäule lang. Setzen Sie *Uddiyana Bandha* und *Mula Bandha*.
- AA: Heben Sie das linke Schulterblatt vom Boden. Beugen Sie rechts das Knie und die Hüfte um 90 Grad. Das linke Bein ist gestreckt und leicht angehoben. EA: Korrigieren Sie die Haltung und lassen Sie in Nacken und Schultern locker. Ziehen Sie nun mit den Bauchmuskeln das Knie zum Ellenbogen, ohne die Hüfte stärker zu beugen. Kompensieren Sie die Bewegung nicht, indem Sie den Kopf zum Knie ziehen. Die Halswirbelsäule bleibt so lang und entspannt wie möglich.
- Atmen Sie 5 Mal gegen den flachen, aktivierten Bauch ein. Seitenwechsel. 2 Wiederholungen.

TIPP: Unter den diagonalen Bauchmuskeln wird *M. obliquus internus*, der in den Beckenboden einfließt, besonders intensiv angesprochen.

EA = Einatmung, AA = Ausatmung, AZ = Atemzüge

Flows für die Bauchmuskulatur

Warm-up

Absolvieren Sie Ihr Standard-Aufwärmprogramm (S. 28/29).

Sonnengruß A für Einsteiger, Variation

Machen Sie den Sonnengruß A für Einsteiger (S. 30) bis zum hinabschauenden Hund
(Adho Mukha Svanasana). Dann schieben Sie folgende Asana ein:

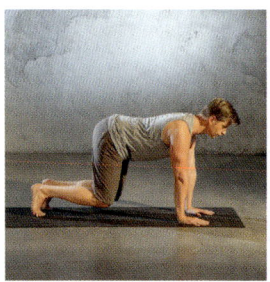

❚ EA: *Goasana* mit beiden
Knien in der Luft

❚ Setzen Sie den Sonnen-
gruß A für Einsteiger fort mit
dem hinabschauenden Hund
(Adho Mukha Svanasana).

5 Wiederholungen.

Sonnengruß B für Einsteiger, Variation

Machen Sie den Sonnengruß B für Einsteiger (S. 32) bis zum hinabschauenden Hund
(Adho Mukha Svanasana). Dann schieben Sie folgende Sequenz ein:

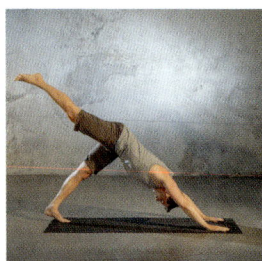

1 EA: einbeiniger hinab-
schauender Hund re.

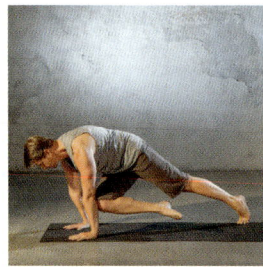

2 AA: Reiterstellung *(Ashva
Sanchalanasana)* diagonal

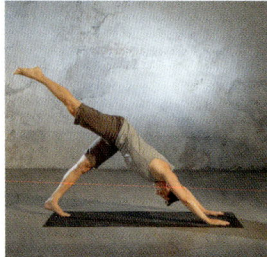

3 EA: einbeiniger hinab-
schauender Hund re.

❚ Setzen Sie den Sonnen-
gruß B für Einsteiger fort
mit der Reiterposition re.
(Ashva Sanchalanasana).

Nach dem 2. hinabschauenden Hund *(Adho Mukha Svanasana)* führen Sie diese Sequenz (1–3) für
die li. Körperseite durch. 5 Wiederholungen. Der Hauptteil startet im hinabschauenden Hund.

Hauptteil für Einsteiger

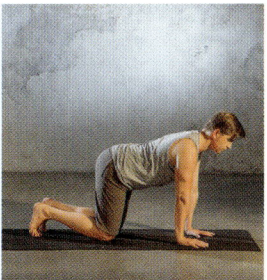

1 1 AZ: Vierfüßlerstand *(Goasana)*

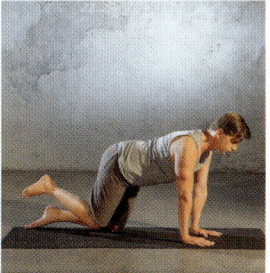

2 5 AZ: *Goasana* mit re. Bein heben

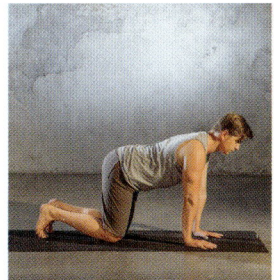

3 1 AZ: Vierfüßlerstand *(Goasana)*

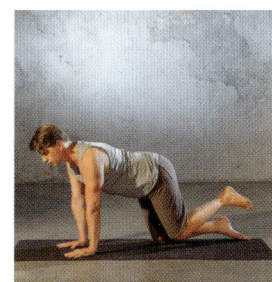

4 5 AZ: *Goasana* mit li. Bein heben

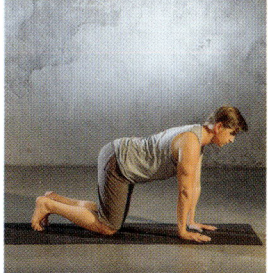

5 1 AZ: Vierfüßlerstand *(Goasana)*

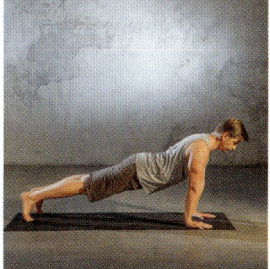

6 5 AZ: Bretthaltung *(Phalankasana)*

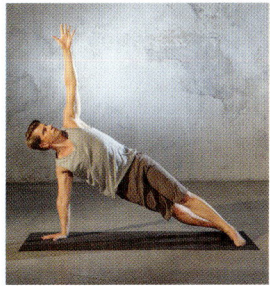

7 5 AZ: Seitliches Brett *(Vasisthasana)* auf re. Arm

8+9 Seitenwechsel über *Phalakasana,* dann *Vasisthasana* auf li. Arm.

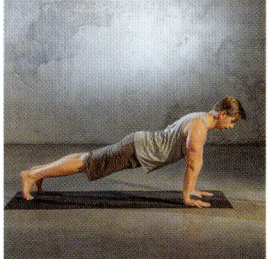

10 1 AZ: Bretthaltung *(Phalankasana)*

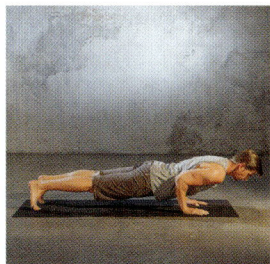

11 5 AZ: tiefer Liegestütz *(Chatturanga Dandasana)*

12 Kommen Sie über ein Vinyasa für Einsteiger in die Rückenlage.

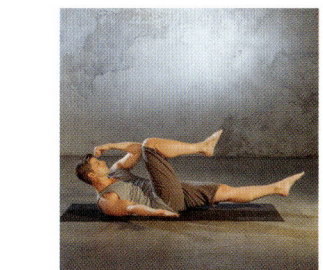

13+14 5 AZ: diagonale Bauchübung re. und li.

❚ Beschließen Sie den Flow mit allen Endpositionen S. 34/35).

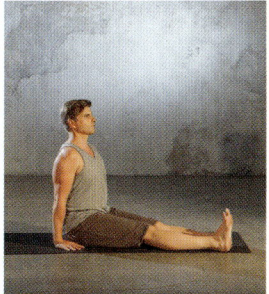

15 5 AZ: Stockhaltung *(Dandasana)*

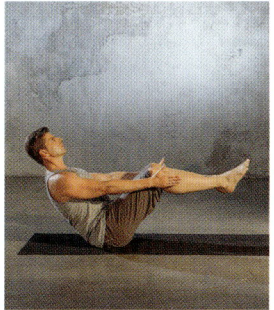

16 5 AZ: Boot *(Navasana)* mit gebeugten Knien

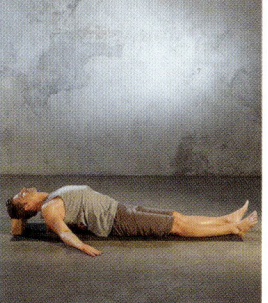

17 5 AZ: Ausgleichshaltung: regenerative Rückbeuge.

EA = Einatmung, AA = Ausatmung, AZ = Atemzüge

Warm-up

Absolvieren Sie Ihr Standard-Aufwärmprogramm (S. 28/29).

Sonnengruß A für Fortgeschrittene, Variation

Machen Sie den Sonnengruß A für Fortgeschrittene (S. 31) bis zum hinabschauenden Hund
(Adho Mukha Svanasana). Dann schieben Sie folgende Sequenz ein:

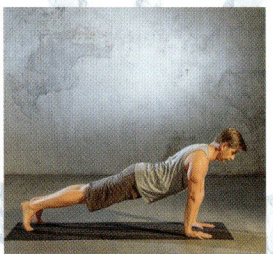

1 EA: Bretthaltung
(Phalakasana)

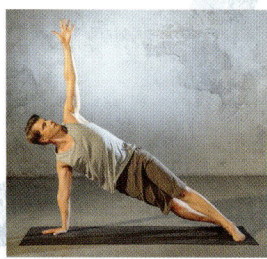

2 AA: seitliches Brett
(Vasisthasana) auf re. Arm

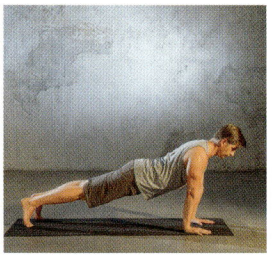

3 EA: Bretthaltung
(Phalakasana)

4 Seitliches Brett
(Vasisthasana) auf li. Arm.

Setzen Sie den Sonnengruß A für Fortgeschrittene mit dem hinabschauenden Hund fort.
5 Wiederholungen.

Sonnengruß B Fortgeschrittene, Variation

Machen Sie den Sonnengruß B für Fortgeschrittene (S. 32) bis zum hinabschauenden Hund
(Adho Mukha Svanasana). Dann schieben Sie folgende Sequenz ein:

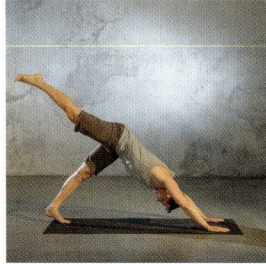

1 EA: einbeiniger hinabschauender Hund re.

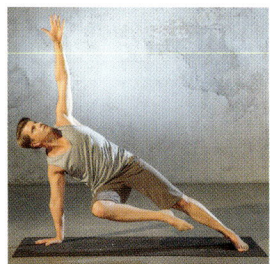

2 AA: Seitliches Brett mit
Beinheben

▌ Setzen Sie den Sonnen-
gruß B für Fortgeschrittene
wie gewohnt fort.

▌ Nach dem Seitenwechsel
schieben Sie diese Sequenz
(1 bis 5) für die linke Körperseite ein.

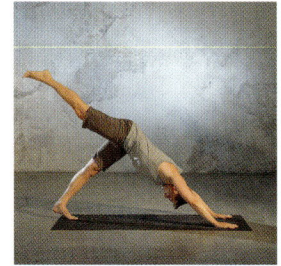

3 EA: einbeiniger hinabschauender Hund re.

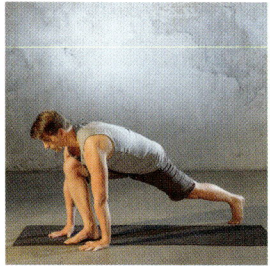

4 AA: Reiterposition
(Ashva Salchalanasa) re.

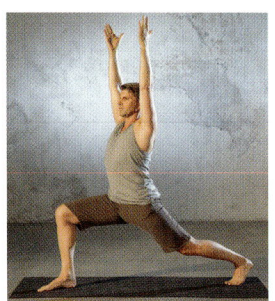

5 EA: Krieger I re.
(Virabhadrasana I)

Nach 5 Wiederholungen beenden Sie den Sonnengruß B Fortgeschrittene.

Hauptteil für Fortgeschrittene

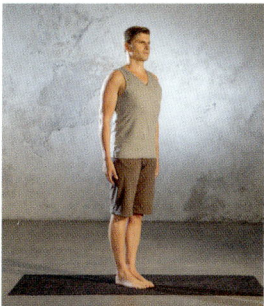

1 Start in der Berghaltung *(Tadasana)*

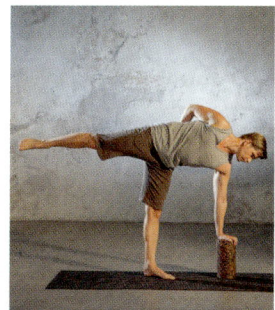

2 5 AZ: Halbmond *(Ardha Chadranasana)* li.

3 Seitenwechsel über Berghaltung *(Tadasana).*

4 Danach Halbmond *(Ardha Chadranasana)* re.

5 Kommen Sie mit einem Vinyasa für Fortgeschrittene über den hinabschauenden Hund *(Adho Mukha Svavanasana)* in den Vierfüßlerstand *(Goasana).*

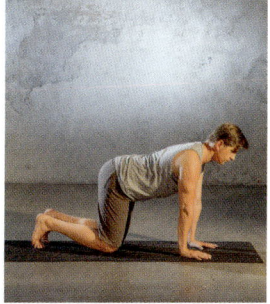

6 Start: Vierfüßlerstand *(Goasana)*

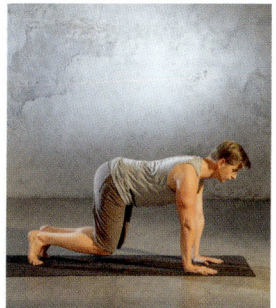
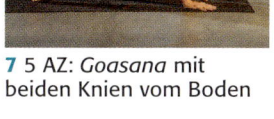

7 5 AZ: *Goasana* mit beiden Knien vom Boden

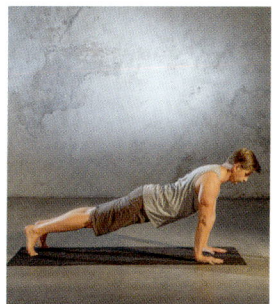
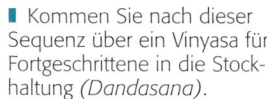

8 5 AZ: Bretthaltung *(Phalankasana)*

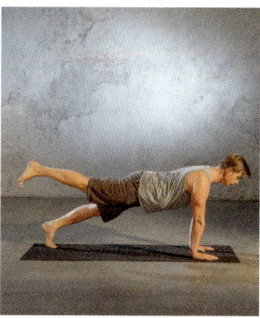

9 +10 5 AZ: Bretthaltung einbeinig, re. + li.

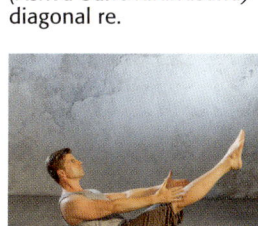

11 5 AZ: Reiterhaltung *(Ashva Sanchalanasana)* diagonal re.

12 Seitenwechsel über Bretthaltung *(Phalakasana).*

13 Danach Reiterhaltung *(Ashva Sanchalanasana)* diagonal li.

▌ Kommen Sie nach dieser Sequenz über ein Vinyasa für Fortgeschrittene in die Stockhaltung *(Dandasana).*

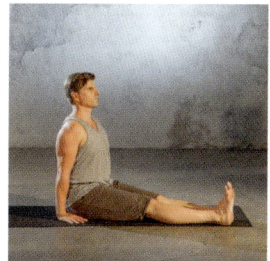

14 5 AZ: Stockhaltung *(Dandasana)*

18 Beschließen Sie den Flow mit allen Endpositionen (S. 34/35).

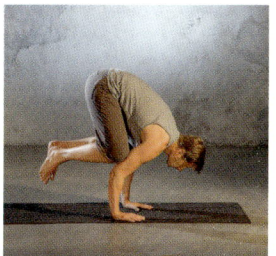

15 5 AZ: Boot *(Navasana)*

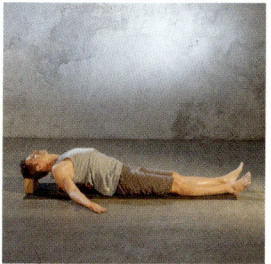

16 5 AZ: Krähe *(Bakasana)*

17 5 AZ: Ausgleichshaltung regenerative Rückbeuge

EA = Einatmung, AA = Ausatmung, AZ = Atemzüge

Rückbeugen

ÜBUNGEN UND FLOWS FÜR EINEN STARKEN UND AUFRECHTEN RUMPF

Asanas und Flows für das Herzchakra dehnen die Körpervorderseite und
aktivieren die Körperrückseite. Diese kraftvollen Übungen stärken die
Rückenmuskulatur und lassen uns aufrechter durch den Tag gehen.
Auf der psychischen Ebene wächst das Selbstvertrauen, und emotionale
Blockaden lösen sich.

Richten Sie sich auf

Rückbeugen aktivieren die Muskeln auf der Körperrückseite und dehnen die Vorderseite. Die hierbei beteiligten Partien sind bei vielen Menschen echte Problemzonen: Bewegungsmangel oder einseitige sportliche Belastung sorgen in Kombination mit langem Sitzen dafür, dass die Muskeln an unserer Körpervorderseite – insbesondere die Hüftbeuger – stark verkürzt und die rückseitigen Muskeln geschwächt sind. Weil wir nur selten unsere Arme heben und die Achselregion dehnen, ist auch die Schulterpartie schlecht trainiert und der Schultergürtel in Richtung Aufrichtung unbeweglich, sodass wir zu Ausweichbewegungen neigen.

Durch diese Einflüsse kann die Wirbelsäule nicht mehr ihre natürliche Position einnehmen; wir sitzen und stehen gebeugt. Die Folge sind Nackenverspan-

nung, Schulterschmerzen, Rückenprobleme, Wirbelsäulenblockaden und Bandscheibenvorfälle – ganz zu schweigen von der eingeschränkten Atmung durch die Enge in der Brust.

Rückbeuge-Asanas richten uns wieder auf, Verschleißerscheinungen werden aufgehalten und können teilweise sogar rückgängig gemacht werden. Die Aufrichtung beeinflusst auch die innere Haltung und sorgt für ein selbstbewussteres Auftreten. Die Öffnung im Solarplexus in den Rückbeugen versorgt den Körper schnell mit Energie.

Im traditionellen Yoga wird das Herzchakra als Sitz des Herzens und der Atmung als das wichtigste Hauptchakra angesehen, das Körper und Geist verbindet. In der Übungspraxis erweisen sich Rückbeuge-Asanas oft als regelrechte »Herzöffner«, die emotionale Blockaden lösen.

Langes Sitzen – kurze Muskeln

Die Hüftbeugemuskeln sind von Natur aus starke Muskeln, ohne die wir nicht aufrecht gehen könnten. *M. quatriceps femoris*, *M. sartorius*, *M. tensor fasciae latae* und *M. iliopsoas* überspannen die Vorderseite des Oberschenkels und des Hüftgelenks; *M. iliopsoas* verbindet Hüftgelenk und Lendenwirbelsäule (s. Grafiken S. 95). Wenn wir viel sitzen, ist die Hüfte ständig gebeugt, sodass sich diese Muskeln verkürzen. Bei Läufern, die intensiv trainieren, aber im Alltag lange sitzen, verstärkt sich dieser Effekt noch: Die Muskeln an der Vorderseite sind durch das einseitige Training verkürzt, die rückwärtigen Muskeln können nicht normal arbeiten und werden geschwächt.

Um dieses Ungleichgewicht wieder ins Lot zu bringen, gilt es, die Hüftbeugemuskeln zu dehnen und die Körperrückseite im angenäherten Zustand zu trainieren. Die Dehnung gelingt mit Rückbeuge-Asanas wie der Taube (*Rajakapotasana*, S. 101 und Grafik S. 95), die Aktivierung mit der Heuschrecke (*Salabhasana*, S. 106 und Grafik S. 95). Auf der Körperrückseite werden durch die Rückbeugen gleichzeitig die Oberschenkelmuskeln und der große Gesäßmuskel (*ischiocrurale Muskulatur* und *M. gluteus maximus*) gestärkt.

HÜFTBEUGER UND BANDSCHEIBEN

Der stärkste Hüftbeuger ist der *M. iliopsoas*. Er hält das Becken in seiner natürlichen Position und sorgt für die Streckung der Lendenwirbelsäule, das Heben unserer Beine und die Außenrotation im Hüftgelenk.

M. iliopsoas verbindet im Grunde unsere Oberschenkel mit unserer unteren Wirbelsäule. Er teilt sich in den großen Lendenmuskel (*M. psoas major*), dessen Ursprung bis zum untersten Wirbel der Brustwirbelsäule hinaufreicht, und den Darmbeinmuskel (*M. iliacus*), der an der Innenseite der Beckenschaufel ent-

springt. An ihrem anderen Ende vereinen sich die beiden Muskeln am Oberschenkelknochen.

Wenn nun dieser Muskel chronisch verkürzt ist, kippt unser Becken nach vorne, und die Lendenwirbelsäule geht ins »Hohlkreuz«. Ein zu kurzer oberer Anteil zieht uns in den Rundrücken. Steht man nach langem Sitzen auf, reißt der stark verkürzte Muskel einseitig an den Bandscheiben – sie werden fehlbelastet und können austreten. Verheerende Auswirkungen hat es, wenn man den Muskel in krummer Körperhaltung beansprucht, wie zum Beispiel beim Rennradfahren. Daher sollten Rennradfahrer besonders darauf achten, den *M. iliopsoas* zu dehnen, um seine Länge auf einem normalen Level zu halten und ihren Sport weiterhin schmerzfrei ausüben zu können (Grafik S. 95).

BRUST UND SCHULTERN

Weil wir im Alltag selten die Arme nach oben oder nach hinten strecken, sind bei vielen Menschen auch der große Brustmuskel (*M. pectoralis major*), der

TIPP

WIRKUNGEN AUF KÖRPER UND GEIST

Auf **KÖRPERLICHER EBENE** verbessern die Übungen Haltung und Gang, lockern den Nacken, mildern beginnende Hüftarthrose, sorgen für eine tiefere Atmung und können zur Vorbeugung und Behandlung von Bandscheibenvorfällen in der Hals- und Lendenwirbelsäule eingesetzt werden.

Auf **GEISTIGER EBENE** stärken sie das Selbstvertrauen, lösen emotionale Blockaden und wirken durch die Stimulation des Sympathikus energetisierend.

EFFEKTIVERES LAUFTRAINING

Läufer profitieren in mehrfacher Hinsicht von der kontrollierten Dehnung ihrer Muskeln im PhysioFlowYoga: Durch die gesteigerte Beweglichkeit der Hüfte in Richtung Streckung muss die Wirbelsäule nichts mehr kompensieren, die rückseitige Oberschenkelmuskulatur muss nicht mehr ständig gegen die Verkürzung anarbeiten. Dadurch erhalten sie die rückwärtigen Strukturen gesund, vermeiden Sehnen- und Muskelentzündungen, und der Trainingserfolg steigt, ohne dass sie die Trainingseinheiten erhöhen müssten.

äußere Brustmuskel *(M. serratus anterior)*, der breite Rückenmuskel unterhalb des Schulterblatts *(M. latissimus dorsi)* und der dreiköpfige Oberarmmuskel *M. triceps humeri* verkürzt.

Um Schultergürtel und Wirbelsäule physiologisch aufzurichten, werden diese Muskeln in den Rückbeuge-Asanas gedehnt und gleichzeitig ihre Gegenspieler an Schultern und oberem Rücken gestärkt: *Mm. rhom-*

boideen, M. trapezius ascendens und *transversus* werden ebenso aktiviert wie die Rückenstrecker entlang der Wirbelsäule *(M. erector spinae)*.

Schonend mobilisieren

Falsch ausgeführt, richtet auch Yoga mehr Schaden an, als es Nutzen bringt. Um von den Rückbeugen optimal zu profitieren, gilt es, bei der Ausführung einige Dinge zu beachten und sich immer wieder zu korrigieren.

BAUCH AKTIV: Bei Rückbeugen ist die Muskulatur an der Körperrückseite aktiv *(Agonist)*; Gegenspieler *(Antagonist)* sind die Bauchmuskeln – sie müssen gegenhalten, um die Lendenwirbelsäule zu strecken, zu schützen und zu stabilisieren. Aktivieren Sie dazu die Bauchmuskulatur wie im Bauch-Kapitel (S. 78) beschrieben: Spannen Sie die Bauchmuskeln aktiv an, ohne die Bauchatmung zu vergessen. Je nach Trainingszustand müssen Sie sich gegebenenfalls zuerst oder ergänzend dem Aufbau Ihrer Bauchmuskeln widmen.

BRUST RAUS: Bei Rückbeugen muss die Bewegung hauptsächlich aus der Brustwirbelsäule kommen;

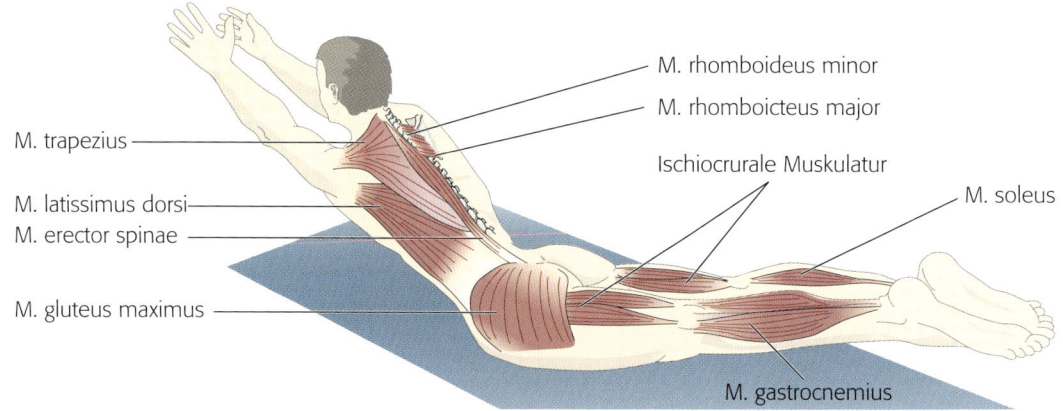

M. rhomboideus minor
M. rhomboicteus major
Ischiocrurale Muskulatur
M. soleus
M. trapezius
M. latissimus dorsi
M. erector spinae
M. gluteus maximus
M. gastrocnemius

Rückbeugen stärken die gesamte Körperrückseite von der Schultermuskulatur über die Rückenstrecker bis zu den Beinrückseiten.

Hals- und Lendenwirbelsäule dürfen dabei auf keinen Fall gestaucht werden. Achten Sie darauf, dass Sie den Rücken bei den Asanas lang machen, ohne ins »Hohlkreuz« zu gehen oder Ihren Kopf zu überstrecken, sodass im Nacken Falten entstehen – das gilt insbesondere bei Facettengelenksproblemen (z. B. Arthrose) in den genannten Bereichen. Die Facettengelenke verbinden die benachbarten Wirbel miteinander und sorgen so für die Beweglichkeit unserer Wirbelsäule; beim Zurückneigen ohne Bauchspannung werden die Facettengelenke der Lendenwirbelsäule sehr beansprucht.

RAUM FÜR DIE SCHULTERN: Auch für das Schultergelenk müssen Sie bei Rückbeugen aktiv Platz schaffen – andernfalls drohen Schleimbeutelentzündungen und Muskelsehnenreizungen. Ziehen Sie die Schultern nach unten, weg von den Ohren, und die Schulterblätter nach hinten in Richtung Wirbelsäule. Dadurch werden die Muskeln zwischen den Schulterblättern aktiviert.

Denken Sie daran: Es geht beim PhysioFlowYoga nicht darum, sich gewaltsam möglichst tief in eine Position hineinzuzwingen, sondern Sie bauen die beteiligten Strukturen ausgehend von Ihrem momentanen Trainingszustand auf und steigern nach und

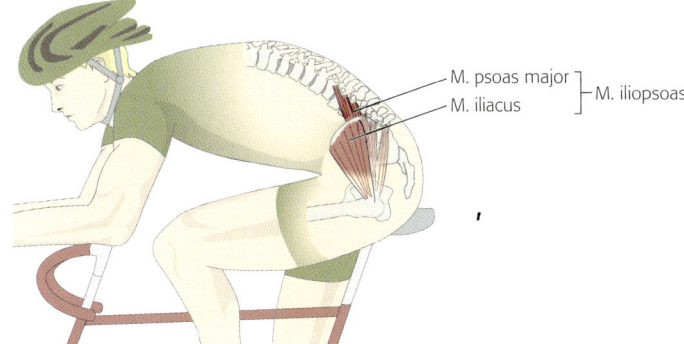

Rennradfahrer beanspruchen *M. iliopsas* in krummer Körperhaltung und riskieren ohne Dehnung Bandscheibenprobleme. ▮

nach die Intensität. Der Fokus liegt auf der physiologisch korrekten Ausführung der Übungen. Orientierung gibt Ihnen Ihr wachsendes Körperbewusstsein: Wir sagen Ihnen zu jeder Übung, in welchen Körperbereichen Sie die Belastung spüren sollen und in welchen nicht. Durch regelmäßiges Training werden Sie eines Tages auch Highlights wie den Handstand im Skorpion (*Adho-Mukha-Vrikshasana*-Variation, S. 101) bewältigen – ganz einfach, weil Ihre Muskeln die nötigen Voraussetzungen dafür mitbringen.

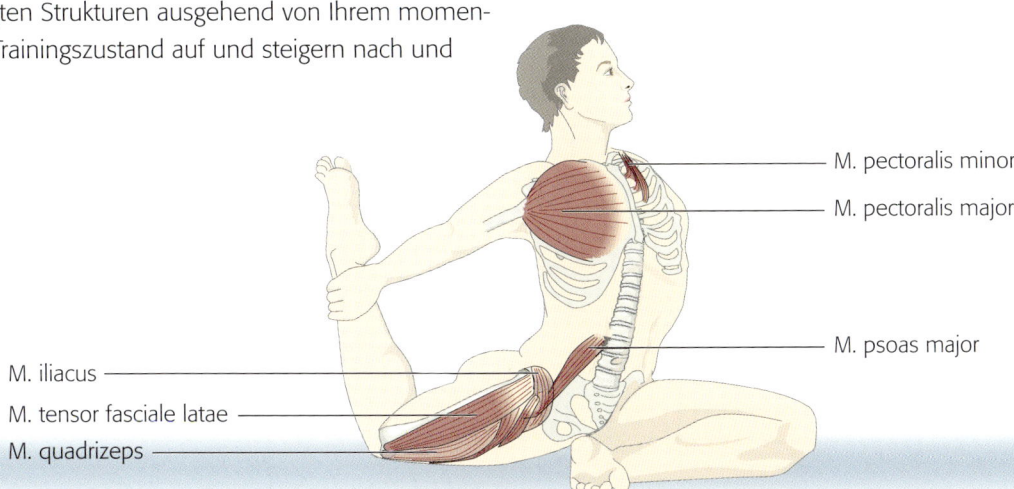

Neben der stärkeren Wirkung dehnen Rückbeugen die verkürzte Brustmuskulatur und die Hüftbeugemuskeln. ▮

Kobra und hinaufschauender Hund

Bhujangasana

Richtig ausgeführt, richtet die Kobra die Brustwirbelsäule effektiv auf und stärkt Rückenstrecker und Schultergürtel – mit professioneller therapeutischer Begleitung eine gute Übung bei Bandscheibenvorfällen in der Lendenwirbelsäule. Sie wird jedoch häufig falsch gelehrt, was Probleme von Verspannungen bis zu Gelenkschäden nach sich zieht.

▌ Bauchlage. Fußrücken liegen auf, Beine hüftbreit. Stellen Sie die Handflächen neben der Taille auf. Die Ellenbogen sind gebeugt. EA: Ziehen Sie den Schultergürtel nach hinten und unten. Aktivieren Sie die Bauchmuskulatur.

▌ AA: Richten Sie die Brustwirbelsäule aktiv auf, bis nur noch die letzte Rippe den Boden berührt. Der Kopf ist aufgerichtet, ohne dass der Nacken faltig wird. Ziehen Sie die Schulterblätter maximal zueinander. Die Oberarme sind nun parallel zum Boden, Handgelenke und Ellenbogen 90 Grad gebeugt. 5 Atemzüge halten. Bei jeder AA spannen Sie den Bauch noch fester und drücken das Schambein zum Boden. EA: Bauchspannung halten.

▌ Um den Schultergürtel stärker zu aktivieren, oder bei Schleimbeutelproblemen schieben Sie die Handflächen und Schultergürtel in Richtung der Füße. Um die Rückenstrecker verstärkt anzusprechen, nehmen Sie die Hände vom Boden.

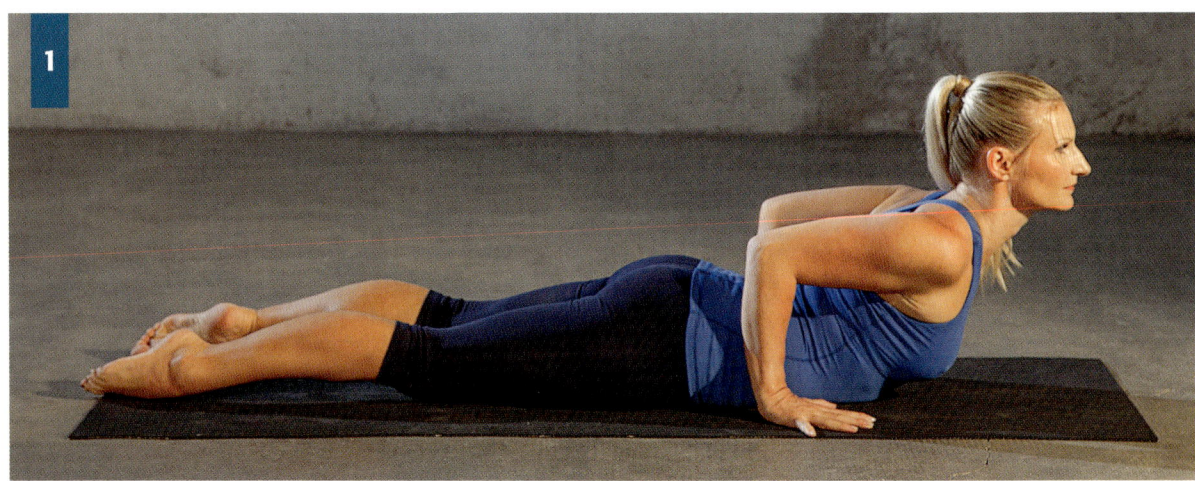

1

Urdhva Mukha Svanasana

Der hinaufschauende Hund ist eine Steigerung der Kobra. Wenn Sie trotz sorgsamer Ausführung ein ungutes Gefühl in der Lendenwirbelsäule haben, trainieren Sie weiter die Kobra.

▍ Ausgangsstellung ist der tiefe Liegestütz (S. 26)

▍ EA: Rollen Sie die Füße über die Zehen auf den Fußrücken. Der Bauch ist aktiv, die Knie bleiben in der Luft. AA: Schieben Sie die Hüften aktiv nach vorn und heben Sie die gestreckten Knie gleichzeitig so weit es geht. Spannen Sie den Bauch an, um die Lendenwirbelsäule nicht zu überstrecken. EA: Ziehen Sie den Schultergürtel nach hinten unten. Schieben Sie sich mit der Kraft der Arme so weit wie möglich zur Decke. Stellen Sie sich vor, Sie seien sehr neugierig und wollten nach oben wachsen. 2 bis max. 5 Atemzüge halten.

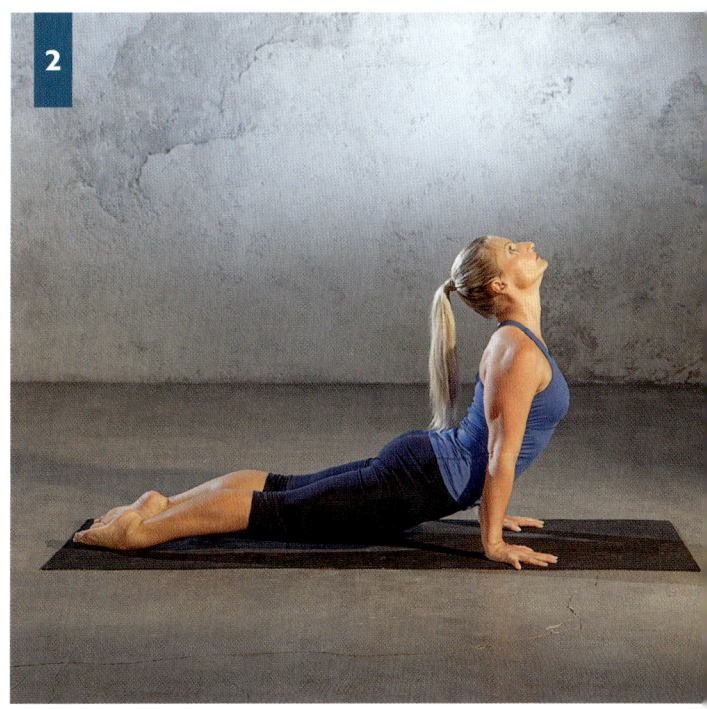

Häufige Fehler in *Bhujangasana* und *Urdhva Mukha Svanasana*

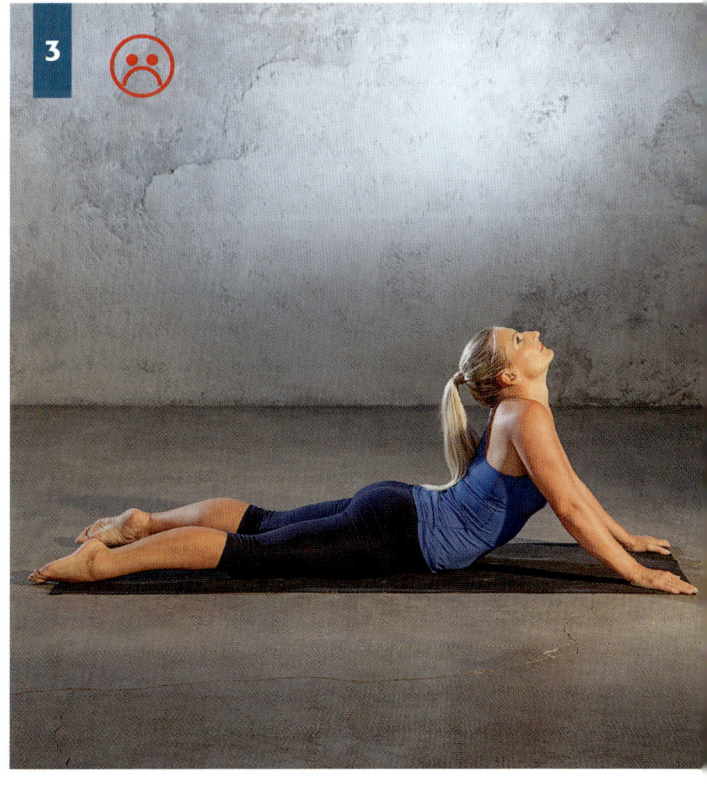

▍ Die Rückbeuge soll vor allem aus der Brustwirbelsäule kommen. – Wird sie aus der Hals- oder Lendenwirbelsäule geholt, ist der Trainingszweck verfehlt, und die fehlbelasteten Strukturen werden geschädigt.

▍ Eine zu starke Rückneigung des Halses schafft Enge im Nacken. Gefäße – insbesondere die *Arteria vertebralis* –, Nerven und Muskeln werden blockiert und können Schaden nehmen, ebenso die Halswirbelsäule.

▍ Sind die Schultern hochgezogen, entstehen Verspannungen, Schulter- und Kopfschmerzen.

▍ Oft werden Mischformen beider Übungen praktiziert, bei denen statt der Muskeln sämtliche Gelenke die Bewegung übernehmen.

▍ Ist der Bauch nicht aktiviert, übernimmt die Lendenwirbelsäule einen Großteil der Bewegung; es droht ein Verschleiß der Facettengelenke.

EA = Einatmung, AA = Ausatmung, AZ = Atemzüge

Der Krieger 1

Virabhadrasana I

Der Krieger ist eine kraftvolle Asana für eine aufrechte Haltung: Richtig ausgeführt, kräftigt sie die Beinmuskulatur, richtet die Wirbelsäule auf, öffnet die Brustwirbelsäule, wirkt anregend und stimmungsaufhellend.

▌ Ausgangsposition ist die Reiterstellung (S. 29). Die Füße stehen versetzt hüftbreit. Vorn ist das Knie im rechten Winkel über der Ferse, der Oberschenkel ist parallel zum Boden. Das hintere Knie ist maximal gestreckt, die Ferse bleibt in der Luft. Die Wirbelsäule ist senkrecht, der Bauch aktiv angespannt.

▌ EA: Schieben Sie den Rumpf zurück und richten Sie das Becken auf, um in der vorderen Leiste Platz zu schaffen. Heben Sie die Arme schulterbreit senkrecht zur Decke. Die Handflächen weisen zueinander. Der Schultergürtel zieht nach hinten unten. Der Blick geht stolz nach schräg oben. AA: Intensivieren Sie die Bauchmuskelspannung. 5 Atemzüge halten, Seitenwechsel über Vinyasa.

PROBLEMPUNKTE

Die Halswirbelsäule darf nicht anstelle der Brustwirbelsäule die Rückbeuge übernehmen. Eine zu starke Rückneigung des Halses schafft Enge im Nacken. Nerven, Arterien und Muskeln werden blockiert und können Schaden nehmen, die Halswirbelsäule ebenso.

Die aktiven Bauchmuskeln geben von vorne Halt und wirken als Gegenspieler zur Dehnung der Hüftbeuger. Die Aktivierung ist wichtig für den Schutz der Lendenwirbelsäule.

Die angehobene Ferse schützt das hintere Knie vor Verdrehungen und die Lendenwirbelsäule vor Scherkräften und ermöglicht es, das Becken parallel zu halten. Um die Hüftbeuger optimal zu dehnen, bleibt das hintere Knie gestreckt.

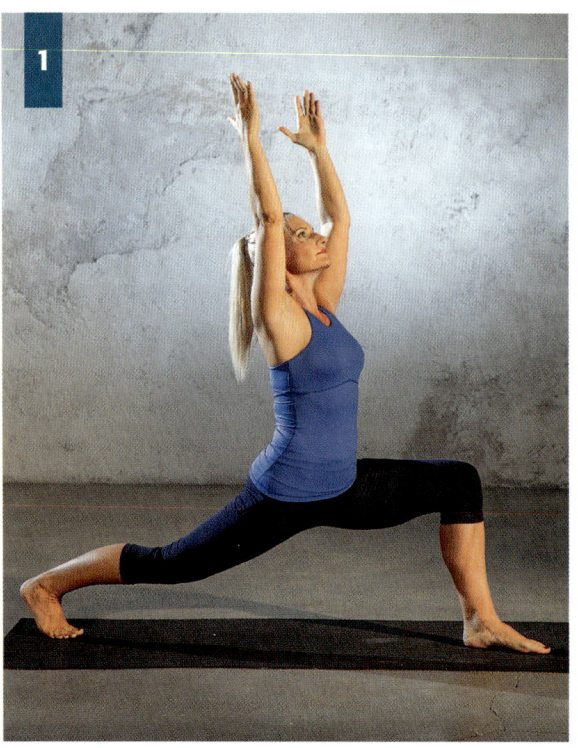

Virabhadrasana I für Einsteiger

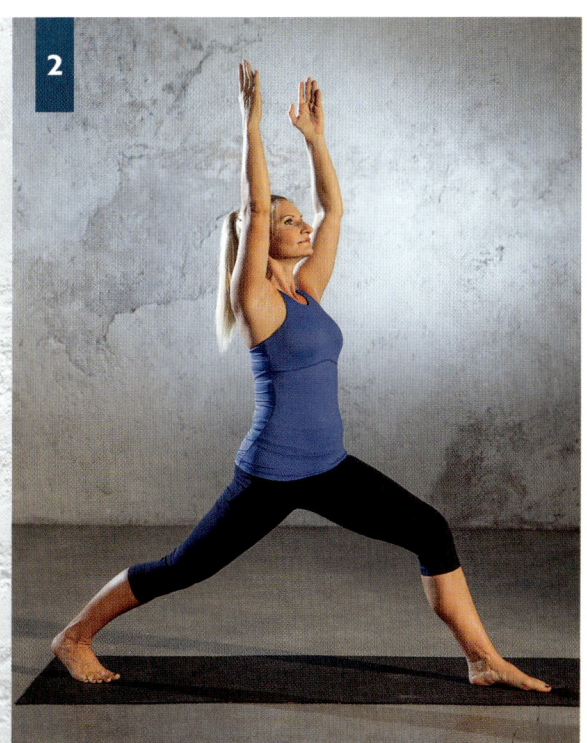

Sind die Hüftbeugemuskeln noch sehr stark und verkürzt, dann weicht die Wirbelsäule ins »Hohlkreuz« aus, und die Facettengelenke im unteren Rücken werden überbeansprucht.

▮ Nehmen Sie den Krieger I wie oben beschrieben ein mit dem Unterschied, dass Sie das vordere Bein weniger stark beugen. Das reduziert die Dehnung der Hüftmuskeln für den Anfang, und Sie können die Beweglichkeit schrittweise ausbauen.

▮ Ziehen Sie die Beine in der Vorstellung zueinander, das erleichtert die Aufrichtung der Wirbelsäule. Halten Sie die Position 5 Atemzüge. Seitenwechsel über Vinyasa.

Häufige Fehler in Virabhadrasana I

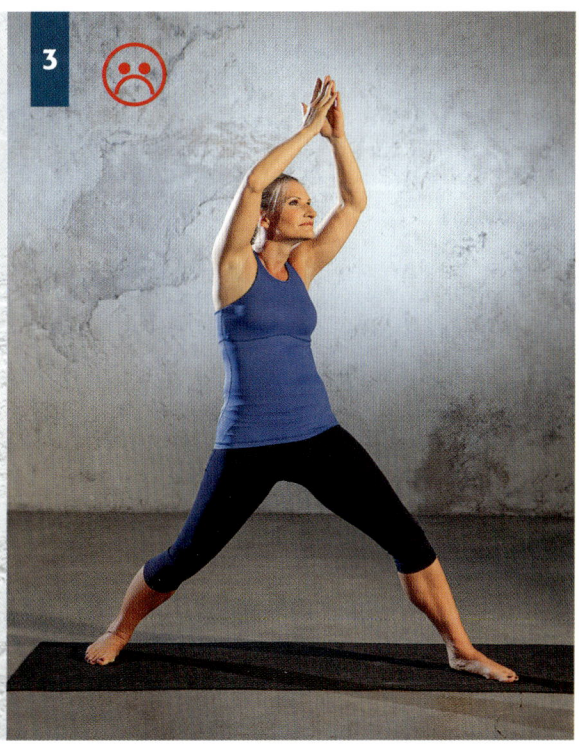

▮ Ist der hintere Fuß gedreht und die Ferse am Boden, dreht das Knie meist mit und wird belastet. Die Haltungsfehler setzen sich nach oben fort: Es wird schwierig, die Hüfte parallel zu halten, sodass die Wirbelsäule seitlich ausweichen muss.

▮ Die Brustwirbelsäule ist aufgrund der schiefen Grundhaltung gebeugt. Die aneinandergelegten Handflächen ziehen die Schultern nach oben, der Schultergürtel ist nicht aktiv. Die Halswirbelsäule geht in den »Geierhals«, um die fehlende Aufrichtung auszugleichen.

▮ Die Brustwirbelsäule wird nicht aufgerichtet, der Hüftbeuger unzureichend gedehnt, und es kommt zu Nackenverspannungen, Schulter-, Rücken-, Hüft- und Knieschmerzen.

EA = Einatmung, AA = Ausatmung, AZ = Atemzüge

Zwischenfersensitz & Co.

Supta Virasana

Der liegende Held dehnt Fußrücken, Schienbeinmuskeln, Oberschenkelvorderseiten, Hüftbeuger und
Achseln intensiv, daher ist es wichtig, die Haltung
langsam einzunehmen und wie beschrieben vorzubereiten. Die intensive Dehnung der gesamten Vorderseite entspannt und schafft nach langem Sitzen
Raum in diesen Strukturen. Fersensitz und Zwischenfersensitz (*Virasana*, re. S.) helfen bei Entzündungen
der Achillessehne.

▌ Ausgangsposition ist der Fersensitz (S. 15). Die
Wirbelsäule ist aufgerichtet. Setzen Sie sich langsam und kontrolliert zwischen die Fersen und massieren Sie mit den Handballen die Oberschenkel.

▌ Nehmen Sie sich die Zeit die Sie brauchen, um
in der Oberschenkel- und Schienbeinmuskulatur
loszulassen, – die Dehnung soll sich angenehm
anfühlen, nicht qualvoll.

▌ AA: Setzen Sie unterstützend die Hände hinter
dem Becken ab, aktivieren Sie den Bauch und
legen Sie sich langsam nach hinten ab – so tief,
wie es Ihre Hüftmuskulatur zulässt, ohne dass Sie
ins Hohlkreuz ausweichen. 2 bis 3 Atemzüge halten. Sobald die Spannung in der Muskulatur Ihrer
Körpervorderseite nachlässt, rollen Sie sich Wirbel
für Wirbel ganz ab. Gehen Sie weniger tief in die
Haltung, wenn Sie Ihre Wirbelsäule spüren. Am
Boden angekommen, nehmen Sie die Hände
über den Kopf und strecken die Wirbelsäule in
die Länge. Verweilen Sie unabhängig von der Tiefe
Ihrer Rückbeuge 5 Atemzüge.

PROBLEMPUNKTE

Spüren Sie in der Asana die Kniekehlen, dann sind
die Menisken oder Kreuzbänder belastet. Beginnen
Sie insbesondere nach Kreuzband-OPs langsam mit
dem Wiederaufbau der Beweglichkeit – in der maximalen Beugung sind auch die Bänder auf Maximal-
spannung.

Die aktivierte Bauchmuskulatur stabilisiert die Lendenwirbelsäule, damit der Hüftbeugemuskel *M. iliopsoas* Sie nicht ins Hohlkreuz zieht und die Wirbel-
säulengelenke komprimiert.

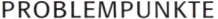
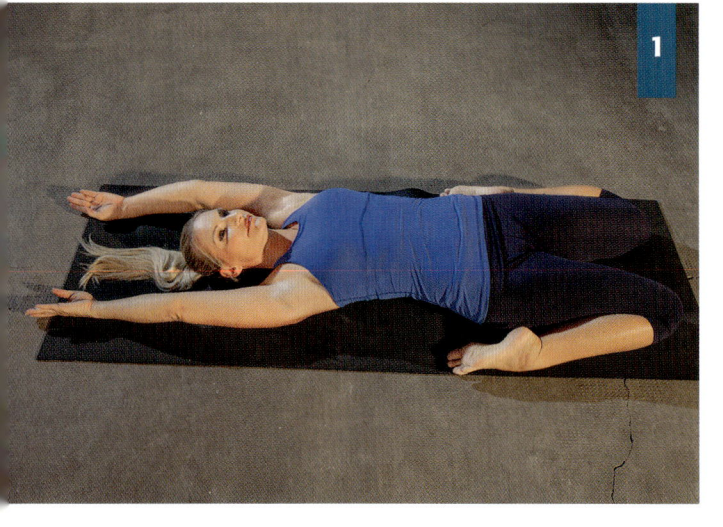

Preform: Der Zwischenfersensitz

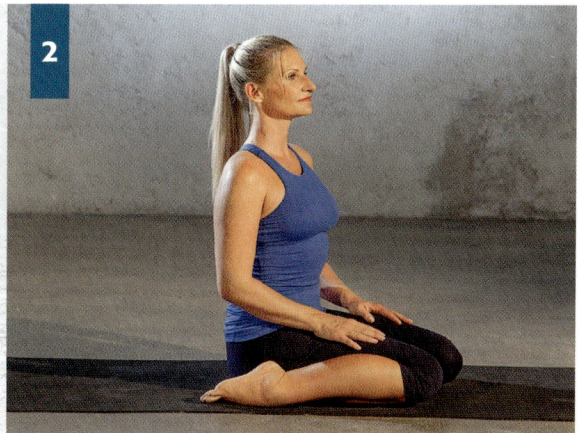

▌ Ausgangsposition für *Virasana* ist der Fersensitz (S. 15). Setzen Sie sich langsam und
kontrolliert zwischen die Fersen. Läufer mit
stark verkürzten Schienbeinmuskeln unterlegen die Sprunggelenke zu Beginn mit einer
zusammengerollten Decke. Die Dehnungs-
intensität verringern Sie mit Klötzchen unter
dem Becken. 5 bis 10 AZ halten.

Rajakapotasana beidbeinig

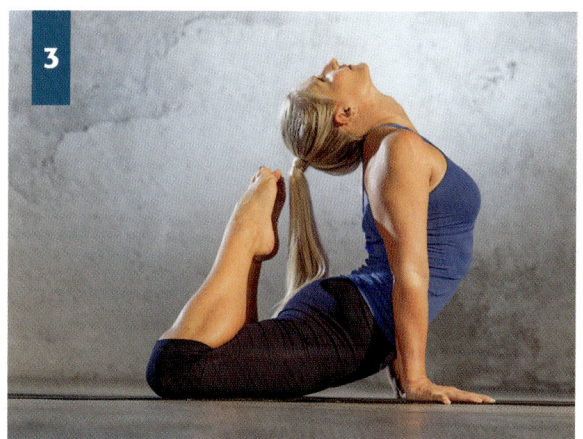

▌ Bauchlage mit Handflächen neben der Taille
und hüftbreiten Beinen. Aktivieren Sie *Uddiyana
Bandha*.

▌ AA: Strecken Sie die Ellenbogen und beugen die
Knie so weit wie möglich. Der Kopf weist zu den
gestreckten Zehenspitzen, die Halswirbelsäule ist
möglichst gestreckt. Halten Sie die Bauchspannung, um die Lendenwirbelsäule nicht zu stauchen und fokussieren Sie die Hüftöffnung.

▌ 5 Atemzüge halten.

Handstand in *Adho mukha Vrischikasana*

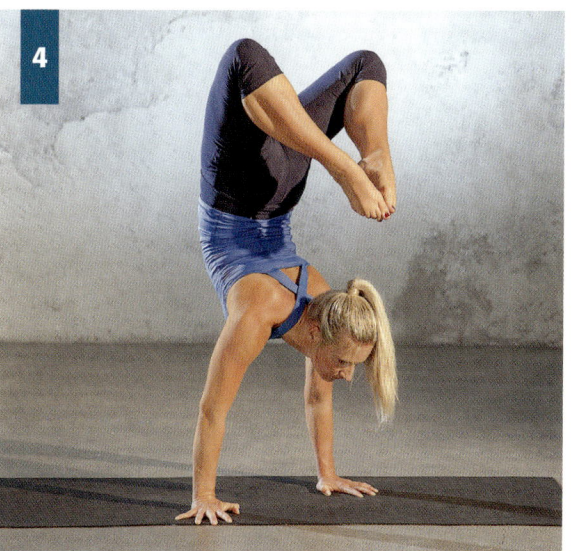

Der Handstand im Skorpion ist ein Highlight für Fortgeschrittene mit weit entwickelter Muskelkraft und
Koordination. Lassen Sie sich beim ersten Versuch
von einem Lehrer begleiten.

▌ Ausgangsposition ist der Handstand. (*Adho
mukha Vrikshasana*, S. 137). Üben Sie nicht an
der Wand. Die Unterstützung der Wand reduziert
die Muskelkraft, und Sie riskieren eine Stauchung
der Lendenwirbelsäule. Ist Ihr Körper für diese
Asana bereit und sind alle Muskeln gut vorbereitet,
dann können Sie sie auch ohne Wand ausführen.

▌ 5 Atemzüge halten.

EA = Einatmung, AA = Ausatmung, AZ = Atemzüge

Unterarmstand

Vorbereitung auf *Pincha Mayurasana*

Diese Vorbereitungs-Asana für den Unterarmstand kann man jederzeit, ohne langes Warm-up, in den Alltag einbauen. Sie hat vielfältige positive Effekte auf unsere schwachen, verkürzten Strukturen: Die Beinrückseiten werden intensiv gedehnt, die Bauchmuskeln profitieren von der Kombination aus Dehnung und Anspannung, die tiefe Rückenmuskulatur arbeitet mit Maximalkraft, die Schultergelenke werden stabilisiert, die Brustwirbelsäule muskulär aufgerichtet und die Halswirbelsäule gestreckt, gestärkt und symmetrisiert, was Blockaden in der Halswirbelsäule und Nackensteife löst.

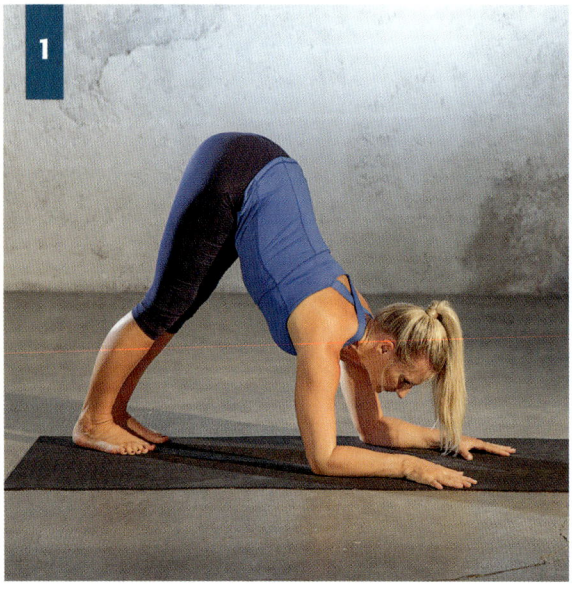

- Ausgangsposition ist der Vierfüßlerstand (*Goasana*, S. 23). Legen Sie die Unterarme parallel auf dem Boden ab, die Ellenbogen sind unter den Schultern, die Handgelenke nicht geknickt. Alternativ legen Sie die Unterarme dachförmig ab. Fixieren Sie während der Asana einen Punkt zwischen den Unterarmen.
- EA: Schieben Sie die Schultern Richtung Gesäß, um unter dem Schulterdach Platz zu schaffen.
- AA: Heben Sie die Knie vom Boden und strecken Sie die Beine, ohne den Rücken zu beugen. Recken Sie das Becken zur Decke, sodass die Wirbelsäule maximal ins »Hohlkreuz« geht. EA.
- AA: Die Füße gehen Schritt für Schritt zu den Armen, ohne dass die Stabilität in Rumpf und Schultern nachlässt. Kontrollieren Sie den Rücken und schieben Sie den Kopf aus der Kraft der Schultern so weit wie möglich weg vom Boden. 5 Atemzüge halten, 5 Atemzüge Pause in Stellung des Kindes (*Balasana*, S. 28) oder Bauchlage.
- 3 Wiederholungen.

PROBLEMPUNKTE

Um die Schultergelenke nicht falsch zu belasten, stabilisieren Sie beim Vorlaufen die Schultern genau senkrecht über den Ellenbogengelenken.

Die Halswirbelsäule ist geschützt, wenn Sie die Brustwirbelsäule aufrichten, ohne dass sich im Nacken oder auf der Stirn Falten bilden.

Preformen *Pincha Mayurasana*

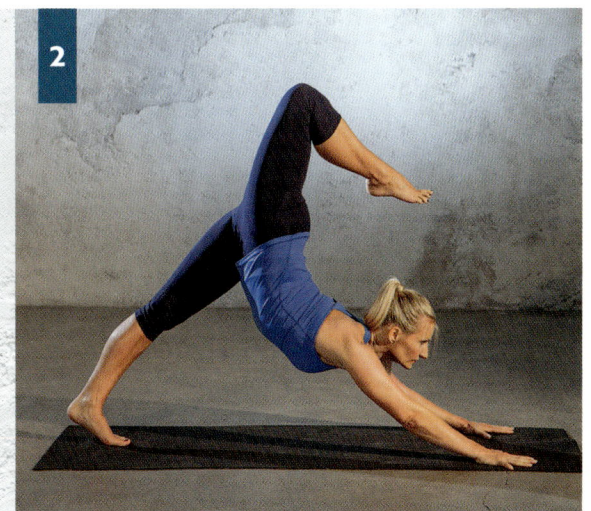

▌ Preform 1 aus hinabschauendem Hund (S. 23). Aktivieren Sie *Uddiyana Bandha*. Heben Sie abwechselnd ein Bein gerade nach hinten und beugen das Knie so, dass Sie den Fuß zum Kopf bringen. Spreizen Sie das Bein nicht zur Seite.

▌ Preform 2 aus Vorbereitungs-Asana (li.). AA + EA: Heben Sie ein Bein und senken es. Seitenwechsel. Später jede Seite 5 Atemzüge halten. 3 Mal pro Seite.

Pincha Mayurasana

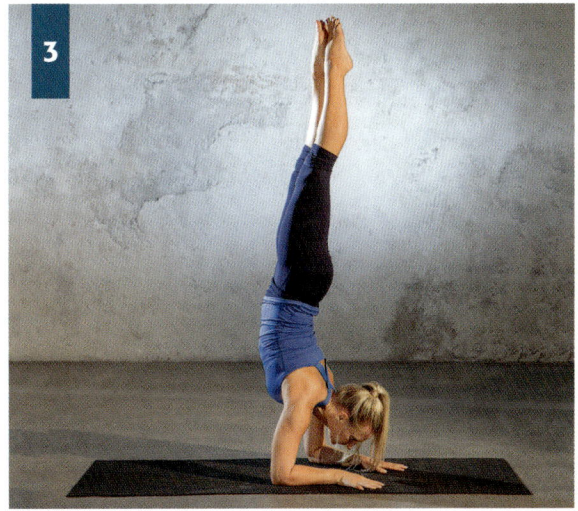

▌ Heben Sie das rechte Bein. Mobilisieren Sie es innerhalb von 5 Atemzügen so weit hinter den Kopf, dass sich das zweite Bein vom Boden löst.

▌ Sobald die Muskulatur kräftig und beweglich genug ist, kommen Sie in den vollständigen Unterarmstand. 5 Atemzüge halten, dann Bein wechseln.

▌ Gehen Sie immer mit Muskelkraft in die Asana, nie mit Schwung oder an einer Wand. Wenn die passiven Strukturen der Schulter und Wirbelsäule die fehlende Kraft und Beweglichkeit kompensieren müssen, drohen Verletzungen.

Vrischikasana

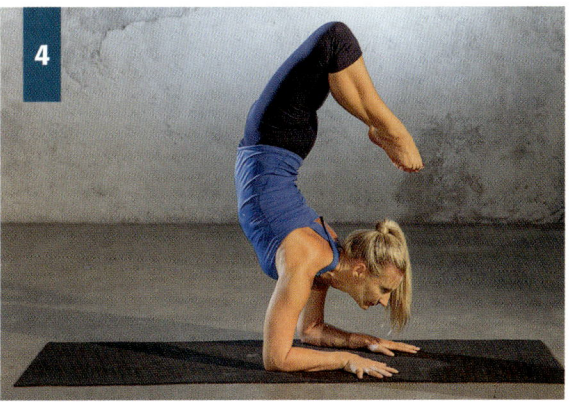

▌ Ausgangsposition für den Skorpion ist der Unterarmstand.

▌ AA: Beugen Sie kontrolliert die Knie. Gleichzeitig heben Sie aus der Brustwirbelsäule den Kopf.

▌ Im Skorpion im Unterarmstand fühlen sich viele sicherer als im Skorpion-Handstand. Allerdings erfordert *Vrischikasana* mehr Mobilität in der Brustwirbelsäule und mehr Kraft im Schultergürtel.

▌ 5 Atemzüge halten.

EA = Einatmung, AA = Ausatmung, AZ = Atemzüge

Das Rad

DEHNUNG DER KOMPLETTEN VORDERSEITE IN RÜCKENLAGE

Urdhva Dhanurasana

Durch das Rad werden die verkürzten Muskeln an der Körpervorderseite gedehnt – von den Achseln über die Brustwirbelsäule bis zu den Hüftbeugern. Die Bauchmuskeln werden in langem Zustand trainiert, die Muskeln auf der Körperrückseite im kurzen Zustand, womit die Asana das perfekte Mittel gegen unsere krumme Haltung im Alltag ist. Die Beweglichkeit der Schulterpartie wird verbessert und der Solarplexus stimuliert, was sehr energetisierend wirkt.

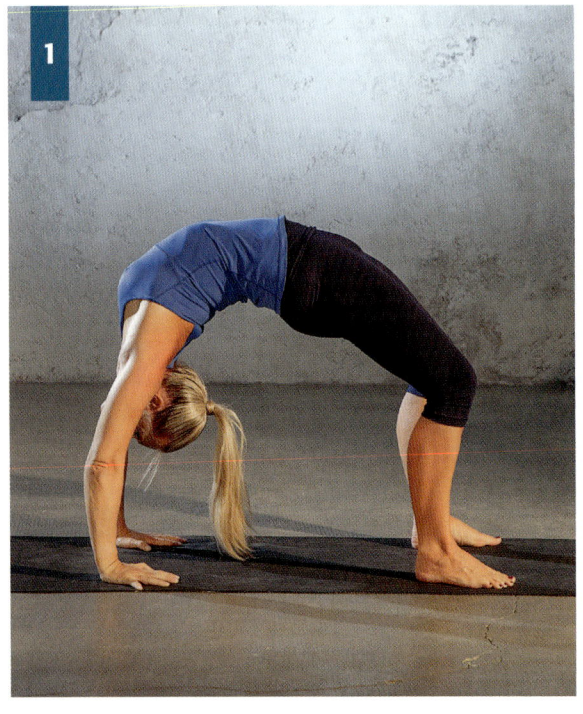

▌ Rückenlage. Stellen Sie die Knie auf und ziehen Sie die Füße zum Gesäß. Die Handflächen stehen neben den Ohren – die Finger weisen zu den Schultern, die Ellenbogen ragen oberhalb der Schultern auf. EA: Ziehen Sie den Schultergürtel in Richtung der Füße und des Bodens und strecken Sie sich.

▌ AA: Richten Sie das Becken auf, indem Sie das Schambein in Richtung Nase ziehen. Heben Sie es, unten angefangen, Wirbel für Wirbel bis zum Maximum. Aktivieren Sie *Uddiyana Bandha*. Heben Sie den Oberkörper vom Boden, indem Sie langsam die Arme durchstrecken. 5 Atemzüge. In den Pausen falten Sie die Hände und legen die Daumengrundgelenke an die Nasenwurzel.

PROBLEMPUNKTE

Geht man bei verkürzten Hüftbeugern unkontrolliert in das Rad, wird die Beweglichkeit aus Iliosakralgelenk und Lendenwirbelsäule geholt, was zu Blockaden führen kann.

Die Rückbeuge muss auf die gesamte Vorderseite verteilt sein. Der Körper neigt dazu, über bewegliche, eher instabile Gelenke die unbeweglicheren zu umgehen. Gefährdet sind die Schulterregion und der Übergang von der Brustwirbelsäule zur Lendenwirbelsäule. Legen Sie in dieser Haltung nie den Kopf am Boden ab, das kann die Bänder an den Kopfgelenken ausleiern und schwere Verletzungen nach sich ziehen.

Preform: *Supta Virasana*

▌ Ausgangsposition ist der Zwischenfersensitz (*Virasana*, S. 101).

▌ AA: Setzen Sie die Hände hinter dem Becken ab, aktivieren Sie den Bauch und legen Sie sich langsam nach hinten ab – so tief, wie es Ihre Bauchmuskulatur zulässt, ohne dass Sie ins Hohlkreuz ausweichen. 2 bis 3 Atemzüge halten. Lässt Ihre vordere Muskulatur nach, dann rollen Sie sich Wirbel für Wirbel ganz ab. Gehen Sie weniger tief in die Haltung, wenn Sie Ihre Wirbelsäule spüren. Am Boden angekommen, nehmen Sie die Hände über den Kopf und strecken die Wirbelsäule in die Länge. Unabhängig von der Tiefe der Rückbeuge 5 Atemzüge halten.

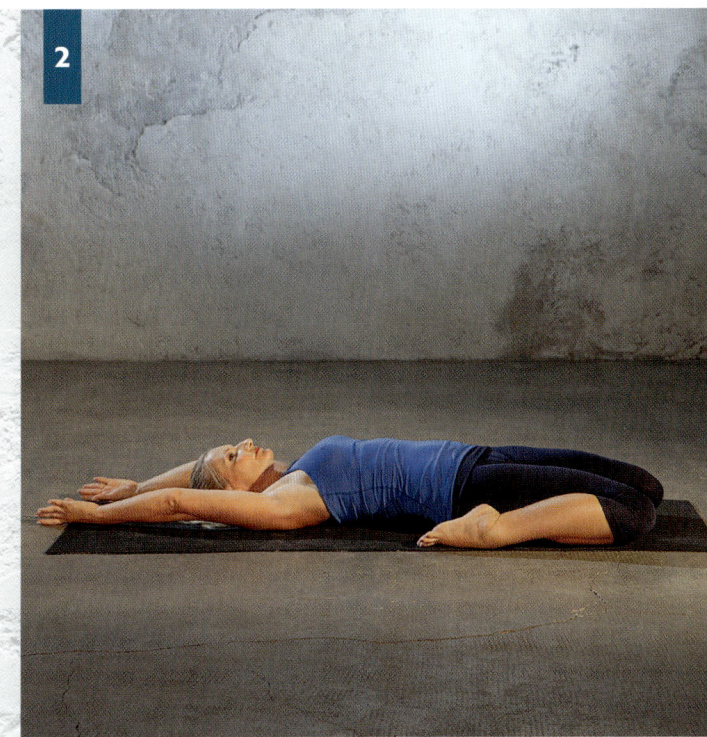

Vorbereitung *Setu Bandhasana*

▌ Zur Vorbereitung des Rades (*Urdhva Dhanurasana*) gehen Sie in die Schulterbrücke (*Setu Bandhasana*). Die Übung dehnt die Hüfte sanft vor und stärkt die Muskulatur an der Körperrückseite.

▌ Beginnen Sie in Rückenlage. EA: Stellen Sie die Füße unter den Knien auf, sodass die Schienbeine senkrecht stehen.

▌ AA: Runden Sie die Lendenwirbelsäule und heben das Becken Wirbel für Wirbel in Richtung Decke. Verschränken Sie die Hände unter dem Rumpf, strecken Sie die Arme und ziehen Sie die Hände in Richtung der Füße. Die Schulterblätter ziehen zur Wirbelsäule, das Schambein zur Nase. Die Halswirbelsäule bleibt locker und natürlich nach vorn gekrümmt, sodass ein Käfer darunter hindurchkriechen könnte. 5 Atemzüge halten.

▌ 3 Wiederholungen.

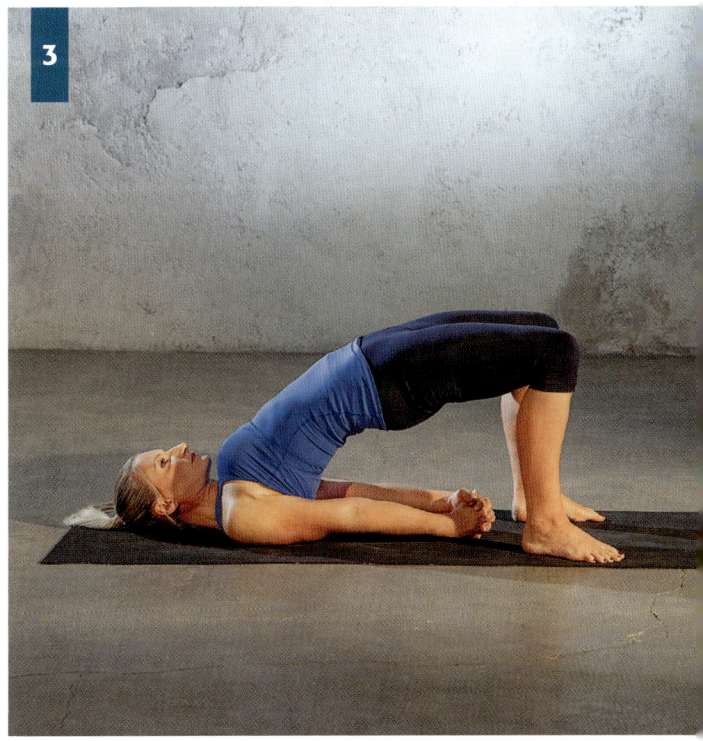

EA = Einatmung, AA = Ausatmung, AZ = Atemzüge

Heuschrecken-Variationen

Salabhasana

In der Heuschrecke werden alle auf der Körperrückseite gelegenen Muskeln gestärkt, da sie gegen die Schwerkraft anarbeiten müssen. Die Asana stabilisiert den Rücken, kräftigt die Brustwirbelsäule, schafft Raum unter dem Schulterdach und hilft bei schwachem Rücken, Rückenschmerzen und Bandscheibenvorwölbungen.

▍ Begeben Sie sich in Bauchlage. Verschränken Sie die Hände hinter dem Rücken, strecken Sie die Ellenbogen und schließen Sie die Handgelenke. Aktivieren Sie die Bauchmuskulatur maximal, um die Lendenwirbelsäule zu unterstützen und die Facettengelenke in der Lendenwirbelsäule nicht vollständig zu verschließen.

▍ AA: Heben Sie den Oberkörper vom Boden. Die Hände sind leicht angehoben. EA: Ziehen Sie die Schulterblätter nach hinten. Die Hände schieben in Richtung der Füße. AA: Heben Sie die gestreckten Beine. 5 Atemzüge halten. Sobald Sie ein unangenehmes Gefühl im unteren Rücken verspüren, senken Sie Rumpf und Beine etwas.

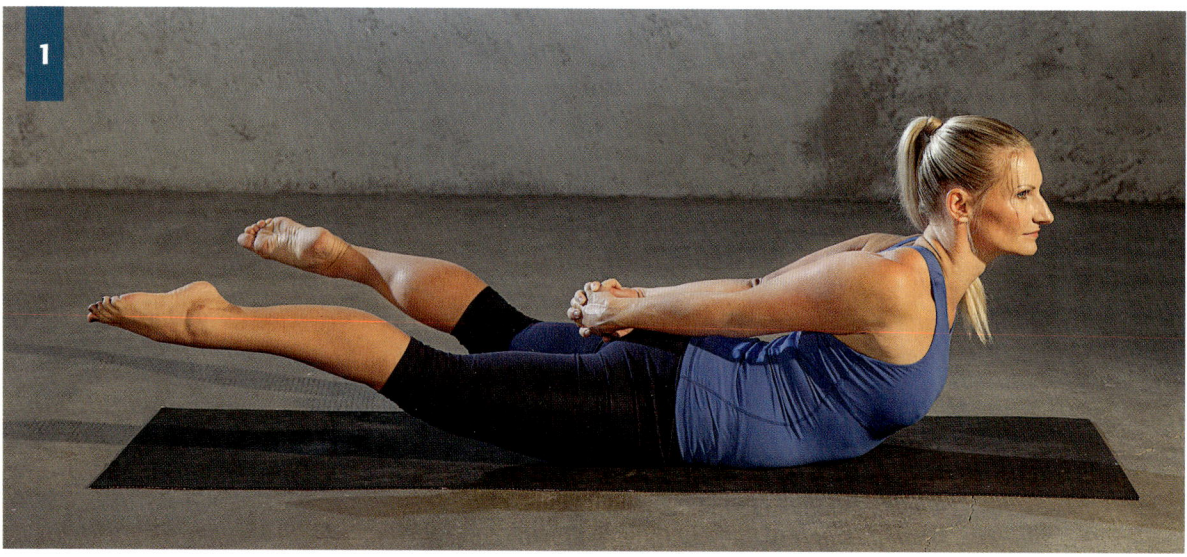

Salabhasana intensiv

Diese Heuschrecken-Asana spricht durch die größere Hebelwirkung der nach vorn gestreckten Arme den Rückenstrecker stärker an. Die Übung ist empfehlenswert für Menschen mit schwachem Rücken, die schon viel in der Heuschrecke trainiert haben.

- Ausgangsstellung ist *Salabhasana*.
- EA: Lösen Sie die Hände voneinander.
- AA: Führen Sie die Arme über die Seite über den Kopf, ohne Haltung und Körperspannung zu verändern. Die Halswirbelsäule bleibt stolz gestreckt, der Bauchmuskel aktiv.
- Achten Sie wie in *Salabhasana* auf die maximale Bauchaktivierung, den nach unten geschobenen Schultergürtel und das Gefühl im unteren Rücken. 5 Atemzüge halten.

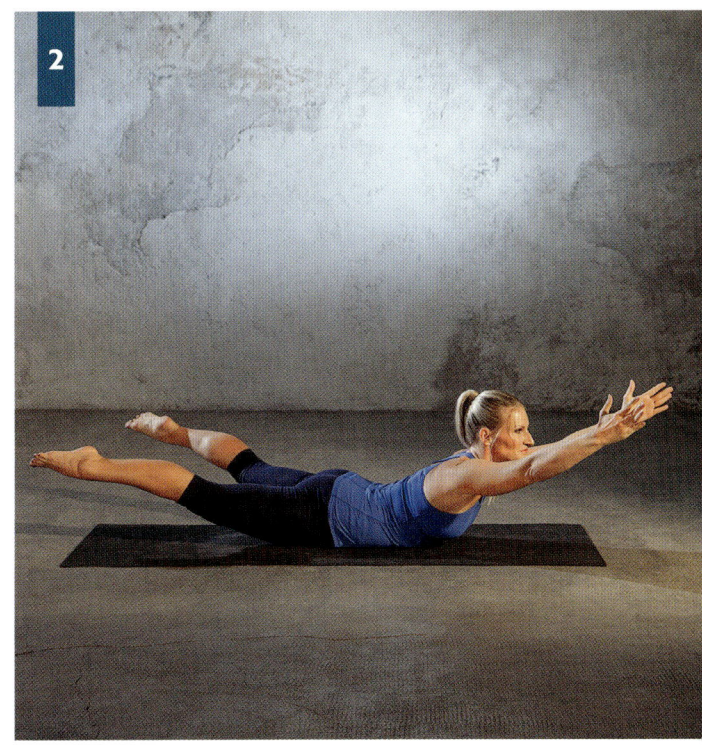

Highlight: *Mayurasana*

Der Pfau trainiert die Körperrückseite maximal.

- Ausgangsposition: Vierfüßlerstand (*Goasana*, S. 23). Drehen Sie die Handflächen nach außen, bis die Fingerspitzen zu den Knien weisen. Beugen Sie die Ellenbogen um 90 Grad und ziehen Sie sie unter dem Bauch zueinander. Beugen Sie den Rumpf über die Ellenbogen und bringen Sie den Kopf nah zum Boden.
- AA: Strecken Sie das rechte Bein zur Decke und balancieren Sie sich aus.
- EA: Richten Sie die Wirbelsäule auf. Am Anfang heben Sie bei jeder AA im Wechsel ein Bein. Später versuchen Sie, bei der AA das 2. Bein zu heben. 5 Atemzüge halten.

TIPP: Je tiefer Sie den Rumpf zum Boden neigen, desto mehr Gegengewicht haben Sie zu den Beinen und desto leichter halten Sie die Balance.

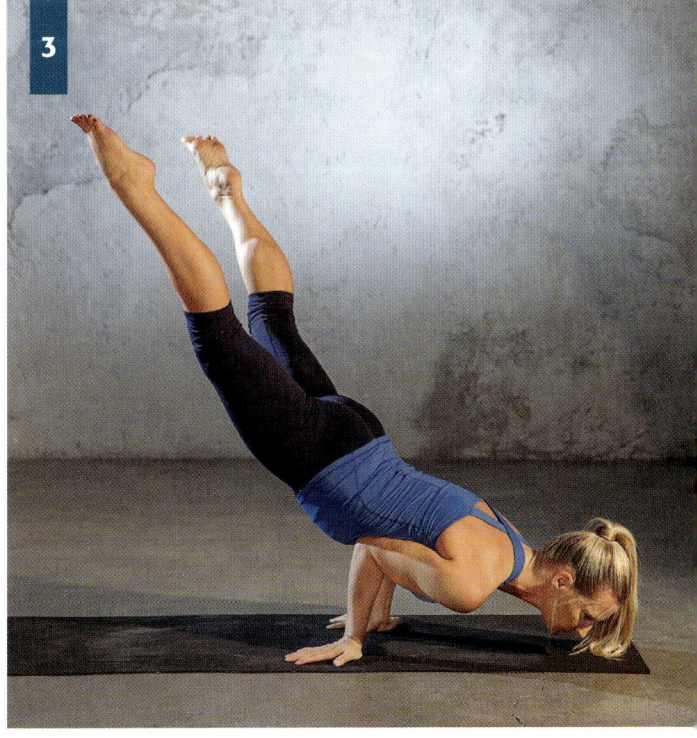

EA = Einatmung, AA = Ausatmung, AZ = Atemzüge

Flows für die Rückbeuge

Warm-up

Absolvieren Sie Ihr gewohntes Aufwärmprogramm (S. 28/29). Beim Aufrichten aus der Vorbeuge mit Schulterkreisen (Urdhva Uttanasana) halten Sie auf Dreiviertel des Wegs in der Bergposition mit erhobenen Händen (Urdhva Hastasana) inne, sodass die Arme in einer Linie mit dem Rücken nach schräg oben weisen. Danach fahren Sie wie üblich fort.

Sonnengruß A für Einsteiger, Variation

Machen Sie den Sonnengruß A für Einsteiger (S. 30) bis zum Vierfüßlerstand (Goasana). Dann schieben Sie folgende Sequenz ein:

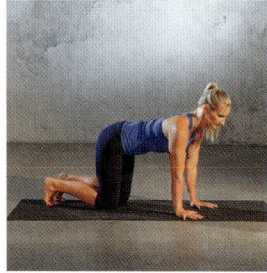

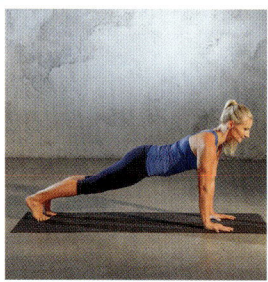

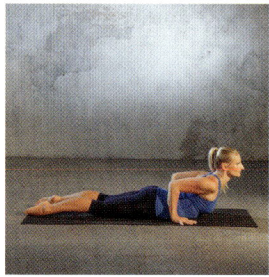

▌ Setzen Sie den Sonnengruß A für Einsteiger wie gewohnt mit dem hinabschauenden Hund (Adho Mukha Svanasana) fort.

1 EA: Vierfüßlerstand (Goasana)

2 AA: Bretthaltung (Phalankasana)

3 EA: Kobra (Bhujangasana)

5 Wiederholungen.

Sonnengruß B für Einsteiger, Variation

Machen Sie den Sonnengruß B für Einsteiger (S. 32) bis zum Krieger I (Virabhadrasana I). Dann schieben Sie folgende Sequenz ein:

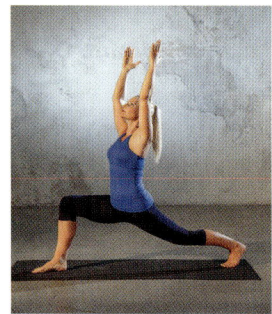

▌ Sonnengruß B für Einsteiger wie gewohnt fortsetzen mit der Reiterposition (Ashva Sanchalanasana).

▌ Nach dem Seitenwechsel beim Krieger I li. (Virabhadrasana I) für Einsteiger angekommen, schieben Sie die Asana Krieger I li. für Fortgeschrittene ein.

▌ EA+AA: Krieger I (Virabhadrasana I) für Fortgeschrittene

Nach 5 Wiederholungen pro Körperseite beenden Sie den Sonnengruß B für Einsteiger.

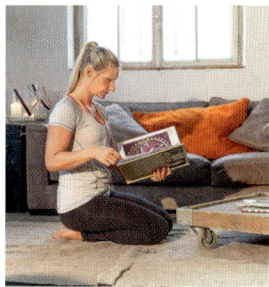

Hauptteil für Einsteiger

1 Sie starten im hinabschauenden Hund *(Adho Mukha
Svanasana)*.

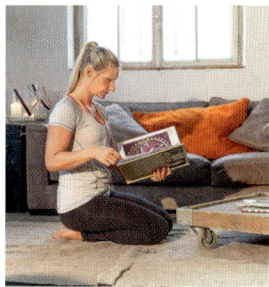

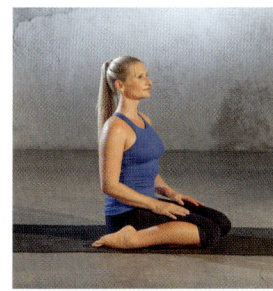

4 Kommen Sie über den
Vierfüßlerstand *(Goasana)*
wieder in den hinabschau-
enden Hund *(Adho Mukha
Svavanasana)*.

2 5 AZ: Fersensitz
(Vajrasana)

3 5 AZ: Zwischenfersensitz
(Virasana)

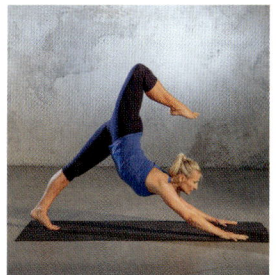

6+7 Seitenwechsel über
hinabschauenden Hund
(Adho Mukha Svavanasana).
5 AZ einbeiniger hinabschauender Hund mit Fuß zum
Kopf li.

8 Wechseln Sie innerhalb
1 AZ in die Bauchlage.

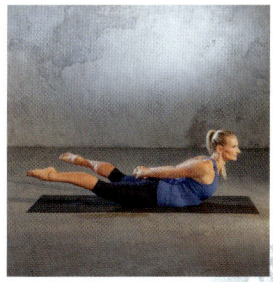

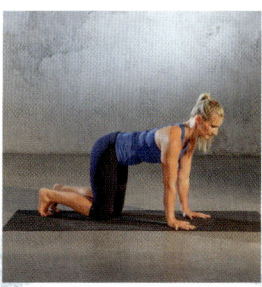

5 5 AZ: einbeiniger hinabschauender Hund mit Fuß
zum Kopf re.

9 5 AZ: Heuschrecke

10 Vierfüßlerstand
(Goasana)

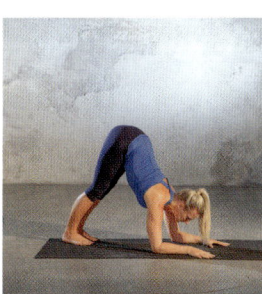

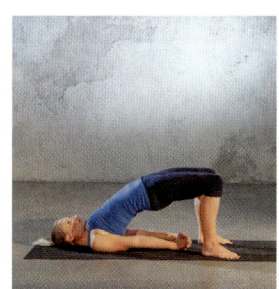

13 Kommen Sie zum Ausgleich ins Krokodil.

▌ Absolvieren Sie alle
Endhaltungen (S. 34/35).
Den Fisch *(Matsyasana)*
sollten Sie aufgrund der
anregenden Wirkung der
Rückbeuge an dieser Stelle
am Abend weglassen.

11 5 AZ: Unterarmstandvorbereitung

12 5 AZ: Schulterbrücke
(Setu Bandhasana)

EA = Einatmung, AA = Ausatmung, AZ = Atemzüge

Warm-up

Absolvieren Sie Ihr gewohntes Aufwärmprogramm (S. 28/29). Beim Aufrichten aus der Vorbeuge mit Schulterkreisen *(Urdhva Uttanasana)* halten Sie auf Dreiviertel des Wegs in der Bergposition mit erhobenen Händen inne, sodass die Arme in einer Linie mit dem Rücken nach schräg oben weisen. Fahren Sie wie üblich fort.

Sonnengruß A für Fortgeschrittene, Variation

Machen Sie den Sonnengruß A für Fortgeschrittene (S. 31) bis zum Liegestütz *(Chaturanga Dandasana)*. Dann schieben Sie folgende Sequenz ein:

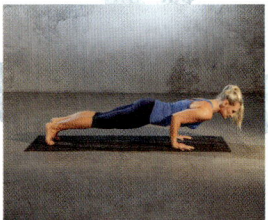

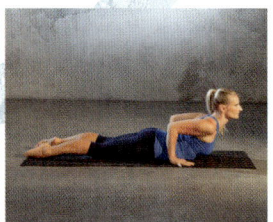

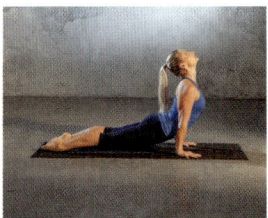

▍ Setzen Sie den Sonnengruß A für Fortgeschrittene mit dem hinabschauenden Hund *(Adho Mukha Svavanasana)* fort.

1 AA: Liegestütz
(Chaturanga Dandasana)

2 EA/AA: Kobra
(Bhujangasana)

3 EA: hinaufschauender Hund *(Urdhva Mukha Svanasana)*

5 Wiederholungen.

Sonnengruß B für Fortgeschrittene, Variation

Machen Sie den Sonnengruß B für Fortgeschrittene (S. 33) bis zum einbeinigen hinabschauenden Hund *(Eka Pada Adho Mukha Svanasana)*. Dann schieben Sie folgende Sequenz ein:

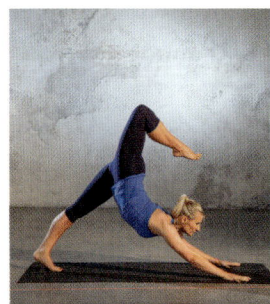

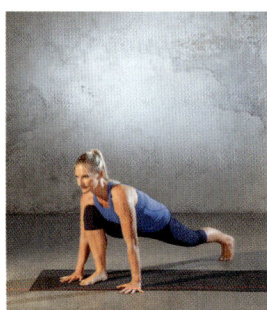

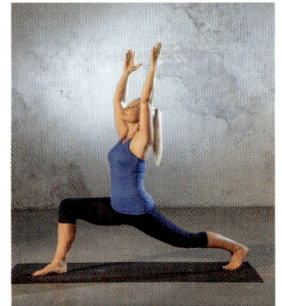

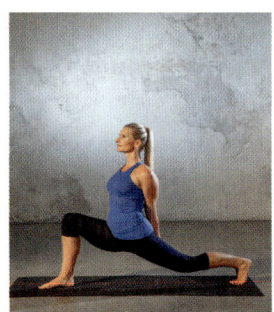

1 AA: re. Knie beugen. EA: intensivieren und Brust heben.

2 AA: Reiterposition re. *(Ashava Sanchalanasana)*

3 EA: Krieger I re. *(Virabhadrasana I)*

4 AA: *Anjaneyasana* re.

Setzen Sie den Sonnengruß B für Fortgeschrittene fort. Nach dem Seitenwechsel absolvieren Sie nach dem einbeinigen hinabschauenden Hund *(Eka Pada Adho Mukha Svanasana)* die beschriebene Sequenz für die li. Körperseite. Nach 5 Wiederholungen pro Körperseite beenden Sie den Sonnengruß bis zum hinabschauenden Hund.

Hauptteil für Fortgeschrittene

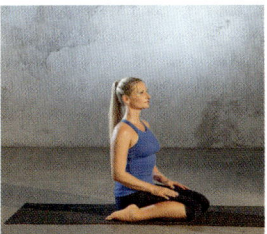

1 5 AZ: Zwischenfersensitz *(Virasana)*

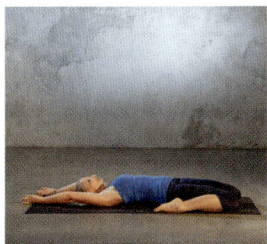

2 5 AZ: Liegender Held *(Supta Virasana)*

3 Kommen Sie über ein Vinyasa in den hinaufschauenden Hund *(Urdhva Mukha Svanasana)*.

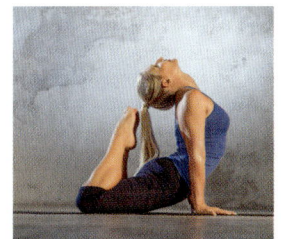

4 5 AZ: Taube *(Rajakapotasana)* beidbeinig

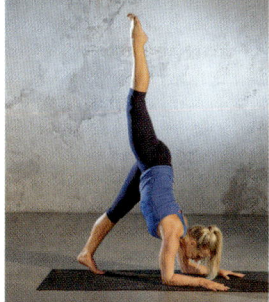

5 5 AZ: Unterarmstandvorbereiung mit re. Bein heben

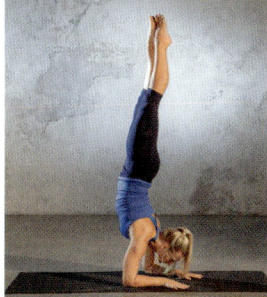

6 5 AZ: Unterarmstand

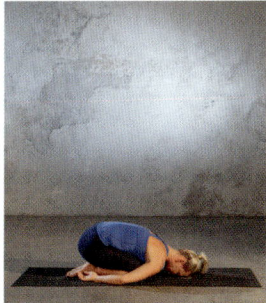

7 5 AZ Pause in der Stellung des Kindes *(Balasana)*

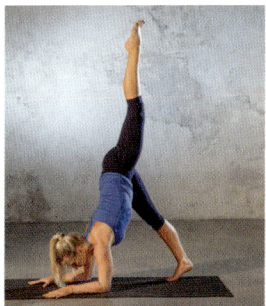

8 5 AZ: Unterarmstandvorbereitung mit li. Bein heben

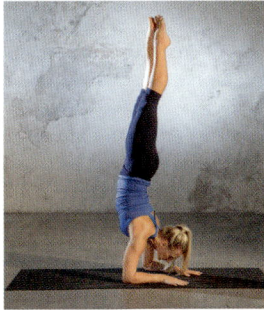

9 5 AZ: Unterarmstand

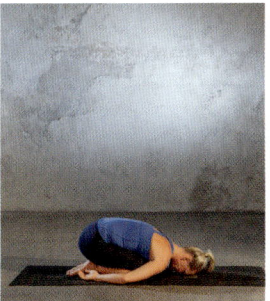

10 5 AZ Pause in der Stellung des Kindes *(Balasana)*

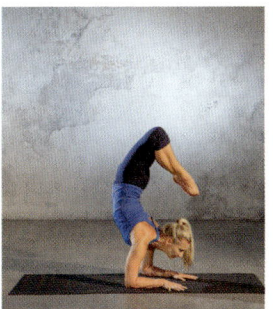

11 5 AZ: Unterarmstand im Skorpion

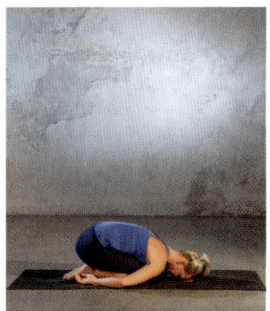

12 5 AZ Pause in der Stellung des Kindes *(Balasana)*

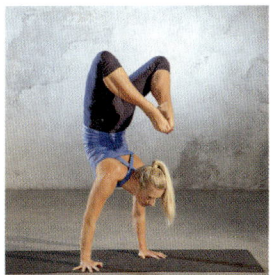

13 5 AZ: Handstand im Skorpion

14 Kommen Sie über ein Vinyasa in die Rückenlage.

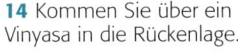

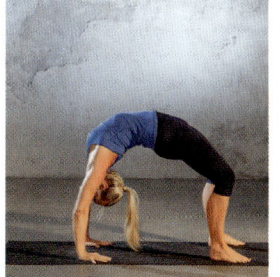

15 3 mal 5 AZ: Rad. Dazwischen 5 AZ Pause

16 Kommen Sie zum Ausgleich ins Krokodil.

▐ Absolvieren Sie zum Abschluss alle Endhaltungen (S. 34/35). Den Fisch *(Matsyasana)* sollten Sie aufgrund der anregenden Wirkung der Rückbeuge an dieser Stelle am Abend weglassen.

EA = Einatmung, AA = Ausatmung, AZ = Atemzüge

Rotation

Durch die Drehbewegungen in den Asanas und Flows für das Kehlkopfchakra mobilisieren Sie die Brustwirbelsäule und stärken und dehnen
die tiefen Stabilitätsmuskeln entlang der Wirbelsäule. Verspannungen
schwinden ebenso wie Stresssymptome. Die Organe werden komprimiert, und der Stoffwechsel kommt in Schwung. Auf psychischer Ebene
bessert sich die Fähigkeit zum Selbstausdruck.

Wozu rotieren?

Nur eine aufgerichtete Brustwirbelsäule kann sich
auch gesund in ihrer Längsachse drehen. Umgekehrt
haben Menschen mit einer sehr gebeugten Haltung
im oberen Rücken erfahrungsgemäß Probleme mit
der Rotation.

Bei gekrümmter Körperhaltung geht der Körper den
Weg des geringsten Widerstandes und holt die Drehung aus der Halswirbelsäule, der Lendenwirbelsäule,
der Hüfte oder gar aus den Knien. Die meisten kennen die typische Fehlbewegung vom Autofahren:
Sie drehen sich, um nach dem Gurt zu fassen, und
schon fährt es Ihnen in den Nacken oder den Schultergürtel. Insbesondere die Halswirbelsäule ist bei
Twists gefährdet – im schlimmsten Fall kommt es
durch Abnutzung der Wirbel zum gefürchteten »Knir-
schen«. Schmerzen in der Halswirbelsäule können je

nach Ursache in den Kopf, die Schultern und Arme
oder in den oberen Rücken ausstrahlen.

Ähnlich ist es bei der Lendenwirbelsäule: Diese
können wir insgesamt um 5 Grad drehen. Jedes
Grad mehr führt zur Abnutzung der Facettengelenke,
die die Wirbel miteinander verbinden.

Der gezielte (Wieder-)Aufbau der Rotationsfähigkeit
schützt nicht nur diese Strukturen, mobilisiert die
Brustwirbelsäule und stärkt die beteiligten Muskeln:
Durch die gedrehte Körperhaltung werden die Organe
massiert, der Stoffwechsel wird angeregt und das
Nervensystem ausgeglichen.

Im traditionellen Chakra wird das Hals- oder Kehlkopfchakra (*Visuddha-Chakra*) hauptsächlich über die
Umkehrhaltungen, Singen und Atemtechniken angesprochen. Im PhysioFlowYoga fassen wir das etwas

weiter: Wir fokussieren uns auf das Training von Zwerchfell und Atmung in der Rotation.

Beteiligte Muskeln

Bei der Rotation ist wieder unsere autochthone Rückenmuskulatur gefordert, die sich an der Wirbelsäule entlangzieht und sie stabilisiert, insbesondere die kurzen, tief sitzenden Muskeln *M. muldifidi* und die darunter gelegenen *M. rotatores*. Diese Muskeln verlaufen vom Hals bis hinunter zum Kreuzbein und werden auch in den Balance-Asanas angesprochen (S. 42–51).

An einer optimalen Rotation sind auch einige Hilfsmuskeln der Schultergürtelmuskulatur beteiligt: *M. trapezius*, der sich – wie der Name schon sagt – trapezförmig vom Kopfansatz über die Schultern bis zur Rückenmitte zieht, die *Rhomboideen* zwischen Schulterblatt und Wirbelsäule und *M. latissimus dorsi*, der große Rückenmuskel unterhalb des Schulterblatts unterstützen die Rotation, indem sie einseitig mit aktiviert werden und das Schulterblatt zur Wirbelsäule und nach unten ziehen.

Reinigung und Ruhe

Durch langes Sitzen oder generell eine gebeugte Körperhaltung verharren unsere inneren Organe immer in derselben Position, was ihre Funktionsfähigkeit einschränkt – zum Beispiel verlangsamt sich die Magen- und Darmtätigkeit. Über korrekt ausgeführte Rotations-Asanas werden die Organe komprimiert und massiert; die tiefe Zwerchfellatmung (s. Kapitel »Atmung im Yoga«, S. 20) unterstützt die Kompression im gedrehten Zustand noch. Der Stoffwechsel wird angeregt, der Körper entgiftet, die Organfunktionen reguliert. Der angenehme Nebeneffekt: Das ungesunde Bauchfett rund um die Organe schmilzt –

denn Areale, die bewegt und gut durchblutet werden, nutzt der Körper nicht als Fettreservoir für Notzeiten.

Nicht zuletzt verhelfen uns Rotations-Asanas zu einem ausgeglichenen vegetativen Nervensystem. Den Zusammenhang zwischen Sympathikus und Parasympathikus haben wir Ihnen im Kapitel »Atmung im Yoga« erläutert (S. 20). Sie erinnern sich: In Stresssituationen ist der Sympathikus aktiviert, wir befinden uns in einem Alarmzustand, zugunsten der Kampf- oder-Flucht-Reaktion werden alle nicht zwingend notwendigen Körperfunktionen heruntergefahren.

Mit Rotations-Übungen zäumen wir das Pferd von hinten auf: Durch die Steigerung der Organtätigkeit und die tiefe Atmung gaukeln wir dem Körper zunächst vor, dass wir entspannt sind. Dadurch springt der Parasympathikus an, wir spüren uns wieder besser, und wir entspannen uns tatsächlich – der Teufelskreis von Anspannung und Dauerstress wird durchbrochen.

TIPP

WIRKUNGEN AUF KÖRPER UND GEIST

Auf **KÖRPERLICHER EBENE** stärken Rotations-Asanas die Stabilitätsmuskeln an der Wirbelsäule. Sie lösen Hals- und Nackenverspannungen und lindern Schulterschmerzen. Die Verdauung wird angeregt und der Organismus entgiftet. Die Zwerchfellatmung trainiert die Bauchmuskulatur. Wir nehmen die beiden Körperseiten wieder wahr.

Auf **GEISTIGER EBENE** wirken die Übungen stresssenkend, erleichtern es, Gedanken und Gefühle in Worte zu fassen, fördern den Mut zur eigenen Meinung und die Kommunikationsfähigkeiten.

TIPP

KONTRAINDIKATIONEN

In der Schwangerschaft ist besondere Vorsicht geboten: Kontrollierte Rotationen aus der Brustwirbelsäule sind wohltuend, Drehungen, die den Bauchraum einbeziehen hingegen gefährlich für die Fruchtblase. Auch bei Facettengelenks- oder Rückengelenksentzündungen sowie akuten und chronischen Bandscheibenvorfällen in der Lendenwirbelsäule müssen Rotationen strikt auf die Brustwirbelsäule begrenzt bleiben.

Der richtige Dreh

Um die Drehung kontrolliert auszuführen und in Genuss der wohltuenden Wirkung der Rotations-Asanas zu kommen, ist wieder Ihre Körperwahrnehmung gefragt. Vergleichen Sie während der Übungen die rechte und linke Körperhälfte und gehen Sie folgende Punkte im Geiste durch:

AUFRECHTE HALTUNG: Richten Sie die Wirbelsäule auf, bevor Sie in die Rotation gehen. Ziehen Sie die Schultern nach unten und hinten. Nur aus der aufrechten Haltung können wir uns gesund drehen.

BANDHAS AKTIVIEREN: Als nächstes aktivieren Sie die Bandhas (S. 19). Der angespannte Bauch stabilisiert die Lendenwirbelsäule, damit sie nicht mehr als 5 Grad in die Rotation geht.

Die tiefen Bauchmuskeln halten die Organe im gedrehten Zustand, sodass sie nicht bauchwärts ausweichen können. Der aktive Beckenboden verhindert ein Ausweichen nach unten.

DREHUNG AUS DER BRUSTWIRBELSÄULE: Die Rotation selbst kommt aus der Brustwirbelsäule, die Kraft holen Sie aktiv aus der tiefen Rücken- und Schultergürtelmuskulatur. Die Hüften halten Sie parallel, auch den Knien erlauben Sie keine Ausweichbewegung. Der Kopf dreht lediglich nach, die Lendenwirbelsäule ist kaum involviert. Durch den kontrollierten Twist aus der Brustwirbelsäule kommen Sie weit weniger in die Drehung als Sie könnten, wenn Sie eine Belastung der benachbarten Strukturen in Kauf nehmen würden. Spüren Sie in die Haltung hinein: Wo drehen Sie am stärksten? Wo sind Sie unbeweglich?

INTENSIVIERUNG DURCH ATMUNG: Zuletzt kommt die bewusste tiefe Zwerchfellatmung hinzu; je langsamer und tiefer Sie atmen, desto intensiver werden Ihre Organe massiert.

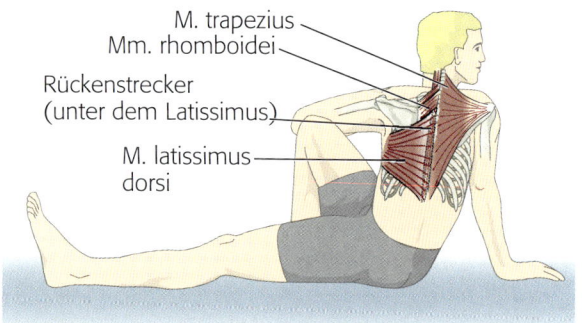

M. trapezius
Mm. rhomboidei
Rückenstrecker
(unter dem Latissimus)
M. latissimus dorsi

Durch die Rotation werden die Organe komprimiert und der Stoffwechsel wird angeregt. ▮

Die Rotationsfähigkeit der Brustwirbelsäule wird verbessert, die Schultergürtelmuskulatur gestärkt. ▮

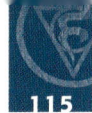

Übungswahl und Intensität

Die Rotations-Asanas wirken alle ähnlich, unterscheiden sich jedoch in der Intensität.

Da wir im PhysioFlowYoga den Fokus auf eine physiologisch gesunde Ausführung der Übungen legen, werden Sie einige Haltungen aus dem traditionellen Yoga bei uns vergeblich suchen. Bei den Rotationen raten wir aus mehreren Gründen insbesondere vom Drehsitz mit angewinkelten Beinen ab (*Ardha Matsyendrasana*, S. 123): Bei dieser Übung wird zwangsläufig ein großer Teil der Drehung aus der Lendenwirbelsäule geholt, sodass sogar das Iliosacralgelenk – das Gelenk unterhalb der Lendenwirbelsäule – einspringt, was häufig Entzündungen und Schmerzen nach sich zieht. Die Hüfte wird in eine sehr ungünstige Position gebracht, die wir ohnehin oft im Alltag einnahmen, wenn wir die Beine übereinanderschlagen. Durch die Rotation werden die negativen Auswirkungen noch verstärkt: die Asana fördert Arthrose und verursacht auch bei anderen Hüftproblemen Schmerzen – ein künstliches Hüftgelenk kann sogar herausbrechen. Die erwünschten Effekte der Übungen erfahren Sie auch in anderen Haltungen, die keine Schäden verursachen.

Highlights wie die gedrehte Krähe (*Parivrtta Bakasana*, S. 124) oder die seitliche Krähe mit gespreizten Beinen (*Koudinyasana*, S. 125) erfordern ein hohes Trainingsniveau und eine gute Vorbereitung. Der positive Aspekt: Asanas, die so herausfordernd sind wie diese, bergen häufig weniger Risiken – fehlen die körperlichen Voraussetzungen, kann man Sie gar nicht erst oder nur unter Missachtung aller Hinweise einnehmen. Hingegen benötigt man für andere Asanas, die leichter aussehen, meist eine sehr ausgefeilte Technik und übersieht ohne professionelle Anleitung die Gefahrenquellen. Wichtig sind in jedem Fall eine gute Körperwahrnehmung und Sorgfalt bei der Ausführung der Übungen.

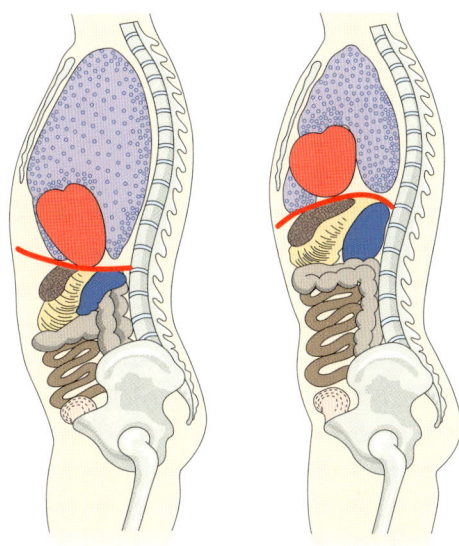

Durch die bewusste Zwerchfellatmung werden die Organe komprimiert und in der Drehung noch intensiver massiert. ▮

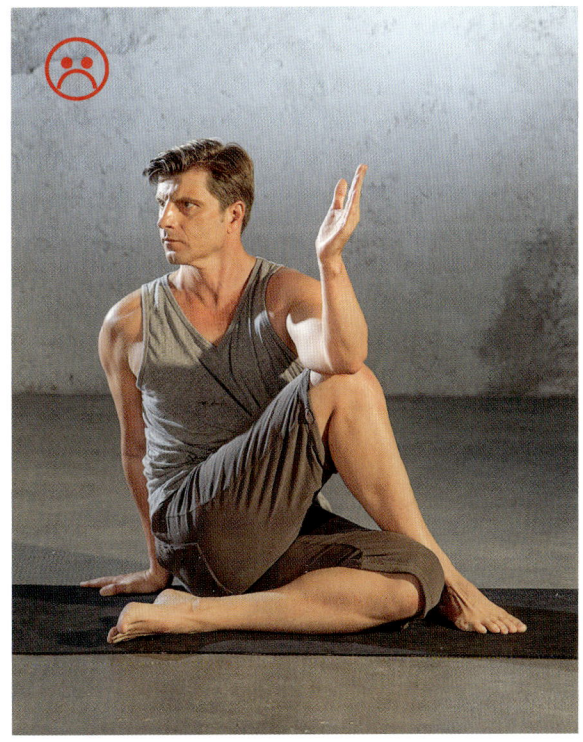

Der Drehsitz *Ardha Matsyendrasana* ist aufgrund seiner zahlreichen Risiken nicht zu empfehlen. ▮

Gedrehte Vorbeugen

Parivrtta Urdhva Uttanasana

Neben der Mobilisierung der Brustwirbelsäule regt die Vorbeuge mit Aufwärtsdrehung ebenso wie die gedrehte Stuhlhaltung (re.) die Verdauung und Entgiftung an und aktiviert den Parasympathikus: Sie entspannt und hält uns jung.

In der Drehhaltung sind die Rotationsmuskeln an der Wirbelsäule aktiv, die tiefe schräge Bauchmuskulatur sowie die Muskeln des Schultergürtels.

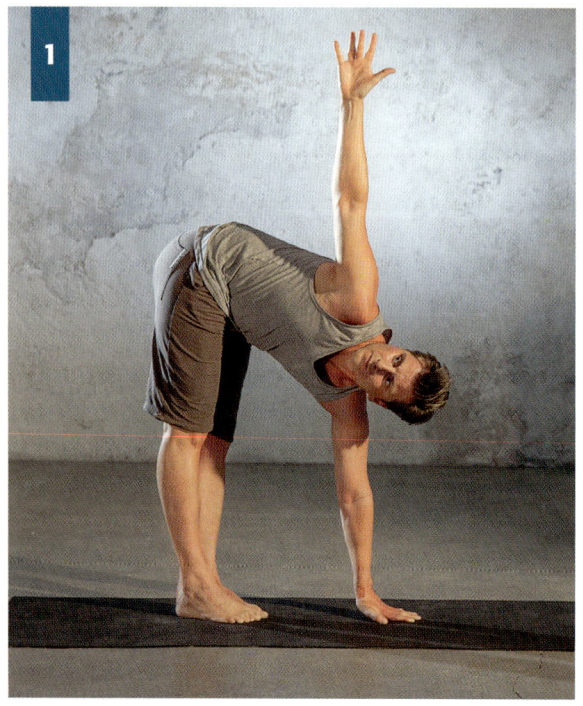

- Ausgangsstellung ist die stehende Vorbeuge mit geradem Rücken (S. 25). Die Knie sind gestreckt.
- AA: Lösen Sie die rechte Hand in einer seitlichen Kreisbewegung vom Boden und initiieren Sie über den Druck der linken Handfläche in den Boden die Rotation. Am Ende bilden rechter und linker Arm eine Linie. Becken und Knie bleiben parallel.
- EA: Strecken Sie sich in der Wirbelsäule.
- AA: Intensivieren Sie die Rotation – nicht über den oberen Arm, sondern indem Sie das obere Schulterblatt intensiv zur Wirbelsäule ziehen. Am Ende dreht der Kopf entspannt nach. 5 Atemzüge gegen die Bauchmuskulatur. Seitenwechsel.

PROBLEMSTELLEN

Bei allen Rotations-Asanas muss die Brustwirbelsäule komplett aufgerichtet sein; andernfalls blockiert sie sich selbst, und die Rotation wird aus den umliegenden Gelenken geholt. Über den Druck der unteren Handfläche in den Boden werden die Bauchmuskeln aktiviert, und der Schultergürtel hilft der Brustwirbelsäule in die Rotation. Initiieren Sie die Rotation über den Zug des oberen Arms, wird die Schulter belastet. Die Halswirbelsäule darf die Rotation nicht alleine übernehmen, damit der Nacken nicht steif wird. Die Wirbelsäule darf nicht in den Rundrücken gehen – Beugung und Rotation sind zwei von drei Faktoren, die zu Bandscheibenvorfällen führen. Kommt noch die Seitneigung hinzu, herrscht Alarmstufe Rot für Ihre Bandscheiben.

Ausweichbewegungen im Becken erkennen Sie an der Kniestellung: Sind die Knie nicht gestreckt und parallel, kommt es zu Verdrehungen im Knie oder im Hüftgelenk.

Gehen Sie langsam in die Asana, um Ausweichbewegungen in Hüfte, Knien, Halswirbelsäule und oberer Schulter zu vermeiden.

TIPP: Unterlagern Sie die Hände mit einem Klötzchen, wenn Sie Probleme haben, den Rücken gerade zu halten. Der Fokus der Asana liegt nicht auf einer möglichst tiefen Vorbeuge, sondern auf der technisch korrekten Ausführung der Drehung.

Fortgeschrittenen-Variante

Bei der Fortgeschrittenen-Variante von *Parivrtta Urdhva Uttanasana* fällt die Unterstützung durch die untere Hand weg, der untere Schultergürtel bleibt entspannt. Die Mobilität wird geringer, aber die Rotationsmuskeln an der Wirbelsäule und die schrägen Bauchmuskeln werden stärker beansprucht.

▌ Die Ausführung entspricht *Parivrtta Urdhva Uttanasana*, mit dem Unterschied, dass die untere Hand den Boden oder das Klötzchen nur noch leicht berührt.
▌ Achten Sie darauf, dass die Wirbelsäule brettgerade bleibt, die Knie gestreckt sind und Sie weder in der Halswirbelsäule noch in der oberen Schulter ausweichen.
▌ Steuern Sie in der Drehung das Zwerchfell an, und schieben Sie es gegen die Bauchmuskulatur, um die Kompression der Organe zu verstärken. Seitenwechsel nach 5 Atemzügen.

TIPP: Die Vorstellung, das Becken an der Wand anzulehnen, bewahrt Sie vor Ausweichbewegungen.

Parivrtta Utkatasana

▌ Ausgangsposition ist die Stuhlhaltung (*Utkatasana*, S. 25). EA.
▌ AA: Drehen Sie sich nach rechts und legen den linken Ellenbogen auf die Außenseite des rechten Knies. Die Hände sind vor der Brust geschlossen und schieben sich langsam nach unten in Richtung des Brustbeins. Je tiefer Sie mit den Händen gehen, desto intensiver ist die Rotation. Knie und Becken bleiben parallel. Seitenwechsel nach 5 Atemzügen.

TIPP: Können Sie den Ellenbogen nicht an der Außenseite des gegenüberliegenden Knies anlegen, öffnen Sie die Beine hüftbreit und legen ihn an die Innenseite des anderen Knies. Alternativ öffnen Sie die Arme zur Seite, sodass die Brustwirbelsäule sich besser aufrichten kann.

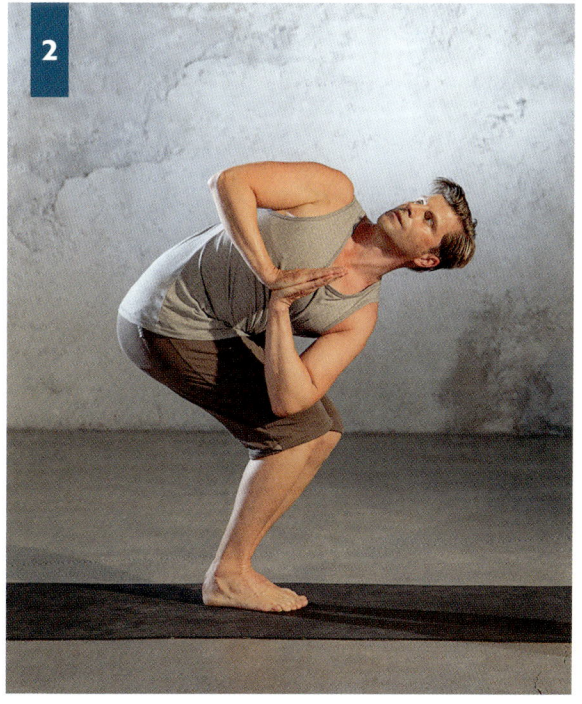

EA = Einatmung, AA = Ausatmung, AZ = Atemzüge

Gedrehter Krieger I

Parivrtta Virabhadrasana I

Neben der Mobilisierung der Brustwirbelsäule regt der gedrehte Krieger I ebenso wie die gedrehte Winkelhaltung (re., ohne Abb.) die Verdauung und Entgiftung an und aktiviert den Parasympathikus: Diese Asanas haben eine entspannende Wirkung und halten uns jung.

Über den Ausfallschritt wird das Becken in der Horizontale fixiert. Die Kraft für die Drehung der Brustwirbelsäule kommt aus der tiefen autochthonen Rückenmuskulatur und der Muskulatur des Schulter-

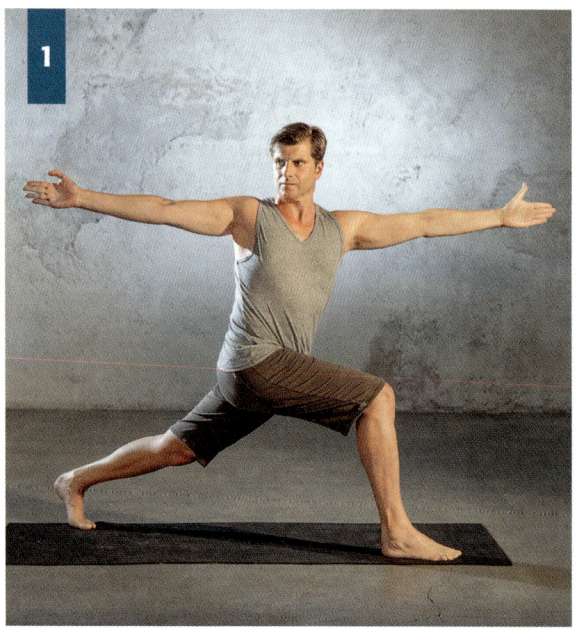

gürtels. Die Bauchmuskeln müssen gut aktiviert werden, um die Wirbelsäule aufrecht zu halten und die Lendenwirbelsäule zu stabilisieren. Durch den fest zur Wirbelsäule gezogenen Nabel wird die quer verlaufende Bauchmuskulatur noch intensiver angesprochen.

▌ Ausgangsposition ist EA im Krieger I (*Virabhadrasana I*, S. 98) mit dem rechten Bein vorn. Aktivieren Sie *Uddiyana Bandha*. Richten Sie sich so ein, dass die Wirbelsäule senkrecht und optimal aufgerichtet ist.

▌ Bei der AA öffnen Sie die Arme in die Horizontale und drehen sich nach rechts, in Richtung des gebeugten Beins. Die Rotation kommt aus den Bauch- und Rückenmuskeln. Am Ende der Bewegung schieben Sie den Schultergürtel noch einmal nach hinten unten und drehen den Kopf sanft nach. EA: Spüren Sie die Rotation. AA: Spannen Sie den Bauch und ziehen ihn flach. Seitenwechsel nach 5 Atemzügen.

PROBLEMSTELLEN

Dreh-Übungen im Ausfallschritt bergen die Gefahr diverser Ausweichbewegungen. Das Wichtigste ist, die Wirbelsäule vorab ins Lot zu bringen und über die Rücken- und Bauchmuskulatur zu halten – hier machen sich Muskeldysbalancen und -verkürzungen besonders deutlich bemerkbar. Achten Sie daher darauf, das Becken gerade nach vorn gerichtet und

Vorbereitung: *Parivrtta Anahataasana*

▌ Ausgangsposition ist der Panther (S. 28).
▌ EA: Kommen Sie ein wenig hoch und heben Sie den linken Arm unter der rechten Achsel hindurch. Die Brustwirbelsäule dreht mit. AA: Legen Sie den Kopf entspannt auf das linke Ohr. EA. AA: Verstärken Sie die Rotation, indem Sie versuchen, das Brustbein noch mehr zur Decke zu drehen. Halten Sie die Position 5 Atemzüge. 1 Atemzug Pause im Panther *(Anahataasana)*, Seitenwechsel.

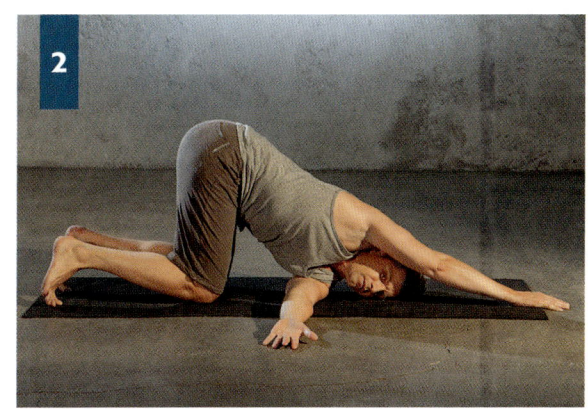

parallel zum Boden zu halten. Die Aktivierung aller Bauchmuskeln verhindert die Drehung in der Lendenwirbelsäule und komprimiert die Organe zusätzlich.

Die Brustwirbelsäule ist komplett aufgerichtet; andernfalls blockiert sie sich selbst und die Rotation wird aus den benachbarten Gelenken geholt, wo ebenfalls Blockaden entstehen können. Um die Halswirbelsäule nicht zu überfordern, darf diese nicht anstelle der Brustwirbelsäule die Rotation übernehmen.

Achten Sie darauf, dass die Schultermuskulatur den Schultergürtel nicht in Richtung Kopf zieht – die Folge wären Nackenverspannungen – und dass Sie die Halswirbelsäule nicht überdrehen.

TIPPS: Jeder hat andere Schwächen und Schokoladenseiten. Beobachten Sie, wo Ihr Körper zu Ausweichbewegungen tendiert und konzentrieren Sie sich auf diese Strukturen besonders.

Die Wirbelsäule bleibt leichter im Lot, und die Asana wird etwas einfacher, wenn Sie das vordere Bein mehr strecken oder das hintere Bein beugen. Um die Wahrnehmung ganz auf die Rotation zu konzentrieren, können Sie das hintere Knie auch auf dem Boden ablegen.

Preform: *Parivrtta Parsvakonasana*

Die gedrehte Winkelhaltung ist etwas einfacher als *Parivrtta Virabhadrasana I*, weil der auf dem Oberschenkel abgestützte Unterarm die Rotation unterstützt. Aktivieren Sie den Bauch so stark, dass er den Oberschenkel nicht berührt.

▌ Ausgangsposition ist EA im Krieger I *(Virabhadrasana* I, S. 98) mit dem rechten Bein vorn. Aktivieren Sie *Uddiyana Bandha*.
▌ AA: Rotieren Sie sich aus der Brustwirbelsäule nach rechts und legen Sie den linken Unterarm auf dem rechten Oberschenkel ab.
▌ EA: Ziehen Sie den Schultergürtel nach hinten unten. Zuletzt dreht der Kopf kontrolliert und sanft nach. Seitenwechsel nach 5 Atemzügen (über Vinyasa).
▌ Wenn Sie die Asana intensivieren möchten, dann positionieren Sie die Hand auf der Außenseite des Fußes am Boden, statt den Unterarm auf dem Bein abzulegen. Achten Sie darauf, dass das vordere Knie im rechten Winkel und das Becken stabil bleiben.

EA = Einatmung, AA = Ausatmung, AZ = Atemzüge

Rotation im Reiter

Parivrtta Ashva Sanchalanasana

Neben der Mobilisierung der Brustwirbelsäule regt der gedrehte Reiter ebenso wie das gedrehte Dreieck (re.) die Verdauung und Entgiftung an und wirkt über die Aktivierung des Parasympathikus entspannend. Durch die gestreckten Beine in Schrittstellung kommt die Dehnung der Beinrückseiten hinzu. Damit die rückseitige Beinmuskulatur Sie nicht in den Katzenbuckel zieht, was bei der Drehung die Bandscheiben

und die Rippengelenke belastet, müssen Sie die Wirbelsäule gut aufrichten.

▌ Grundhaltung: Reiterstellung (*Ashva Sanchalanasana*, S. 28) mit rechtem Bein vorn. EA. Aktivieren Sie *Uddiyana Bandha*.

▌ AA: Heben Sie die rechte Hand langsam und kontrolliert zur Decke, während die linke Handfläche in den Boden drückt. Das obere Schultergelenk soll die Drehung nicht kompensieren. Achten Sie darauf, dass Sie die Rotation nur über das rechte Schulterblatt initiieren, das Sie zur Wirbelsäule ziehen.

▌ Beim nächsten Atemzug kontrollieren Sie die parallele Ausrichtung des Beckens. EA: Der Kopf dreht langsam nach, sodass der Blick zur oberen Hand geht. Die Halswirbelsäule bleibt gestreckt, der Nacken entspannt. 5 Atemzüge halten.

PROBLEMPUNKTE

▌ Die Rotation kommt wieder aus der Brustwirbelsäule. Um die Wirbelsäule zu schützen, aktivieren Sie die Bauchmuskulatur, halten das Becken parallel nach vorn gerichtet und richten die Brustwirbelsäule auf – hier besteht die größte Ausweichgefahr.

▌ In Konzentration neigen wir dazu, die Schultern zu den Ohren zu ziehen, was zu Verspannungen führt und die Zwerchfellatmung behindert. Entspannen Sie aktiv den Nacken und ziehen den Schultergürtel nach unten und hinten.

Für Fortgeschrittene:
Parivrtta Trikonasana

▌ Ausgangsstellung ist *Parivrtta Ashva Sanchalanas-ana* (S. 120). EA.

▌ AA: Strecken Sie langsam das vordere Knie so weit es geht, ohne dass sich die Wirbelsäule rundet. Um das Bein ganz zu strecken, können Sie die Hand mit einem Klötzchen unterlegen. Kontrollieren Sie die parallele Ausrichtung des Beckens nach vorn. 5 Atemzüge halten, Seitenwechsel über *Vinyasa*. Durch den Wechsel beider Varianten wird der Körper unterschiedlich angesprochen.

TIPP: Kontrollieren Sie die Haltung vor dem Spiegel. Weicht die Wirbelsäule in den Rundrücken aus, dann wirkt die Übung einfacher, aber Bandscheiben und Rippengelenke werden belastet.

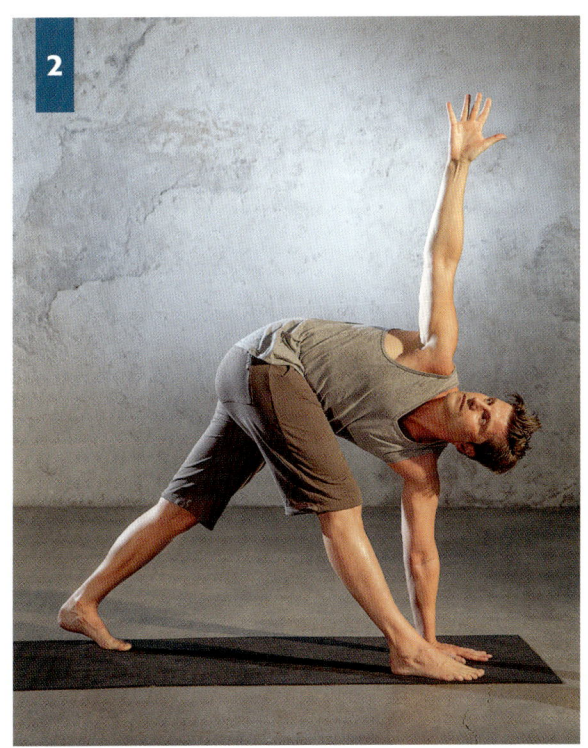

Jathara parivartanasana

Der Twist im Liegen ist eine gute Ausgleichs-Asana nach einem anstrengenden Tag im Sitzen oder nach Rückbeugen. Die Schwerkraft hilft mit, daher benötigen wir wenig Muskelkraft. Allerdings besteht Ausweichgefahr in Schulter, Hüfte, Iliosakralgelenk und Lendenwirbelsäule.

▌ Ausgangsposition: Rückenlage. Ziehen Sie mit den Händen beide Knie zur Brust. Bleiben Sie einige Atemzüge in dieser Haltung *(Pavanamuktasana)*. EA: Strecken Sie das linke Bein auf dem Boden aus.

▌ Fassen Sie nun das gebeugte rechte Knie mit der Hand und ziehen es samt Becken nach rechts. Justieren Sie das Becken so aus, dass der Körper eine Linie bildet und nur die Brustwirbelsäule rotiert ist. Weder das Knie noch die linke Schulter müssen zum Boden gebracht werden. Unterlagern Sie das Knie mit einem Klötzchen, damit keine

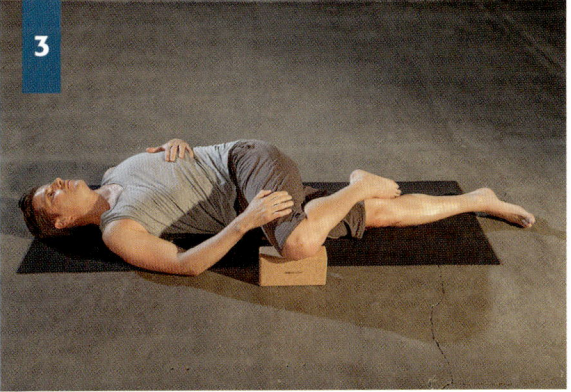

Enge in der oberen Hüfte, die Schulter schützen Sie vor Überdehnung, indem sie den linken Ellenbogen beugen und neben den Rippen ablegen. Die Hand liegt auf dem Bauch, um die gleichmäßige Atmung zu beobachten. Der Nacken ist entspannt. 5 bis 10 Atemzüge pro Seite halten. Bleiben Sie 2 bis 3 Atemzüge länger auf der weniger mobilen Seite.

EA = Einatmung, AA = Ausatmung, AZ = Atemzüge

Drehsitz-Varianten

PHYSIOLOGISCHE ROTATION IM SITZEN

Marichyasana b

Statt des populären *Ardha Matsyendrasana*
(S. 123), bei dem beide Beine angewinkelt sind
und die Hüfte in eine sehr ungesunde Haltung
gezwungen wird, empfehlen wir im PhysioFlowYoga
die Drehsitz-Variante *Marichyasana b*. Sie hat ohne
negative Begleiterscheinungen dieselben positiven
Wirkungen. Der Bauch wird über den aufgestellten
Oberschenkel zusätzlich komprimiert, was die
Organtätigkeit anregt und über die Zwerchfellatmung
einen zusätzlichen Trainingseffekt ermöglicht. Wegen
der starken Beanspruchung der Strukturen und um
die Lendenwirbelsäule zu schützen, ist es wichtig,
Bauch und Beckenboden zu aktivieren. Der Ellenbogen wird als Hebel eingesetzt, um über die

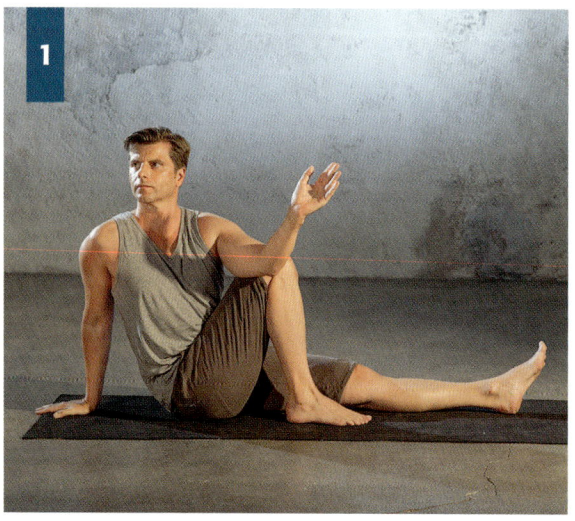

Schultergürtelmuskulatur noch stärker in die Rotation
zu gehen.

- Ausgangsstellung ist die Stockhaltung (*Dandasana*, S, 27). Wenn Sie die Sitzbeinhöcker am
  Boden spüren, ist die Wirbelsäule optimal aufgerichtet. Aktivieren Sie *Uddiyana Bandha* und
  Mula Bandha.
- EA: Beugen Sie das rechte Bein in der Hüfte und
  im Knie und stellen Sie den Fuß nahe des Gesä-
  ßes ab. Zwischen Fuß und anderem Oberschenkel
  ist eine Handbreit Platz, um Enge in der Leiste zu
  vermeiden. Legen Sie die rechte Handfläche hinter
  dem Rumpf am Boden ab. AA: Strecken Sie sich
  und drehen sich so weit nach rechts, dass Sie den
  linken Ellenbogen auf die Außenseite des rechten
  Knies legen können. EA: Strecken Sie die Wirbelsäule. AA: Intensivieren Sie die Rotation. 5 Atemzüge halten, Pause in *Dandasana*, Seitenwechsel.

PROBLEMPUNKTE

Die Wirbelsäule muss vollständig aufgerichtet sein
und rotiert nur im Brustbereich. Bei stark verkürzten
Beinrückseiten positionieren Sie die hintere Hand
weiter vom Becken entfernt.

Das Becken bleibt parallel nach vorn gerichtet und
das Knie senkrecht, damit keine Enge in der Leiste
entsteht und Arterien, Venen und Nerven nicht
unnötig komprimiert werden.

Marichyasana b gewickelt

Bei unzureichender Beweglichkeit in der Brustwirbelsäule oder Schulterproblemen sollten Sie diese Fortgeschrittenen-Version mit veränderter Armhaltung nicht trainieren, um das Schultergelenk nicht zu überlasten.

▌ Ausgangsstellung ist *Marichyasana* b (S. 122). Drehen Sie sich weiter, bis die Schulter an die Knieaußenseite wandert. Drehen Sie die vordere Schulter nach innen, sodass die Hand zum Boden weist. Umarmen Sie den Oberschenkel – rückwärtig hält die andere Hand dagegen. 5 Atemzüge halten, Seitenwechsel.

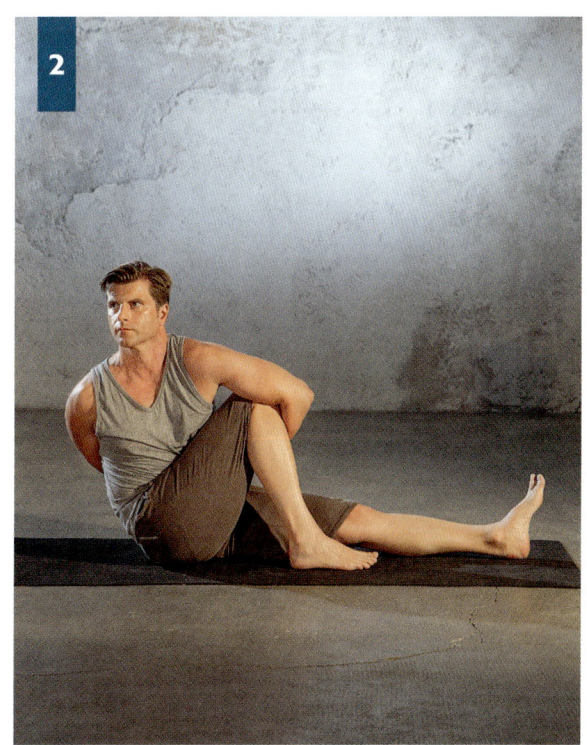

Ardha Matsyendrasana

Diese häufig praktizierte Asana birgt viele Risiken. Wir empfehlen, auf *Marichyasana b* auszuweichen.

▌ Durch die Bein- und Beckenhaltung findet im unteren Rücken bereits eine Drehung statt, bevor die Rotation in der Brustwirbelsäule initiiert wurde. Das verschleißt die Facettengelenke der Lendenwirbelsäule.

▌ Durch die starke Dehnung des mittleren Gesäßmuskels springt das rechte Iliosakralgelenk ein und wird mit der Zeit instabil.

▌ Durch die Enge in der Leiste werden die Arterien, Venen und Nerven in der Leiste komprimiert.

▌ Das Hüftgelenk nimmt dieselbe ungesunde Stellung ein wie beim Sitzen mit übergeschlagenen Beinen. Die Asana fördert Hüftarthrose und wirkt ungünstig bei Hüftdysplasien; künstliche Hüftgelenke können sogar herausbrechen.

▌ Die Rotation verstärkt all diese Probleme noch.

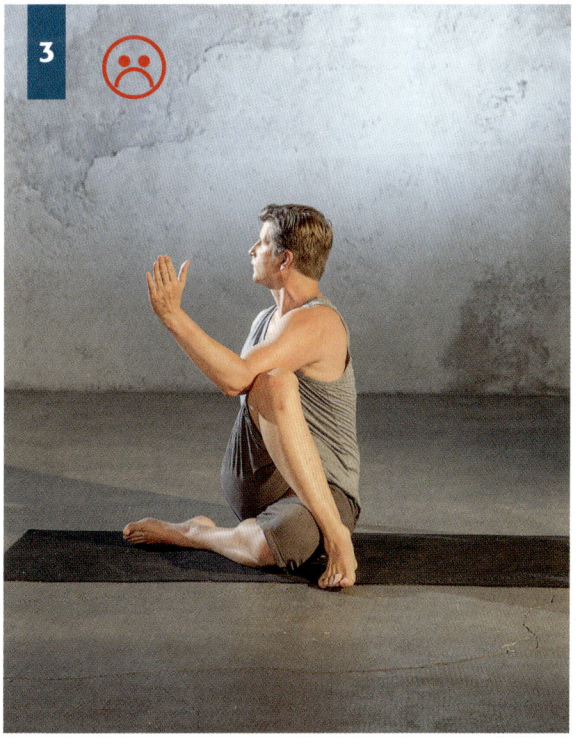

EA = Einatmung, AA = Ausatmung, AZ = Atemzüge

Krähen-Variationen

Parivrtta Bakasana

Die Varianten der gedrehten Krähe – *Parivrtta Bakasana* und *Koundinyasana* – gehören in die Rubrik Highlights. Die Wirkung der Rotation ähnelt der anderer Rotations-Asanas – von der Anregung der Verdauung und Entgiftung bis zum Entspannungseffekt durch die Aktivierung des Parasympathikus.

Auf geistiger Ebene unterstützt die gedrehte Krähe den Mut zur eigenen Meinung.

Um die *Parivrtta-Bakasana*-Haltung überhaupt einnehmen zu können, muss die Brustwirbelsäule bereits gut mobilisiert sein, und die Schultermuskeln

müssen ausreichend trainiert sein. Nehmen Sie diese Asana nie ohne Warm-up und Vorbereitung ein, um sich weder Rippengelenkblockaden noch einen Hexenschuss in der Lendenwirbelsäule oder einen steifen Nacken zuzuziehen.

- Ausgangsstellung ist die nach rechts gedrehte Stuhlhaltung (*Parivrtta Utkatasana*, S. 117). Aktivieren Sie *Mula Bandha* und *Uddiyana Bandha*.
- Lösen Sie die Hände von der Brust. Beugen Sie die Knie so weit, dass Sie die Handflächen schulterbreit auf Höhe der Oberschenkel neben dem Körper am Boden abstützen können. Der rechte Oberschenkel lehnt nun am linken Oberarm. Verlagern Sie das Körpergewicht langsam auf die Hände, ohne die Haltung zu verändern. Die Wirbelsäule bleibt möglichst aufgerichtet, der Nacken ist entspannt. Fixieren Sie einen Punkt am Boden, um leichter die Balance zu finden.
- AA: Verlagern Sie die rechte Hand so, dass auch der rechte Ellenbogen den Oberschenkel in Höhe des Beckens berührt und Sie sich anlehnen können. Im Laufe der nächsten AA verlagern Sie das Gewicht immer mehr auf die Arme. AA: Beugen Sie beide Ellenbogen. Stellen Sie sich vor, Sie wollten den Kopf am Boden ablegen: Das Gewicht verlagert sich noch mehr auf die Hände. An diesem Punkt lösen sich die Füße vom Boden, ohne dass Sie Schwung zu nehmen brauchen – vorausgesetzt, Ihr Körper ist so weit. 5 Atemzüge halten. Seitenwechsel über Vinyasa.

PROBLEMPUNKTE

Viele Trainierende tendieren dazu, Yoga-Highlights mit Schwung auszuführen. Stürze und Verletzungen bedeuten dann meist das Ende aller Versuche. Setzen Sie stattdessen auf kontinuierliches Training Ihrer Schwachstellen. Wenn Sie immer wieder aus Ihrer Komfortzone heraustreten und sich spielerisch ausprobieren, werden Sie auch anspruchs-

volle Asanas eines Tages meistern. Bleiben Sie also dran.

TIPP: Um die Angst vor Stürzen zu verlieren, legen Sie auf Höhe des Kopfes eine dicke Decke aus. Da Sie nicht mit Schwung in die Asana gehen, ist das eher eine psychologische Stütze, die Ihnen Sicherheit gibt, bis Sie die Herausforderung gemeistert haben.

Koundinyasana

In der seitlichen Krähe mit gespreizten Beinen gehen Sie noch einen Schritt weiter.

- Ausgangsstellung für diese Highlight ist *Parivrtta Bakasana.* Strecken Sie zeitgleich vorne unten das Knie und hinten oben Hüfte und Knie, um den Körperschwerpunkt nicht zu verändern. Wenn Sie die Beine nicht synchron bewegen, müssen das die Arme viel stärker ausgleichen.
- Versuchen Sie, Nacken und Kiefer zu entspannen. In dieser Asana neben der Stabilität noch an Leichtigkeit zu denken ist eine große Herausforderung – aber genau das ist das Ziel von Highlights. 5 Atemzüge halten. Seitenwechsel über Vinyasa.

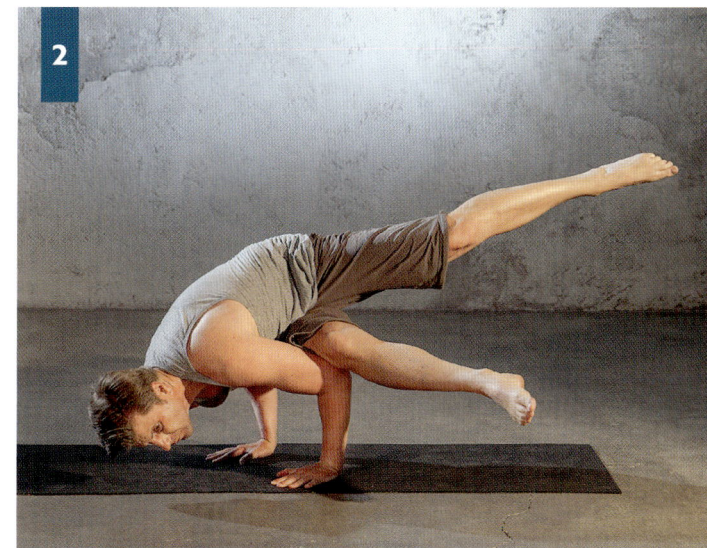

Marichyasana b

Machen Sie vor der gedrehten Krähe *(Parivrtta Bakasana)* und der seitlichen Krähe *(Koundinyasana)* immer die Drehsitz-Variante *Marichyasana b,* um die intensive Rotation der Brustwirbelsäule gut vorzubereiten. Beherrschen Sie diese Asana sicher und technisch korrekt, ist es ein Leichtes, die Highlights einzunehmen.

Die Ausführung von *Marichyasana b* haben wir auf S. 122 erklärt. Hier sehen Sie die Position noch einmal von hinten.

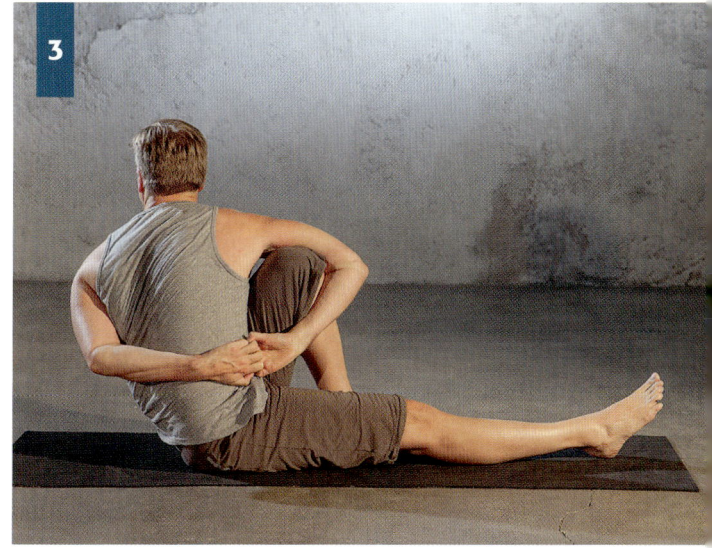

EA = Einatmung, AA = Ausatmung, AZ = Atemzüge

Flows für Rotation

Warm-up

Schieben Sie in Ihr Aufwärmprogramm (S. 28/29) nach dem Panther *(Anahataasana)* den gedrehten Panther re. und li. ein, dann setzen Sie es wie gewohnt fort.

Sonnengruß A für Einsteiger, Variation

Machen Sie den Sonnengruß A für Einsteiger (S. 30) bis zur Vorbeuge mit geradem Rücken *(Urdhva Uttanasana)*. Dann schieben Sie folgende Sequenz ein:

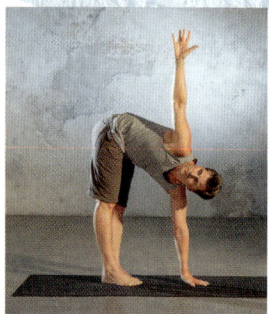

1 AA: *Parivrtta Urdhva Uttanasana* Rechtsrotation mit Klötzchen

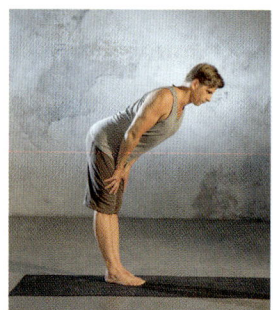

2 EA: *Urdhva Uttanasana*

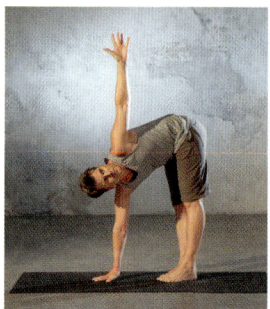

3 AA: *Parivrtta Urdhva Uttanasana* Linksrotation mit Klötzchen

4 Setzen Sie den Sonnengruß A für Einsteiger bei *Urdhva Uttanasana* fort.

5 Wiederholungen.

Sonnengruß B für Einsteiger, Variation

Machen Sie den Sonnengruß B für Einsteiger (S. 32) bis zum Krieger I re. *(Virabhadrasana I)*. Dann schieben Sie folgende Asana ein:

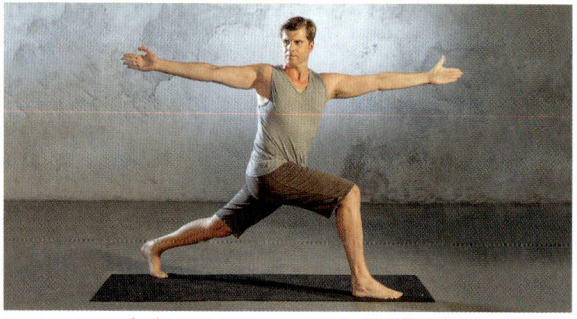

1 EA+AA: gedrehter Krieger re. *(Parivrtta Virabhadrasana)*

2 Setzen Sie den Sonnengruß mit dem Reiter re. *(Ashva Sanchalanasana)* fort.

3 Wenn Sie nach dem Seitenwechsel beim Krieger I li. *(Virabhadrasana I)* angekommen sind, absolvieren Sie den gedrehten Krieger li.

Nach 5 Wiederholungen beenden Sie den Sonnengruß B für Einsteiger mit dem hinabschauenden Hund *(Adho Mukha Svanasana)*.

Hauptteil für Einsteiger

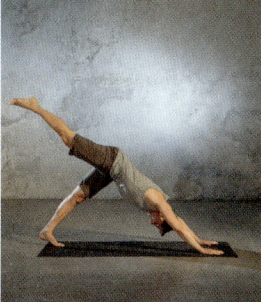

1 5 AZ: einbeiniger hinab-schauender Hund

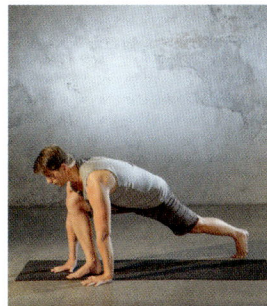

2 5 AZ: Reiter re. *(Ashva Sanchalanasana)*

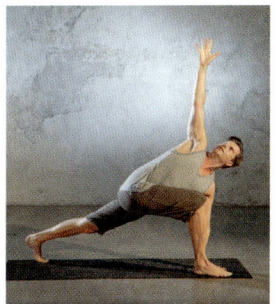

3 5 AZ: gedrehter Reiter re. *(Parivrtta Ashva Sanchalanasana)*

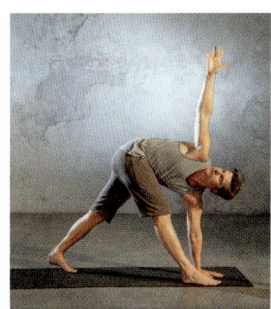

4 5 AZ: gedrehtes Dreieck re. *(Parivrtta Trikonasana)*

5 Seitenwechsel über ein Vinyasa für Einsteiger.

6 Wiederholen Sie die Sequenz (1 bis 4) mit der linken Körperseite.

7 Am Ende kommen Sie über ein Vinyasa für Einsteiger in die Stockhaltung *(Dandasana)*. Das ist die Ausgangshaltung für die 2. Sequenz.

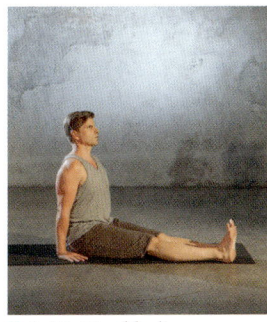

8 5 AZ: Stockhaltung *(Dandasana)*

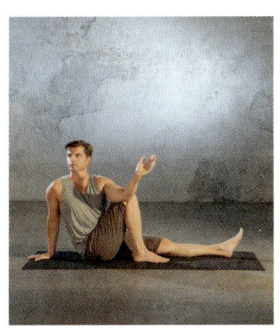

9 5 AZ: Drehsitz re. *(Marichyasana b)*

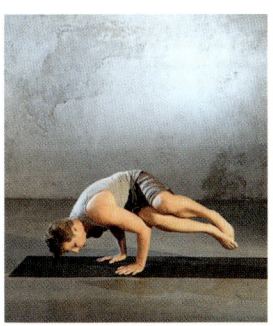

10 5 AZ: gedrehte Krähe re. *(Parivrtta Bakasana)*

11 Seitenwechsel über Vinyasa, dann folgt die 2. Sequenz (8 bis 10) mit Linksrotation.

❙ Schließen Sie mit allen Endpositionen (S. 34/35). Beginnen Sie mit der Kopf-standvorbereitung.

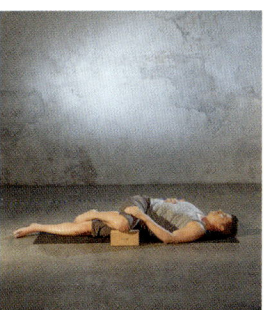

11 + 12 je 5 AZ: Krokodil re + li.

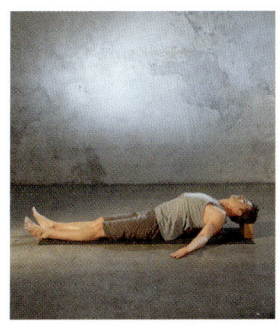

13 5 AZ: regenerative Rückbeuge

EA = Einatmung, AA = Ausatmung, AZ = Atemzüge

Warm-up

Schieben Sie in Ihr Aufwärmprogramm (S. 28/29) nach dem Panther *(Anahataasana)* den gedrehten Panther re. und li. ein, dann setzen Sie es wie gewohnt fort.

Sonnengruß A für Fortgeschrittene, Variation

Machen Sie den Sonnengruß A für Fortgeschrittene (S. 31) bis zur Vorbeuge mit geradem Rücken *(Urdhva Uttanasana)*. Dann schieben Sie folgende Sequenz ein:

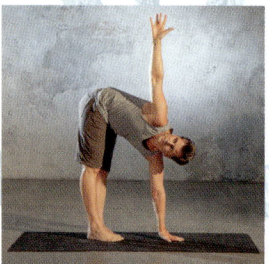

1 AA: *Parivrtta Urdhva Uttanasana* Rechtsrotation

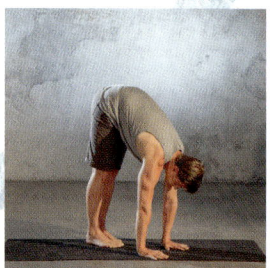

2 EA: *Urdhva Uttanasana*

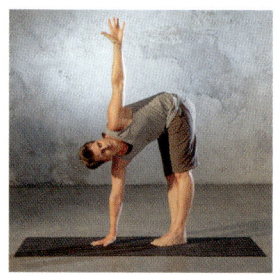

3 AA: *Parivrtta Urdhva Uttanasana* Linksrotation

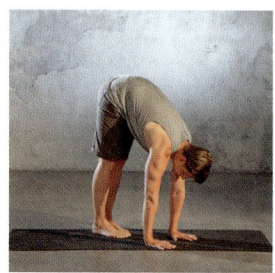

4 Setzen Sie den Sonnengruß A für Fortgeschrittene bei *Urdhva Uttanasana* fort.

5 Wiederholungen.

Sonnengruß B für Fortgeschrittene, Variation

Machen Sie den Sonnengruß B für Fortgeschrittene (S. 33) bis zur Stuhlhaltung *(Utkatasana)*. Dann schieben Sie folgende Sequenz ein:

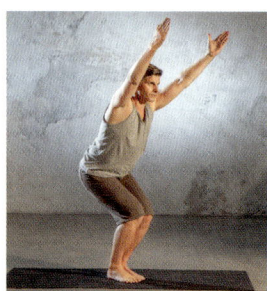

1 EA: Stuhlhaltung *(Utkatasana)*

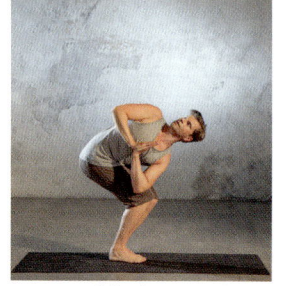

2 AA: Stuhlhaltung gedreht re. *(Parivrtta Utkatasana)*

3 Gehen Sie über die Stuhlhaltung *(Utkatasana)* in die Linksrotation.

4 Setzen Sie den Sonnengruß B für Fortgeschrittene bis zum Krieger I *(Virabhadrasana I)* fort.

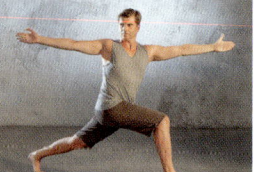

5 EA+AA: gedrehter Krieger re.

6 Bei der nächsten EA + AA folgt die Linksrotation nach Krieger I li.

7 Danach setzen Sie den Sonnengruß B für Fortgeschrittene wie gewohnt fort.

Nach 5 Wiederholungen beenden Sie den Sonnengruß B für Fortgeschrittene mit dem hinabschauenden Hund *(Adho Mukha Svavanasana)*.

Hauptteil für Fortgeschrittene

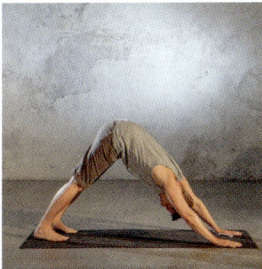

1 Starten Sie im hinabschauenden Hund

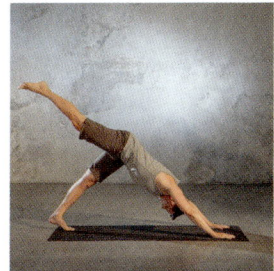

2 5 AZ: einbeiniger hinabschauender Hund re.

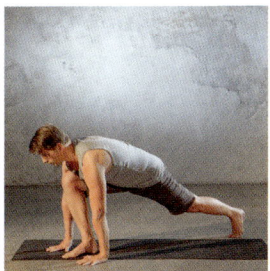

3 5 AZ: Reiter *(Ashva Sanchalanasana)*

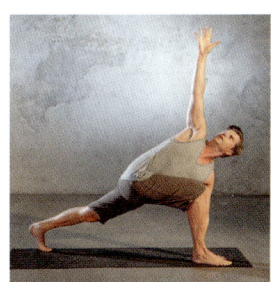

4 5 AZ: gedrehter Reiter nach re.

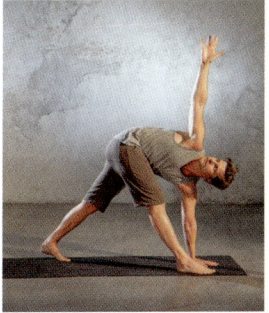

5 5 AZ: gedrehtes Dreieck
re. *(Parivrtta Trikonasana)*

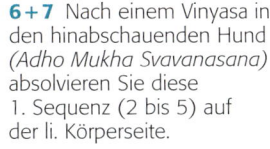

6 + 7 Nach einem Vinyasa in
den hinabschauenden Hund
(Adho Mukha Svavanasana)
absolvieren Sie diese
1. Sequenz (2 bis 5) auf
der li. Körperseite.

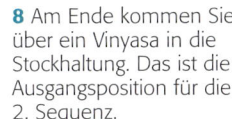

8 Am Ende kommen Sie
über ein Vinyasa in die
Stockhaltung. Das ist die
Ausgangsposition für die
2. Sequenz.

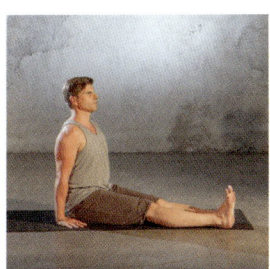

9 1 AZ: Stockhaltung
(Dandasana)

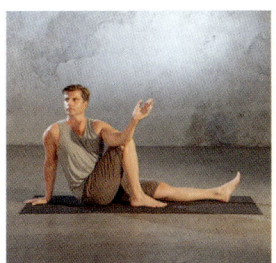

10 5 AZ: Drehsitz
Marichyasana b re.

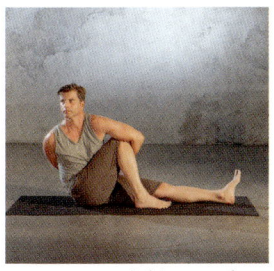

11 5 AZ: *Marichiasana* b
gewickelt re.

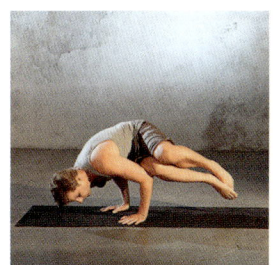

12 5 AZ: gedrehte Krähe re.
(Parivrtta Bakasana)

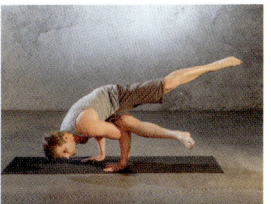

13 1 AZ: *Koundinyasana* re.

14 + 15 Nach einem Vinyasa
in die Stockhaltung *(Dandasana)* absolvieren Sie die
2. Sequenz (10 bis 13) mit
Linksrotationen.

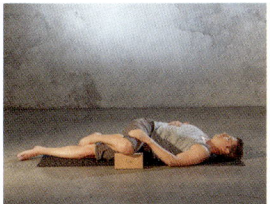

16 5 AZ: Krokodil re + li.

17 Beschließen Sie den Flow
mit einer regenerativen
Rückbeuge und allen End-
positionen (S. 34/35).

EA = Einatmung, AA = Ausatmung, AZ = Atemzüge

Vorbeugen

ÜBUNGEN UND FLOWS FÜR BEWEGLICHE BEINRÜCKSEITEN
UND GESUNDE BANDSCHEIBEN

Mit den Übungen und Flows für das Stirnchakra werden die Muskeln an den Beinrückseiten gedehnt, dadurch wird die Lendenwirbelsäule entlastet. Die Wiederherstellung des muskulären Gleichgewichts sorgt für ein harmonisches Körpergefühl und macht Sie auch psychisch ausgeglichener.

Richtige Impulse setzen

Dem sechsten Chakra (Stirnchakra oder *Ajna-Chakra*) ordnen wir im PhysioFlowYoga die Vorbeugen zu, die für beweglichere Beinrückseiten sorgen.

Für die meisten Erwachsenen sind verkürzte rückseitige Oberschenkelmuskeln normal – sie sind eine Folge von zu langem Sitzen mit gebeugten Beinen, Bewegungsmangel und einseitigem Training. Durch eine falsche Sitzhaltung mit gekrümmter Lendenwirbelsäule verkürzen sich die Muskeln auch am Ursprung, an den Sitzbeinhöckern. Sportarten wie Joggen oder Fußball, bei denen die Beinrückseiten stark trainiert werden, verstärken die Verkürzung noch, wenn dem nicht ausreichend mit Dehnung entgegengearbeitet wird.

Auch wenn Kinder noch keine verkürzten Beinrückseiten haben: Die Verkürzung hat nichts mit dem Alter zu tun, sondern mit den Impulsen, die wir unserem Körper geben. Sobald Kinder ab dem Schulalter in immer derselben Haltung sitzen, setzt die Verkürzung auch bei ihnen ein.

Eine stark verkürzte Muskulatur an der Beinrückseite führt zum Verlust unserer natürlichen Dehnfähigkeit: Irgendwann sind die Muskeln auch bei gestreckten Knien nicht mehr in der Lage, ihre natürliche Länge einzunehmen. Das wirkt sich jedoch nicht nur am Knie aus, wie manch einer vielleicht vermuten würde, sondern am Rücken: Normalerweise würden wir, wenn wir uns nach vorne beugen – etwa um etwas vom Boden aufzuheben – die Hüfte beugen und die Beweglichkeit aus den Beinrückseiten holen. Ist das nicht möglich, dann kommt die Beugebewegung aus der Lendenwirbelsäule, was die Bandscheiben sehr belastet. Haben sich dadurch Rückenprobleme eingestellt, dann wird in der Physiotherapie häufig geraten, schwere Lasten nur mit gebeugten Beinen und geradem Rücken zu heben – an den Ursachen geht das vorbei.

Indem wir die Beinrückseiten durch Vorbeuge-Asanas dehnen, verringern wir den muskulären Zug auf das Becken. Der Effekt: Die Lendenwirbelsäule lässt sich wieder natürlich aufrichten, wir können uns bücken, ohne die Wirbelsäule und die Bandscheiben zu belasten, Verspannungen lösen sich. Achten Sie im Alltag ebenso wie in den Übungen darauf, sich immer aus der Hüfte vorzubeugen; die Knie beugen Sie erst, wenn Sie die Beweglichkeit in der Hüft ausgeschöpft haben.

In traditionellen Yogarichtungen werden dem sechsten Chakra die Umkehrhaltungen zugeordnet, bei denen der Kopf unterhalb des Herzens ist. Unter den folgenden Vorbeuge-Asanas sind ebenfalls diverse Umkehrhaltungen wie zum Beispiel der Kopfstand (*Sirsana*, S. 144); allerdings »schwebt« der Kopf bei uns etwas über dem Boden, um die Halswirbelsäule nicht zu gefährden. Einige Umkehrhaltungen finden Sie auch als Highlights bei den anderen Chakren.

Natürlicher Schutz: Unsere Bandscheiben

Die zwischen den Wirbeln unserer Wirbelsäule liegenden Bandscheiben sind druckelastische Polster aus einem äußeren, straffen Faserknorpel und einem weichen, gallertartigen Kern. Die Bandscheiben schützen die Wirbel. Unter Belastung, zum Beispiel beim Stehen, werden sie zusammengedrückt. Bei Bewegungen der Wirbelsäule werden sie zusammengepresst beziehungsweise gedehnt.

Über den Wechsel von Druck und Zug bleiben die Bandscheiben elastisch. Unter Druck verlieren sie Flüssigkeit, unter Zug oder Entlastung nehmen sie

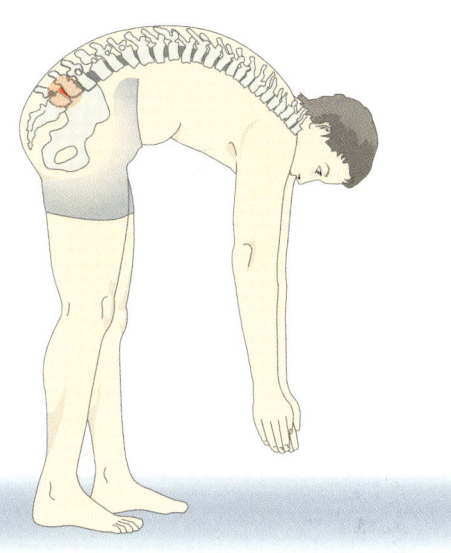

Kommt die Vorbeugebewegung nicht aus der Hüfte, sondern aus der Krümmung der Wirbelsäule, belastet das die Bandscheiben. ▮

tipp

WIRKUNGEN AUF KÖRPER UND GEIST

Auf **KÖRPERLICHER EBENE** dehnen Vorbeugen die Beinrückseite, entlasten den Nacken sowie den unteren Rücken, regulieren den Kreislauf, entspannen die Bauchorgane und helfen gegen Schlafstörungen. Zudem sorgen sie für eine bessere Durchblutung des Gehirns, beugen Migräne vor und lindern chronische Stirn- und Nasennebenhöhlenentzündungen. Daneben verbessern Vorbeugen den Geruchssinn.

Auf **GEISTIGER EBENE** stärken sie die Konzentration, fördern Fantasie und Intuition und helfen uns, die Dinge aus einem neuen Blickwinkel zu betrachten.

Flüssigkeit auf. Ohne Bewegung werden die Bandscheiben, die nur wenig durchblutet sind, porös. Stellen Sie sich das vor wie bei einem Schwamm, den Sie nach dem Baden zwischen die Shampooflaschen quetschen und dort austrocknen lassen. Dehydriert eine Bandscheibe in einer unguten Position – zum Beispiel wenn Sie lange mit krummem Rücken gesessen haben –, dann kann sie ihre Funktion nicht mehr richtig erfüllen. Machen Sie nun eine schnelle, unbedachte Vorbeuge, dann wird der Druck für die Bandscheibe zu hoch und sie nimmt Schaden: Es entsteht eine Bandscheibenvorwölbung oder ein Bandscheibenvorfall.

Durch eine regelmäßige Mobilisierung der Wirbelsäule im PhysioFlowYoga lässt sich das verhindern; bei bereits bestehenden Bandscheibenproblemen mag das herausfordernd sein, aber die Mühe lohnt sich.

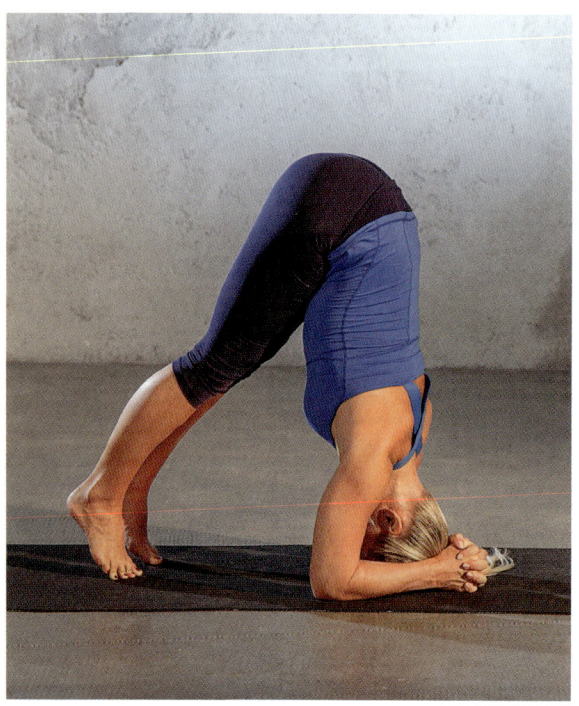

Alle Schwierigkeitsstufen des Kopfstandes ohne Kopf am Boden haben dieselben positiven Effekte. ▮

Die angemessene Übungsintensität

Die Muskeln an der Oberschenkelrückseite *(ischiocrurale Muskulatur)* ermöglichen es uns, die Hüfte nach hinten zu strecken und die Knie sowie das ganze Bein nach hinten zu beugen. Sie entspringen an unseren Sitzbeinhöckern – das sind die beiden Hüftknochen, die wir so deutlich auf der Sitzfläche spüren, wenn wir lange aufrecht sitzen. Zur *ischiocruralen Muskulatur* gehören neben dem Beinbeugemuskel *M. biceps femoris* an der Außenseite des Oberschenkels, der unterhalb des Knies ansetzt und sich bis zur Hüfte hochzieht, der *M. semitandinosus* und der *M. semimembranosus*, die an der Beininnenseite verlaufen (s. Grafik). Letztere Muskeln sind sehr eng mit den Muskeln an der Oberschenkelinnenseite *(Adduktoren)* verbunden – daher kann es bei Problemen mit dem Vorbeugen hilfreich sein, zuerst mit Hüftöffnungs-Asanas diese benachbarte Muskulatur zu dehnen (S. 60–71).

Da unsere Beinmuskulatur von Natur aus sehr stark ist, dürfen Sie bei der Dehnung nicht gewaltsam vorgehen. Starke Muskeln lassen sich nicht von heute auf morgen dehnen – immerhin hat es ja auch Jahre gedauert, bis sie so extrem verkürzt waren. Nehmen Sie sich also Zeit. Sträubt sich ein Muskel gegen die Dehnung, dann tut er das in der Regel, um sich zu schützen. Übergehen Sie beim Training die Signale Ihres Körpers, können Muskelfaserrisse, Sehnenentzündungen und -risse die Folge sein.

Es ist nicht notwendig, dass Sie Ihre Handflächen gleich beim ersten Mal bei gestreckten Beinen zum Boden bringen. Die wohltuende Wirkung der Vorbeuge-Asanas stellt sich auch ein, wenn Sie vorerst mit den Händen nur bis zu den Knien kommen. Orientieren Sie sich an Ihrem momentanen Trainingszustand und arbeiten Sie sich Schritt für Schritt weiter. Spektakulär wirkende Übungen wie den Frauenspagat *(Hanumanasana*, S. 139) oder den Kopfstand *(Sir-*

sana, S. 144) werden Sie bewältigen, sobald Ihre Beinrückseiten ausreichend gedehnt sind. Diese Asanas sind zwar anspruchsvoll, aber jeder kann sie erlernen, unabhängig von Alter und Geschlecht. Wichtig ist es, die Übungen korrekt auszuführen und kontinuierlich an den Problempunkten zu arbeiten.

Läufer profitieren vielfältig von der Dehnung der Oberschenkelmuskulatur: Sie werden leistungsstärker, ohne den Trainingsanreiz zu verändern, wenn der Körper nicht gegen Verkürzungen anarbeiten muss. Zudem müssen die benachbarten Gelenke keine Bewegungseinschränkungen ausgleichen und sind vor Schäden und Verschleißerscheinungen geschützt.

Wohltuende Umkehrhaltungen

Umkehrhaltungen, zu denen viele der Vorbeuge-Asanas gehören, sind ein hervorragendes Mittel zur Stressreduktion. Bei Dauerstress gerät unser vegetatives Nervensystem durcheinander, weil der Sympathikus zu dominant ist. Kommt der Parasympathikus nicht mehr zum Zug, dann sind Blutdruck und Puls erhöht und das Herz arbeitet auf Hochtouren. Stress kann dazu führen, dass die Sauerstoffsättigung im Gehirn nachlässt. Um das Gehirn zu schützen, vermeidet der Körper alles, was Blutdruck und Puls senken könnte; zu den wohlbekannten Folgen gehören

TIPP

NAHRUNG FÜR DIE MUSKELN

Unsere Muskeln benötigen viele Nährstoffe. Einer davon ist Magnesium. Bei Stress, wenn wir uns sportlich betätigen und schwitzen, aber auch durch jeden Schluck Wein steigt unser Magnesiumbedarf. Falls sich Ihre Muskeln sehr schlecht dehnen lassen oder Sie häufig von Muskelkrämpfen geplagt werden, fehlt Ihrem Körper vermutlich Magnesium.

Schlafstörungen und geistige Übererregung – wir sind gefangen im Hab-Acht-Modus und schaffen es nicht mehr, uns zu entspannen.

Über Umkehrhaltungen können wir diesen Teufelskreislauf durchbrechen. Die Gefäße werden weit, das Herz muss nicht mehr mit so viel Druck schlagen. Die Organe können sich neu ausrichten, der Bauchraum entspannt sich. Der Parasympathikus wird aktiviert, der gesamte Organismus kommt zur Ruhe. Durch die körperliche Entspannung können wir auch geistig loslassen. Umkehrhaltungen sind hilfreich in akuten Belastungssituationen; langfristig helfen sie uns, unseren Kreislauf zu stabilisieren und unser Nervensystem wieder auf ein gesundes Level zu bringen.

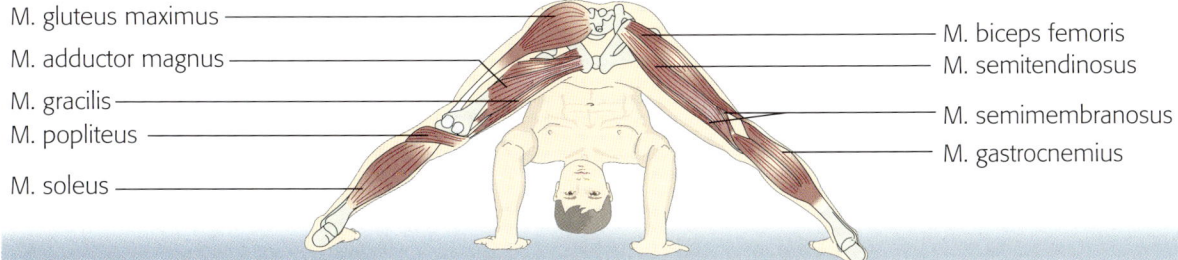

M. gluteus maximus
M. adductor magnus
M. gracilis
M. popliteus
M. soleus

M. biceps femoris
M. semitendinosus
M. semimembranosus
M. gastrocnemius

Bei der Vorbeuge geht es nicht darum, möglichst tief zum Boden zu kommen, sondern die verkürzten Beinrückseiten zu dehnen. ∎

Das Dreieck

Trikonasana

In der Dreiecks-Haltung wird die *ischiocrurale Muskulatur* des vorderen Beins gedehnt – an den Oberschenkelinnenseiten etwas mehr als an den Außenseiten. Fasziale Verklebungen zwischen den rückwärtigen Muskelbäuchen, aber auch mit der benachbarten Muskulatur an den Beininnenseiten, werden gelöst, was sich zusätzlich positiv auf die Beweglichkeit auswirkt. Die Wadenmuskulatur und der große Gesäßmuskel hingegen sind durch die Stellung der Hüfte von der Dehnung ausgenommen – insofern kann man sich in *Trikonasana* besonders gut auf die Beinrückseiten konzentrieren.

Wichtig ist, dass die Beugebewegung aus der Hüfte kommt: Die Bewegung aus der Wirbelsäule zu holen würde bedeuten, den Weg des geringeren Widerstandes zu gehen – auf Kosten der Wirbel, die durch die Seitneigung belastet werden. Kommen Sie mit der Hand nicht zum Boden, ohne in der Wirbelsäule auszuweichen, dann beginnen Sie mit der Einsteigervariante der Dreieckshaltung. Im traditionellen Yoga werden diese Haltungen oft unphysiologisch mit seitlicher Beugung der Wirbelsäule gelehrt. Wir im PhysioFlowYoga legen den Fokus auf eine Ausführung, die die Facettengelenke vor Verschleiß schützt. Für das Training der Seitbeugung sind andere Übungen geeigneter.

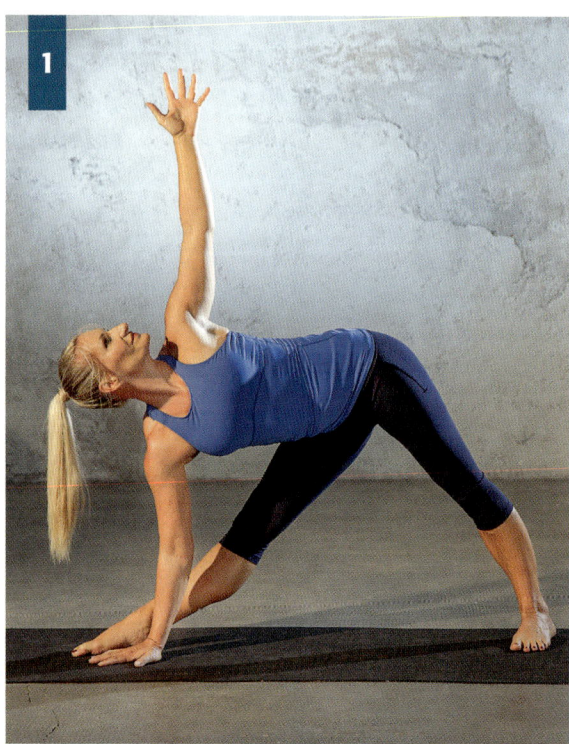

- Ausgangsstellung ist der Krieger II (*Virabhadrasana II*, S. 62).
- EA: Strecken Sie das vordere Knie. AA: Legen Sie die rechte Hand auf den Oberschenkel und beugen Sie die vordere Hüfte. Die Wirbelsäule bleibt vollkommen gerade. Die Hand gleitet mit der Vorbeuge langsam am Bein entlang zum Boden, bis die Handfläche an der Innenseite des vorderen Fußes zu liegen kommt. Für eine optimale Dehnung stellen Sie sich vor, Sie würden den vorderen Sitzbeinhöcker zum hinteren Bein führen. Der linke

Trikonasana für Einsteiger

▌ Ausgangsstellung ist der Krieger II (*Virabhadr-asana* II, S. 62).

▌ EA: Strecken Sie das vordere Knie. AA: Legen Sie die rechte Hand auf den Oberschenkel und beugen Sie die vordere Hüfte seitlich. Die Wirbelsäule bleibt vollkommen gerade. Die Hand gleitet mit der Vorbeuge langsam am Bein entlang und hält am Punkt der optimalen Dehnung inne, bevor Wirbelsäule oder Becken ausweichen. Der linke Arm weist senkrecht zur Decke. 5 Atemzüge halten. Seitenwechsel.

TIPP: Merken Sie sich gut, wie weit Sie beim ersten Mal in die Vorbeuge kommen. Sie werden schon beim zweiten Training einen Fortschritt feststellen.

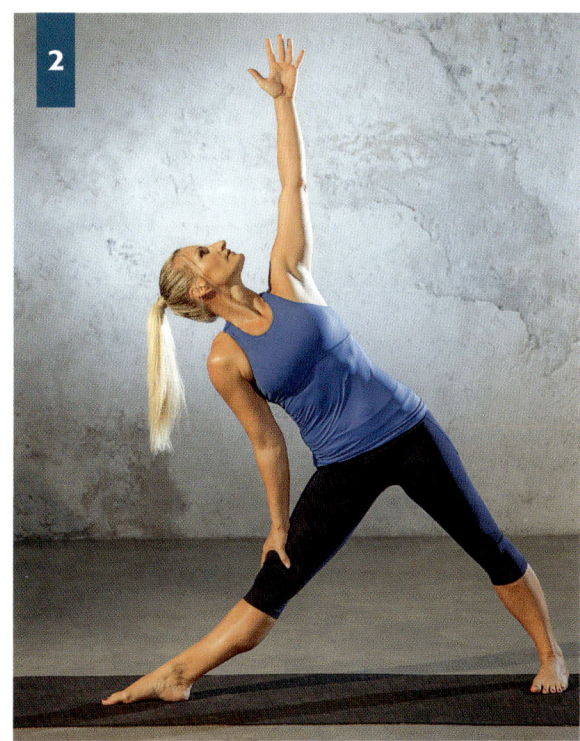

Arm geht nach oben, bis er auf einer Linie mit dem rechten zur Decke weist. 5 Atemzüge halten. Seitenwechsel.

▌ Wollen Sie sich noch mehr herausfordern und zusätzlich die Balance trainieren, dann wenden Sie den Blick zur oberen Hand. Die Halswirbelsäule bleibt gerade.

PROBLEMPUNKTE

Wenn Sie bei *Trikonasana* die Muskeln an der Innenseite des Knies spüren, ist das kein Hinweis auf Knieprobleme. Es liegt an zwei Muskeln – dem beinrückseitigen *M. semitendinosus* und *M. gracilis,* der zu den *Adduktoren* (Hüftbeugern) gehört. Beide setzen an derselben Stelle an der Innenseite des Schienbeins an und werden bei dieser Asana gedehnt. Um zu vermeiden, dass statt den Muskelbäuchen die Sehnen beansprucht werden, sollte das vordere Knie sichtbar gestreckt, aber kurz vor der Endstreckung

sein. Drehen Sie das Knie gleichzeitig wieder aus der Hüfte heraus nach außen.

Aktivieren Sie Bauchmuskulatur und Rückentrecker, um die Wirbelsäule zu fixieren, und beugen Sie sich aus der Hüfte zur Seite, um die Wirbelsäule weder zu drehen, noch zur Seite zu neigen.

Achten Sie darauf, durch die Außenrotation der Hüfte die *ischiocrurale Muskulatur* im vorderen Bein symmetrisch zu dehnen – das ist bei stark verkürzten Beinrückseiten anfangs schwierig, wird aber durch regelmäßige Übung leichter.

TIPP: Weil die *ischiocrurale Muskulatur* so stark ist, ist es günstig, über unterschiedliche Vorbeugen-Asanas möglichst viele unterschiedliche Dehnungsreize zu setzen, um sie nach und nach wieder auf normale Länge zu bringen. Sind die Beinrückseiten optimal gedehnt, wird die Wirbelsäule nicht unnötig belastet.

EA = Einatmung, AA = Ausatmung, AZ = Atemzüge

Vorbeugen im Handstand

Urdhva Prasarita Eka Padasana

Im stehenden Spagat wird die *ischiocrurale Muskulatur* an der Rückseite des Standbeines gedehnt. Durch die Schwerkraft werden die Halswirbel auseinandergezogen, Nackenverspannungen lösen sich. Die Organe rutschen Richtung Zwerchfell und können sich neu ausrichten. Der Zug auf die Faszien, die die Organe umgeben, löst sich. Doch nicht nur der Bauchraum kann sich entspannen: Die Umkehrhaltung unterstützt

den Rückfluss des Blutes zum Herzen. Das aktiviert den Parasympathikus, senkt Blutdruck und Puls und regt Organtätigkeit und Stoffwechsel an. Auf diese Weise wirkt *Urdhva Prasarita Eka Padasana* entspannend auf Körper und Geist.

▍ AA: Stehende Vorbeuge (S. 25). Die Knie sind gestreckt, der aktivierte Bauch liegt an den Oberschenkeln an.

▍ EA: Heben Sie das gestreckte rechte Bein nach oben, bis Sie eine maximale gleichmäßige Dehnung der Rückseite spüren. Entspannen Sie den Nacken. Schieben Sie das obere Bein mit jeder AA mehr zur Decke, den Scheitel zum Boden und die Stirn Richtung Schienbein. Halten Sie die Endposition, die Sie erreicht haben, 5 Atemzüge. Seitenwechsel.

PROBLEMPUNKTE UND KONTRAINDIKATIONEN

Bei Bluthochdruck sollten Sie diese Asana vermeiden, um die Gehirngefäße nicht noch mehr zu belasten. Lassen Sie auch bei eingestelltem Bluthochdruck Vorsicht walten. Das heißt nicht, dass Sie grundsätzlich auf Vorbeugen verzichten. Geben Sie dem Körper Zeit, sich anzupassen. Langfristig reguliert behutsames Training der Vorbeuge-Asanas den Blutdruck sogar.

Viele Yogalehrer raten, die Nase Richtung Knie zu ziehen – dadurch weicht jedoch die Wirbelsäule in den Rundrücken aus. Schieben Sie den Scheitel zum Boden und die Stirn Richtung Schienbein.

Urdhva Uttanasana Prasarita Eka Padasana

Diese Preform des stehenden Spagats ist relativ anstrengend, weil der Rückenstrecker stärker mitarbeiten muss. Das schützt davor, in den Rundrücken auszuweichen, sodass Sie diese Asana auch mit Bandscheibenproblemen einnehmen können. Ggf. nehmen Sie Klötzchen zur Hilfe.

▮ EA: Stehende Vorbeuge mit gestrecktem Rücken (s. Abb. rechts). Aktivieren Sie *Uddiyana Bandha* und *Mula Bandha*.

▮ AA: Heben Sie das rechte Bein aus der Hüfte, als wäre Ihr Becken festbetoniert. Indem Sie die Handflächen in den Untergrund und nach vorn drücken, aktivieren Sie die Bauchmuskulatur und den Rückentrecker noch stärker. 5 Atemzüge halten. Seitenwechsel.

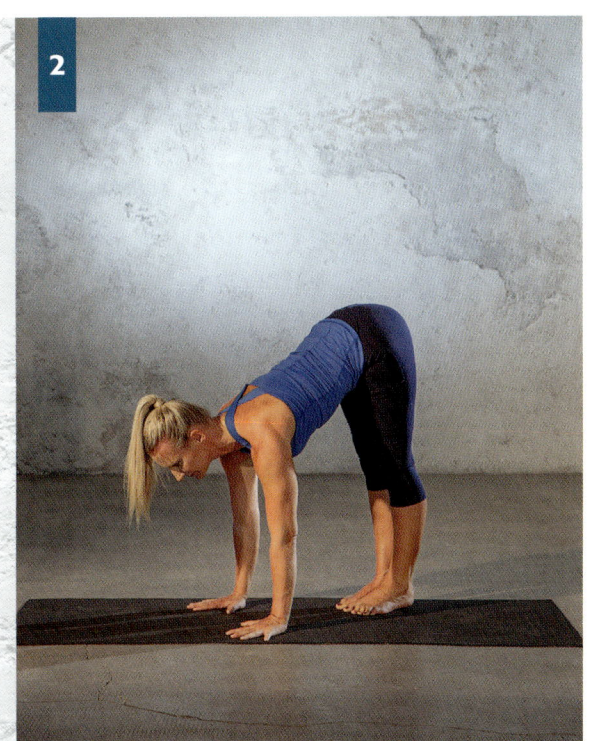

Adho mukha Vrikshasana

Nehmen Sie dieses Highlight nicht mit Schwung ein und trainieren Sie nicht an einer Wand – Sie haben keine Kontrolle und verschleißen Handgelenke, Wirbelsäule und Schultern. Sind die Muskeln optimal trainiert und gut vorbereitet, dann schaffen Sie es auch ohne Anlauf.

▮ Ausgangshaltung ist die Preform oben.

▮ AA: Kommen Sie auf die Zehenspitzen. EA: Krallen Sie die Finger in den Boden und schieben Sie den Schultergürtel weg von den Ohren. AA: Strecken Sie das obere Bein noch weiter, bis sich das Körpergewicht so verlagert, dass die Zehen des Standbeins langsam vom Boden abheben. EA: Kommen Sie zurück auf die Fersen. AA: Versuchen Sie es noch einmal. Wenn es Ihnen gelingt, in der Asana zu bleiben, halten Sie die Position 5 Atemzüge. Pause in der Stellung des Kindes (*Balasana*, S. 28), Seitenwechsel.

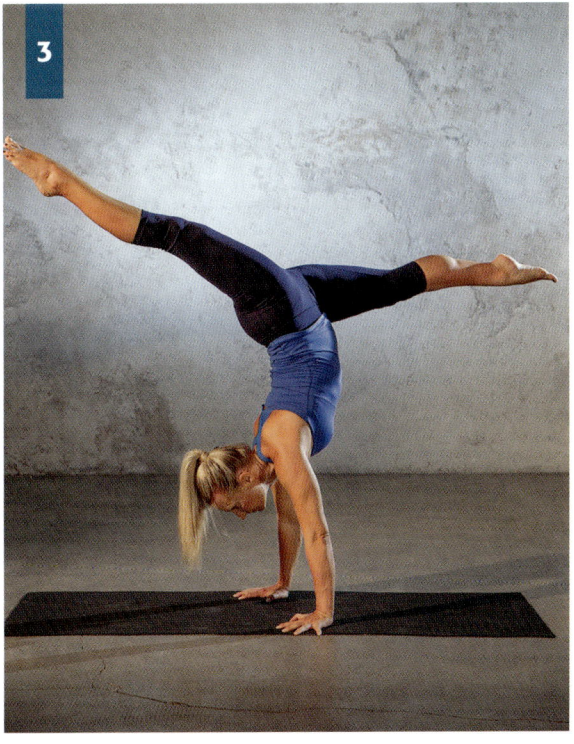

EA = Einatmung, AA = Ausatmung, AZ = Atemzüge

Die Pyramide

Parsvottanasana

Die Pyramide dehnt gleichmäßig alle Beinrückseiten-muskeln des vorderen Beines und bereitet den Kör-per auf den Frauenspagat *(Hanumanasana)* vor. Der Nacken wird über die Vorbeuge gelockert, und wir entspannen uns.

Im klassischen Yoga wird diese Asana etwas anders gelehrt: Der Beinabstand ist dort kürzer, die hintere Ferse am Boden und um 50 Grad gedreht. Im Physio-FlowYoga bleibt der Abstand so lang wie im Reiter

und die Ferse in der Luft. Dadurch ist die Dehnung intensiver, die Lendenwirbelsäule davor geschützt, in den Rundrücken auszuweichen, und hintere Knie und Iliosakralgelenk werden nicht unnötig belastet.

■ Ausgangsstellung ist der Reiter (S. 28). Aktivieren Sie die Bauchmuskulatur. AA: Strecken Sie das vor-dere Bein. EA: Richten Sie sich in der Wirbelsäule auf und schieben Sie die Arme nach vorn oben, sodass Arme, Rumpf und hinteres Bein eine Linie bilden. Das Becken bleibt parallel, die Wirbelsäu-lenmuskeln arbeiten symmetrisch. AA: Halten Sie die Wirbelsäule gerade und beugen Sie die vor-dere Hüfte. Die Hände oder Unterarme gehen zum Boden. Legen Sie sich mit geradem Rücken und aktiviertem Bauch auf dem vorderen Bein ab. 5 Atemzüge halten. Seitenwechsel.

■ Preform: Sind die Beine noch nicht ausreichend gedehnt, dann legen Sie die Hände auf dem Oberschenkel ab oder nehmen Sie Klötzchen zur Hilfe. Ziel ist die maximale Dehnung der vorderen Beinrückseite bei brettgeradem Rücken.

PROBLEMPUNKTE

Wer versucht, aus falschem Ehrgeiz möglichst tief zum Boden zu kommen, weicht im Becken aus und zwingt die Lendenwirbelsäule in die Drehung und Beugung. Zudem werden die Muskeln an der Bein-rückseite nicht gleichmäßig gedehnt. Achten Sie dar-auf, das vordere Knie nicht zu überstrecken.

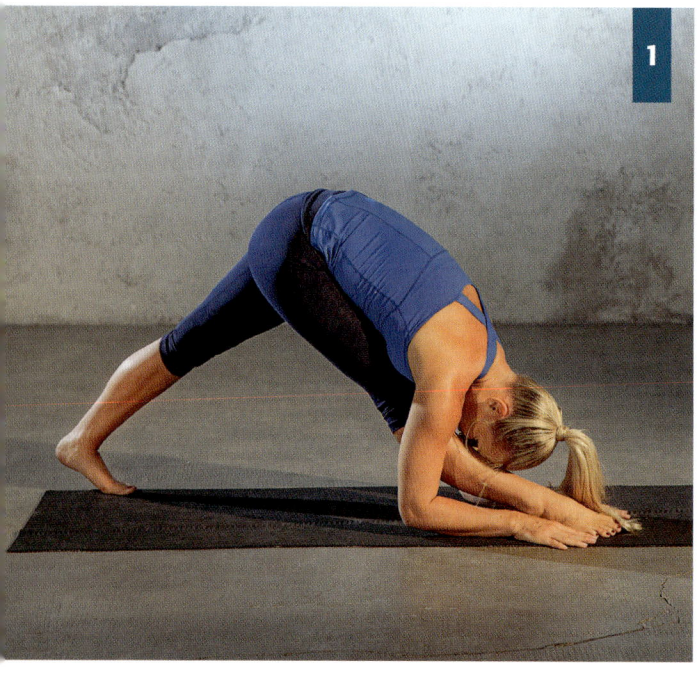

1

Häufige Fehler in *Parsvottasana*

▍ Ohne aktivierte Bauchmuskulatur und gerade Wirbelsäule kommen Sie viel leichter mit den Fingern zum Boden – allerdings auf Kosten der Wirkung und des Rückens.

▍ Die hintere Ferse ist auf dem Boden, das hintere Knie jedoch in der Folge unnatürlich verdreht.

▍ Wenn die Dehnung in der ganzen Wirbelsäule stattfindet anstatt in der Beinrückseite, geraten die Bandscheiben unter Druck und müssen die Aufgabe der Wirbelsäulenmuskulatur übernehmen, die in der gebeugten, verdrehten Wirbelsäule nicht arbeiten können.

TIPP: Orientieren Sie sich im Yogaunterricht nie an den anderen Teilnehmern. Hören Sie auf Ihren eigenen Körper und konzentrieren Sie sich auf die richtige Ausführung der Haltungen.

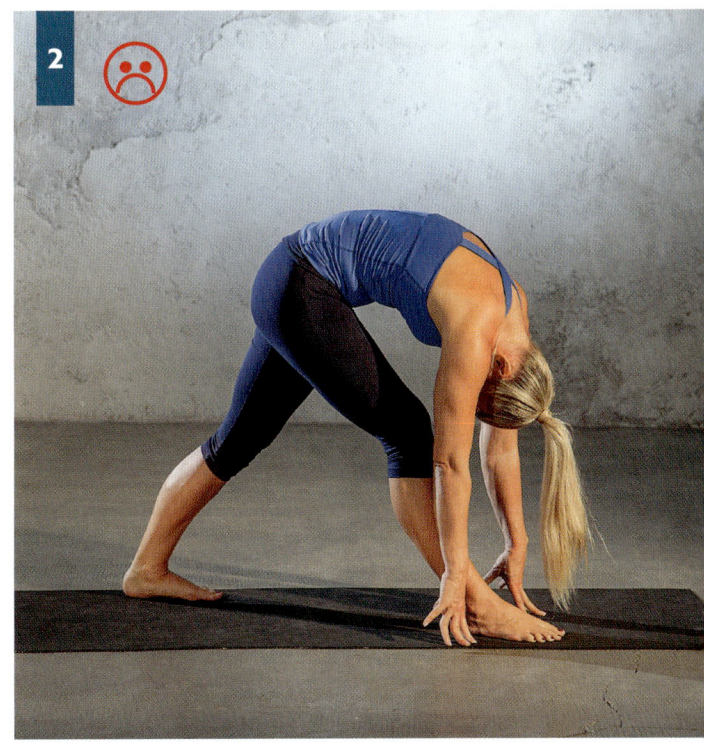

Hanumanasana

Der Frauenspagat ist eine intensive Dehnung der *ischiocruralen Muskulatur*, die hinteren Hüftflexoren werden ebenfalls gedehnt. Gehen Sie nur mit bereits gut gedehnten Beinrückseiten, langsam und gut vorbereitet in die Asana, um die Bizeps-Sehne nicht zu reizen und keine Entzündungen oder gar Rupturen (Reißen) oben an der Beinrückseite zu riskieren.

▍ Ausgangsstellung ist *Parsvottanasana*.

▍ EA: Senken Sie das hintere Knie zum Boden.

▍ AA: Schieben Sie die Beine Stück für Stück auseinander, bis Sie das Ende Ihrer Beweglichkeit erreicht oder das Gesäß zum Boden gebracht haben. Verweilen Sie jeweils 1 oder 2 Atemzüge lang, bevor Sie mit dem Becken tiefer gehen.

▍ Legen Sie den Oberkörper auf dem vorderen Bein ab.

▍ Halten Sie die Position 5 AZ lang, Seitenwechsel über ein Vinyasa.

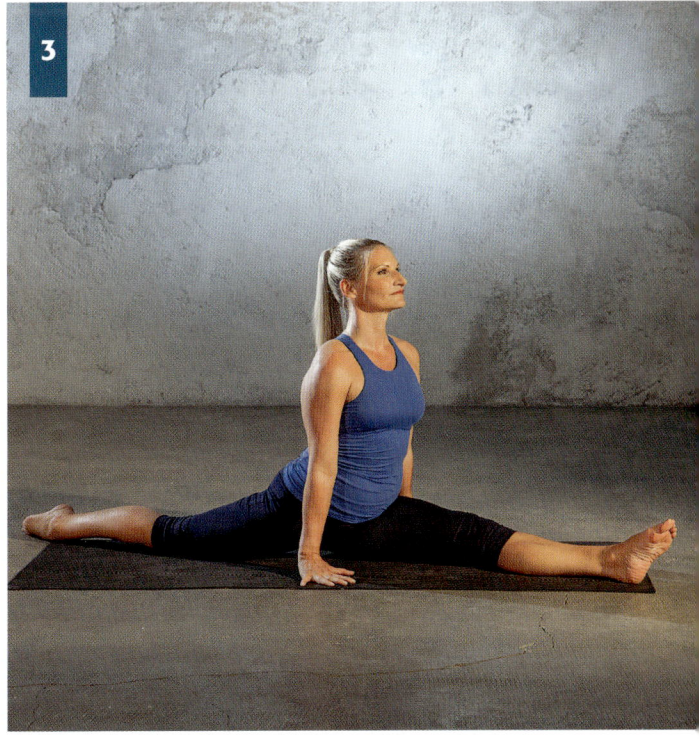

EA = Einatmung, AA = Ausatmung, AZ = Atemzüge

Variationen der stehenden Vorbeuge

Padangusthasana

Diese Asana – eine Vorbeuge, bei der Sie den großen Zeh halten – dehnt die Beinrückseiten symmetrisch. Sie entspannt die Halsmuskeln, reguliert den Kreislauf, verbessert die Anpassungsfähigkeit der Gefäße im Kopfbereich und fördert die Konzentration. Die Organe können sich neu ausrichten. Der Zug auf die Faszien, die die Organe umgeben, löst sich, und der Bauchraum kann entspannen.

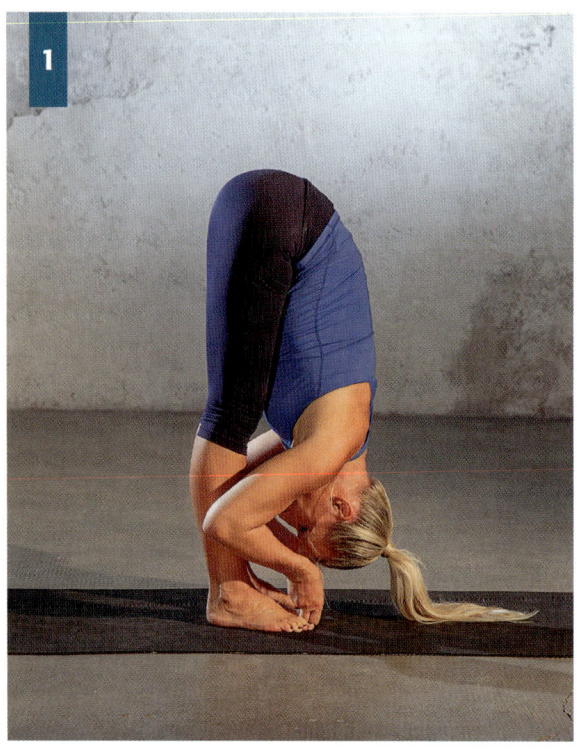

Das Festhalten der Großzehen ist eine hilfreiche Maßnahme, um das Fortschreiten der Fehlstellung bei *Hallux valgus* zu stoppen oder zu verlangsamen.

In der Asana kommt man sich selbst nah und sieht die Dinge aus einer anderen Perspektive.

▌ EA: Vorbeuge mit gestrecktem Rücken (*Urdhva Uttanasana*, S. 25).

▌ AA: Schieben Sie den Zeige- und Mittelfinger zwischen Großzeh und 2. Zeh hindurch und ziehen Sie die Zehen leicht zueinander. Packen Sie den Großzeh, stellen Sie sich auf die beiden Finger und kommen Sie in die Vorfußbelastung. EA: Heben Sie den Rumpf und strecken Sie sich in der Wirbelsäule.

▌ AA: Ziehen Sie sich langsam und konzentriert an den großen Zehen Richtung Boden. Der Scheitel streckt sich zum Boden. Der angespannte Unterbauch berührt die Oberschenkel. Wenn Sie dazu die Knie beugen müssen, strecken Sie sie bei jeder AA etwas mehr, ohne die Haltung zu verändern. Intensivieren Sie die Stellung. 5 Atemzüge halten.

PROBLEMSTELLEN

Einerseits besteht in dieser Haltung die Gefahr, in den Rundrücken auszuweichen, auf der anderen Seite kann man rechte und linke Seite gut vergleichen und die Intensität entsprechend anpassen.

Padahastasana

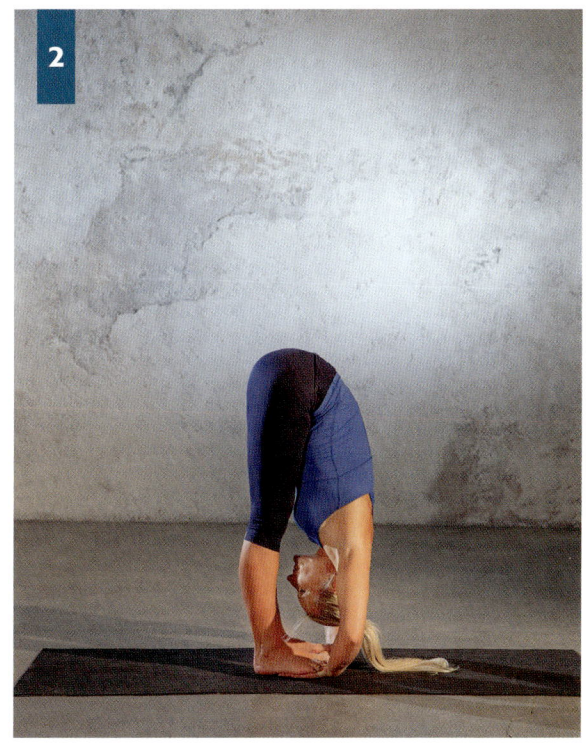

Bei dieser Vorbeuge-Variante stehen Sie mit den Fußsohlen auf den Handflächen. Die Dehnung wird durch die Einbeziehung des tiefen Wadenmuskels *M. soleus* noch stärker. Die Asana verbindet durch den Hand- und Fußeinsatz 1. und 7. Chakra.

- ▌ EA: Stehende Vorbeuge mit gestrecktem Rücken (S. 25)
- ▌ AA: Legen Sie nacheinander die Hände unter die Fußsohlen. Die Handflächen weisen nach oben, die gespreizten Zehen berühren die Handgelenke.
- ▌ EA: Verlagern Sie das Körpergewicht langsam auf die ganze Fußsohle und strecken Sie die Wirbelsäule.
- ▌ AA: Beugen Sie die Hüfte, bis der Unterbauch auf den Oberschenkeln liegt. Beugen Sie, wenn nötig, die Knie. Der Scheitel zieht zum Boden, um in der Wirbelsäule Länge zu schaffen. 5 Atemzüge halten.

Adho mukha Vrikshasana

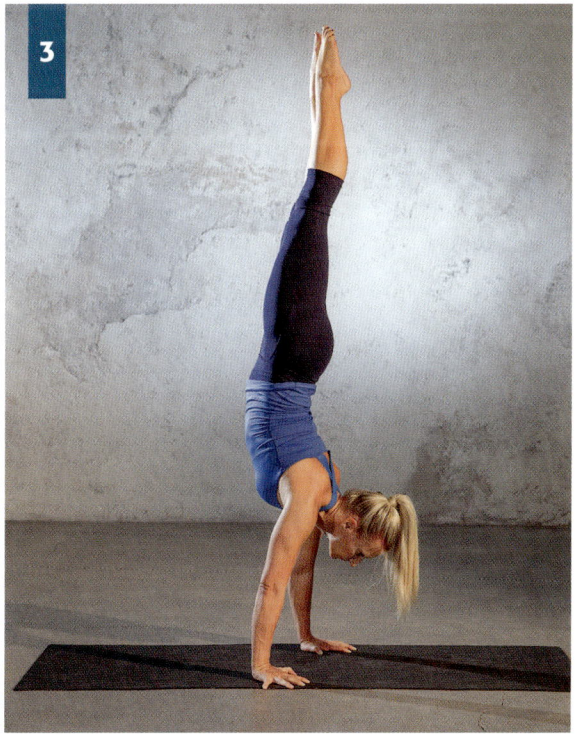

Ohne Schwung oder Unterstützung einer Wand mit beiden Beinen gleichzeitig in den Handstand zu kommen, ist muskulär sehr anspruchsvoll – aber es schützt vor Verschleiß und Verletzungen. Mit gut trainierten Bauch-, Schulter- und Schultergürtelmuskeln und optimal gedehnten Beinrückseiten funktioniert es auch ohne Schwung.

- ▌ EA: Stehende Vorbeuge mit gestrecktem Rücken (S. 25). Spreizen Sie die Finger am Boden.
- ▌ AA: Kommen Sie auf die Zehenspitzen. EA: Krallen Sie die Finger in den Boden und schieben Sie den Schultergürtel noch einmal weg von den Ohren.
- ▌ AA: Verlagern Sie das Körpergewicht so, dass die Zehen beidbeinig langsam vom Boden abheben können. EA: Kommen Sie zurück auf die Füße.
- ▌ AA: Starten Sie einen neuen Versuch. Halten Sie den Handstand 5 Atemzüge. Pause im Kind (*Balasana,* S. 28).

EA = Einatmung, AA = Ausatmung, AZ = Atemzüge

Hand-zu-Fuss-Haltungen

Paschimottanasana

Bei dieser Vorbeuge werden die Beinrückseiten im Sitzen symmetrisch gedehnt. Der Bauchraum wird über die Annäherung gelockert und entspannt. Auf geistiger Ebene bringt Sie diese Asana wieder in einen guten Kontakt mit sich selbst und hilft Ihnen, loszulassen, sich zu zentrieren und auf das Wesentliche zu konzentrieren.

Die Schwerkraft hilft bei dieser Haltung nicht mit; trotzdem erfordert sie durch die sitzenden Haltung weniger Muskelkraft als Achtsamkeit und Genauigkeit bei der Ausführung. So einfach, wie sie für uns Vielsitzer aussieht, ist diese Übung nicht: Falsch praktiziert, ist sie sehr belastend für die Bandscheiben. Bei stark ver-

kürzten Beinmuskeln beginnen Sie mit der Einsteigervariante (re.) oder unterlagern das Becken mit Klötzchen, damit Sie nicht in den Rundrücken ausweichen. Ähnliches gilt in etwas geringerem Maß für *Supta Padangusthasana*, die Vorbeuge im Liegen: Es sind nur wenige Muskeln beteiligt, aber Sie müssen darauf achten, dass der untere Oberschenkel den Boden berührt, damit die Wirbelsäule sich nicht rundet.

▍ Die Ausgangsstellung ist die Stockhaltung (*Dandasana*, S. 27). Um optimal auf den Sitzbeinhöckern zu sitzen, ziehen Sie mit den Händen den großen Gesäßmuskel nach hinten.

▍ EA: Strecken Sie sich in der Wirbelsäule. AA: Beugen Sie die Hüften und legen Sie den Unterbauch auf den Oberschenkeln ab. Erst danach beugen

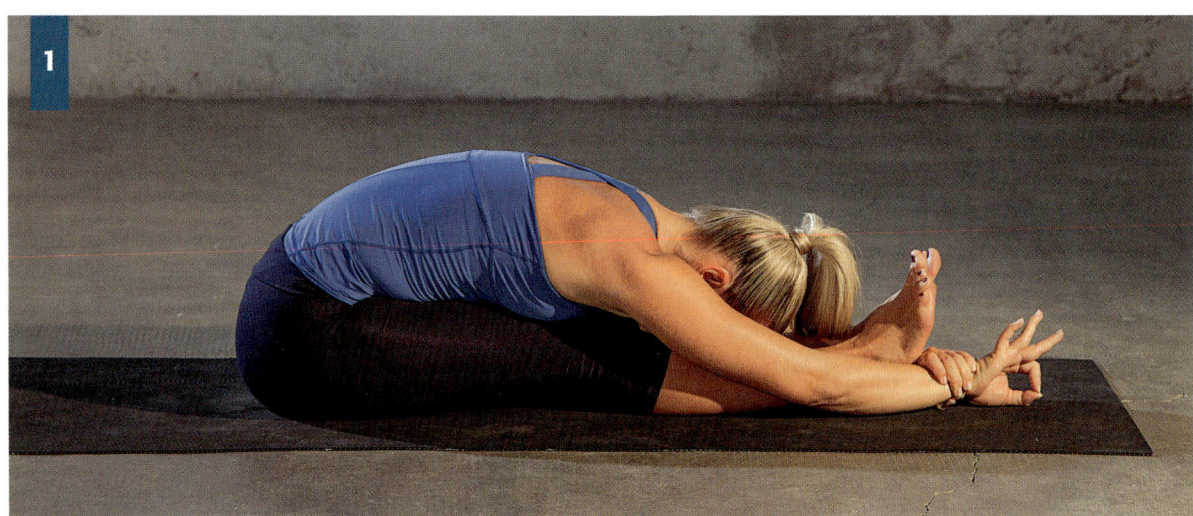

1

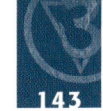

Paschimottanasana für Einsteiger

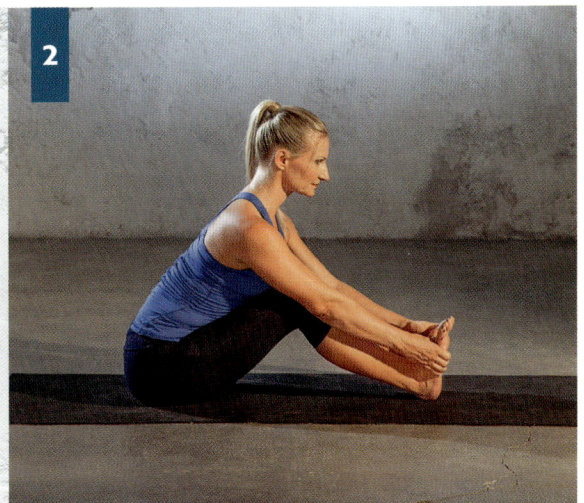

- Ausgangsstellung ist *Dandasana* (S. 27). Beugen Sie Knie und Hüften. Um optimal auf den Sitzbeinhöckern zu sitzen, ziehen Sie mit den Händen den großen Gesäßmuskel nach hinten.
- EA: Strecken Sie sich in der Wirbelsäule, um die Rückenstrecker zu aktivieren. AA: Legen Sie den Unterbauch auf die Oberschenkel und fassen Sie mit den Händen um die Fußaußenseiten. Legen Sie die Rippen ab. 5 bis 10 Atemzüge halten.

Supta Padangusthasana

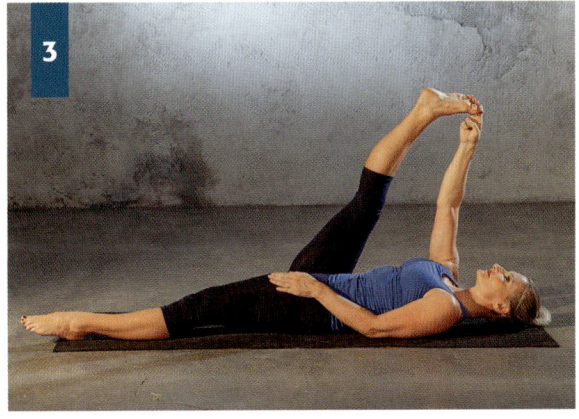

- Rückenlage. Beugen Sie ein Bein und fassen Sie mit Mittel- und Zeigefinger den großen Zeh. Der Kopf bleibt entspannt am Boden. Aktivieren Sie *Uddiyana Bandha*.
- AA: Strecken Sie das Knie, ohne dass sich der andere Oberschenkel vom Boden löst. Die Schultern ziehen nach hinten unten. Zwischen unterem Rücken und Boden bleibt Platz, – die Wirbelsäule ist gekrümmt wie im aufrechten Stand. 5 AZ halten.

Sie sich, falls möglich, weiter vor. Achten Sie darauf, die Länge in der Wirbelsäule beizubehalten. Am Ende legen Sie den Kopf auf den Schienbeinen ab und bringen die Hände zu den Füßen. Sie sollten eine deutliche Dehnung in den Beinrückseiten wahrnehmen, aber nicht einen Hauch im unteren Rücken. Die Nackenmuskulatur bleibt entspannt. 5 bis 10 Atemzüge halten.

PROBLEMPUNKTE UND KONTRAINDIKATIONEN

Paschimotasana ist – auch in der Einsteigervariante – bei akuten oder chronischen Bandscheibenvorfällen absolut ungeeignet. Schaffen Sie es aufgrund Ihrer starken, verkürzten Muskeln an den Beinrückseiten nicht, das Körpergewicht bei geradem Rücken vor die Sitzbeinhöcker – also auf die Oberschenkel – zu verlagern, dann legen Sie die Handflächen hinter dem Rücken am Boden ab und gehen Sie weniger tief in die Vorbeuge oder wählen Sie die Einsteigervariante mit gebeugten Knien.

Mit runder Wirbelsäule ausgeführt, belastet die Asana durch das Gewicht des Oberkörpers die Bandscheiben in der Lendenwirbelsäule. Das ist insbesondere dann gefährlich, wenn Sie diese Fehlhaltung vorher schon über viele Stunden hinweg eingenommen haben.

EA = Einatmung, AA = Ausatmung, AZ = Atemzüge

König der Asanas

Sirsasana

Der Kopfstand ist wohl eine der bekanntesten Yogahaltungen. Er wird häufig und in vielen Variationen praktiziert, obwohl die Halswirbelsäule nicht dafür gemacht ist, unser Körpergewicht zu tragen – insbesondere nicht bei Vorschädigungen wie Wirbelabnutzung, Bandscheibenproblemen, Nackenverspannung, eingeklemmten Nerven etc.

Daher lehren wir beim PhysioFlowYoga *Sirsasana* mit Kopf in der Luft – Sie »schweben« sozusagen über dem Boden. Diese Variante ist sehr anspruchsvoll,

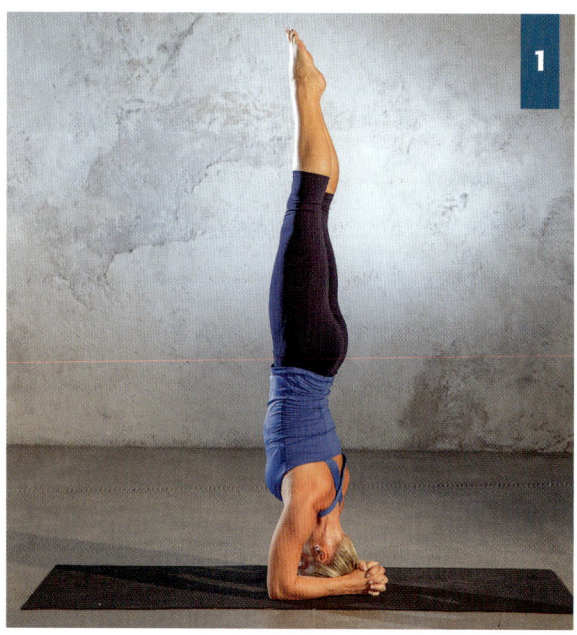

und es wird eine Weile dauern, bis Sie die Füße vom Boden heben. Die gute Nachricht: Bereits die Vorformen haben alle positiven Effekte der anderen Umkehrhaltungen.

- Bringen Sie aus *Goasana* (S. 23) die Unterarme zum Boden. Verschränken Sie die Finger, schließen Sie die Handgelenke. Legen Sie den Kopf zwischen die Unterarme und klemmen Sie ihn ein. Er liegt weder auf dem Boden noch auf den Armen auf. Die Halswirbelsäule bleibt natürlich gekrümmt. 5 AZ halten, dann Pause in *Balasana* (S. 28).
- EA: Heben Sie die Knie. Die Füße wandern zum Kopf. AA: Nehmen Sie ohne Schwung und gleichzeitig die Füße vom Boden. Balancieren Sie sich mit gebeugten Knien aus. 5 Atemzüge halten.
- AA: Ist Ihnen das gelungen, strecken Sie die Knie – voilà, Sie sind im Kopfstand. 5 bis 10 Atemzüge halten. Pause in *Balasana*.

PROBLEMPUNKTE UND KONTRAINDIKATIONEN

Bei Bluthochdruck und zu hohem Augeninnendruck führen Sie nur die erste Vorbereitungshaltung aus.

Achten Sie in *Sirsasana* besonders gut auf Ihre Grenzen und schützen Sie Ihre Halswirbelsäule: Der Kopf bleibt in der Luft, und weder entstehen im Nacken Falten, noch wird das Kinn zur Brust gezogen. Weichen Sie nicht in den Rundrücken aus und gehen Sie nie mit Schwung in die Haltung.

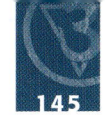

Sirsasana-Vorbereitung

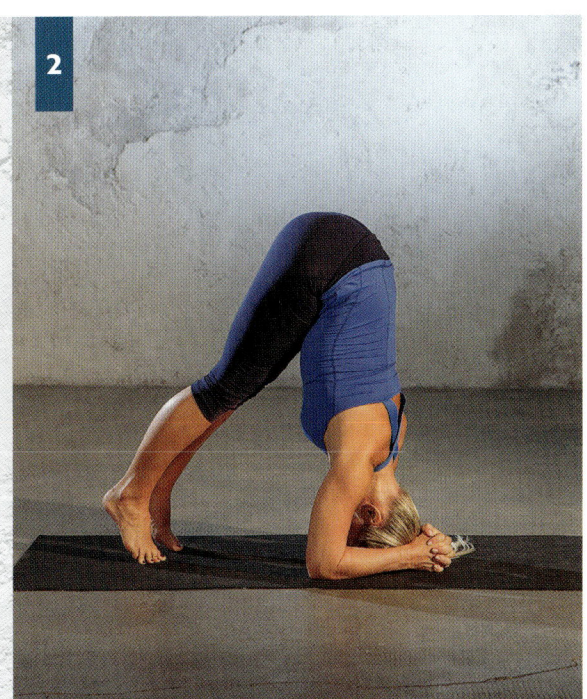

▮ Teilnehmer, die das 1. Mal den Kopfstand machen, beginnen wie unter *Sirsasana* beschrieben im Vierfüßlerstand und bringen den Kopf in Position. Lassen Sie die Knie am Boden und halten Sie die Position 5 Atemzüge lang.

▮ Haben Sie den Kopfstand bereits öfter, aber noch nie mit dem Kopf in der Luft gemacht, gehen Sie aus der Anfängerhaltung einen Schritt weiter: Heben Sie die Knie vom Boden und wandern Sie so weit nach vorn zu den Händen, wie zwischen Kopf und Boden Platz bleibt. Sobald Ihr Kopf zu Boden sinkt, pausieren Sie in der Haltung des Kindes *(Balasana)*.

▮ Ziel ist es, die Position mindestens 5 Atemzüge halten zu lernen.

Preform *Sirsasana* für Fortgeschrittene

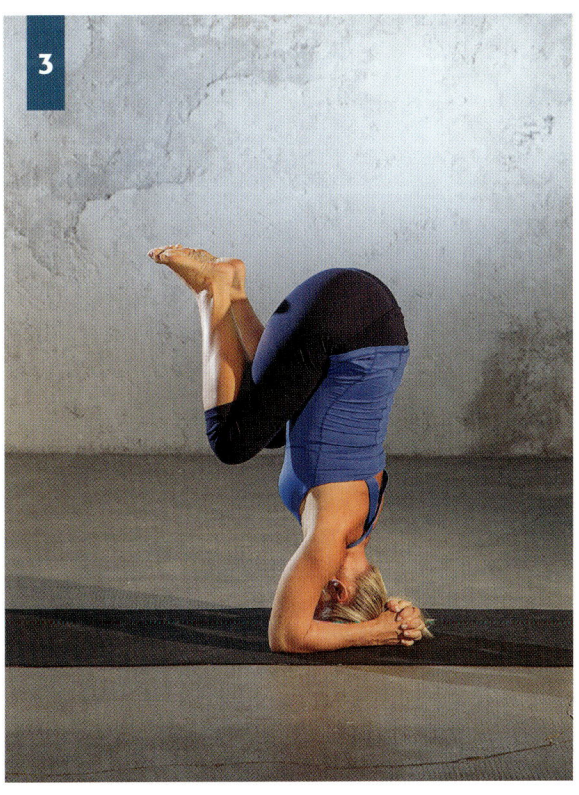

▮ Haben Sie die 1. beiden Vorbereitungsformen bereits ausreichend geübt und verfügen Sie über genügend Beweglichkeit in den Beinrückseiten, um mit den Füßen nah zum Kopf zu kommen, dann versuchen Sie, aus der Endposition der *Sirsasana*-Vorbereitung (s. Abb. 2) die Füße vom Boden zu lösen.

▮ AA: Heben Sie beide Füße gleichzeitig und ohne Schwung vom Boden. Beugen Sie die Knie, um das Körpergewicht zu zentrieren und die Balance zu halten.

▮ 5 Atemzüge halten.

▮ Sobald der Kopf zum Boden sinkt, pausieren Sie in *Balasana*, der Haltung des Kindes (S. 28).

▮ Kurz bevor die Füße den Boden verlassen, ist die Asana am anstrengendsten. Ihr Benefit: Die Muskeln werden optimal gestärkt, um später in *Sirsana* das Gleichgewicht zu halten.

EA = Einatmung, AA = Ausatmung, AZ = Atemzüge

Flows für die Vorbeugen

Warm-up

Halten Sie in Ihrem Standard-Aufwärmprogramm (S. 28/29) die Vorbeuge (*Uttanasana*) mit gebeugten Knien 5 Atemzüge.

Sonnengruß A für Einsteiger, Variation

Machen Sie den Sonnengruß A für Einsteiger (S. 30) bis zum hinabschauenden Hund (*Adho Mukha Svavanasana*). Dann schieben Sie folgende Sequenz ein:

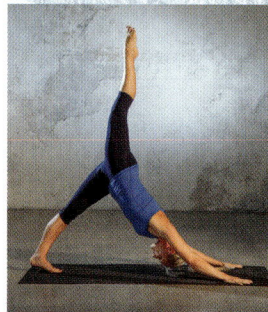

1 AA: einbeiniger hinabschauender Hund re.

2 Seitenwechsel über hinabschauenden Hund (*Adho Mukha Svavanasana*).

3 Einbeiniger hinabschauender Hund li. (*Eka Pada Adho Mukha Svanasana*).

4 Setzen Sie den Sonnengruß A für Einsteiger wie gewohnt mit dem hinabschauenden Hund (*Adho Mukha Svavanasana*) fort.

5 Wiederholungen.

Sonnengruß B für Einsteiger, Variation

Machen Sie den Sonnengruß B für Einsteiger (S. 32) bis zum Krieger I (*Virabhadrasana I*). Atmen Sie ein und aus. Dann schieben Sie folgende Asana ein:

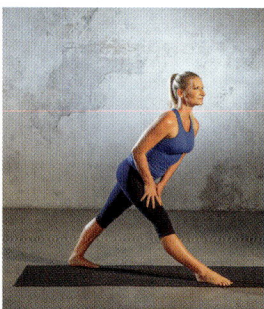

1 EA + AA: Pyramide für Einsteiger re.

2 Setzen Sie den Sonnengruß B für Einsteiger mit dem Reiter (*Ashva Sanchalanasana*) fort, bis Sie nach dem Seitenwechsel wieder zum Krieger I (*Virabhadrasana I*). kommen.

3 Absolvieren Sie die Pyramide (*Parsvottanasana*) für Einsteiger li.

4 Setzen Sie den Sonnengruß wie gewohnt mit dem Reiter fort.

Nach 5 Wiederholungen beenden Sie den Sonnengruß B für Einsteiger mit dem hinabschauenden Hund (*Adho Mukha Svavanasana*).

Hauptteil für Einsteiger

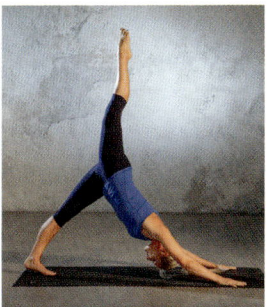

1 1 AZ: einbeiniger hinabschauender Hund re.

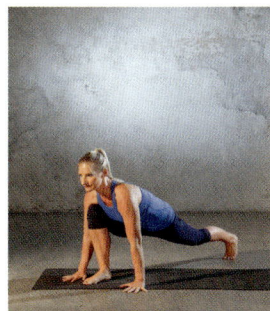

2 AA: Reiter
(Ashva Sanchalanasana)

6 Wechseln Sie über ein
Vinyasa für Einsteiger auf die
linke Seite und wiederholen
die Sequenz mit dem linken
Bein vorn.

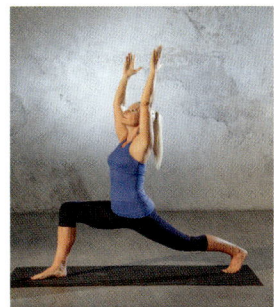

3 EA: Krieger I
(Virabhadrasana I) re.

7 Am Ende heben Sie das
hintere Bein an und kom-
men in die Reiterposition
(Ashva Sanchalanasana).

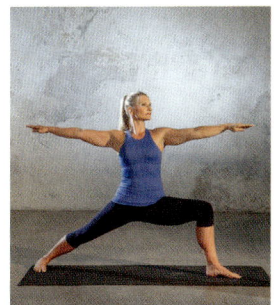

4 AA: Krieger II
(Virabhadrasana II) re.

8 Drehen Sie sich über die
Ballen um 90 Grad.

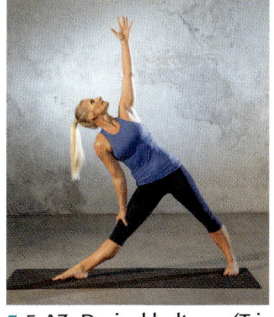

5 5 AZ: Dreieckhaltung (Trikonasana) für Einsteiger re.

10 Kommen Sie über ein
Vinyasa für Einsteiger zum
Sitzen.

11 Kommen Sie in die Stockhaltung *(Dandasana)* und
halten Sie sie 5 AZ.

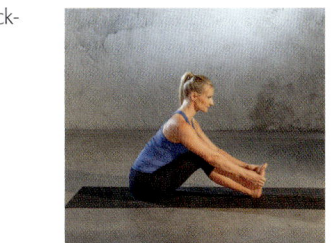

12 5 AZ: sitzende Vorbeuge
für Einsteiger

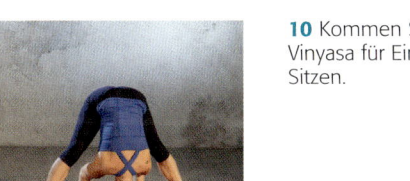

9 5 AZ: gegrätschte Vorbeuge *(Padottasana)*

❙ Schließen Sie die Übungsfolge mit allen Endpositionen
(S. 34/35).

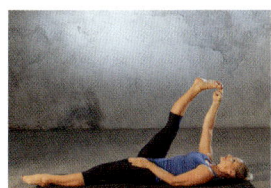

13 + 14 5 AZ: *Supta
Padangustasana* re. und li.

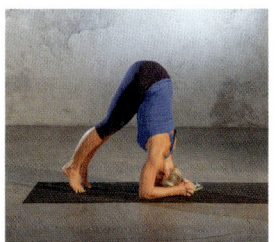

15 5 AZ: Kopfstand mit
Füßen am Boden

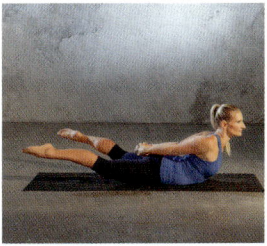

16 Ausgleichshaltung: Heuschrecke *(Shalabhasana)*

EA = Einatmung, AA = Ausatmung, AZ = Atemzüge

Warm-up

Halten Sie in Ihrem Standard-Aufwärmprogramm (S. 28/29) die Vorbeuge *(Uttanasana)* mit gebeugtem Knien 5 Atemzüge.

Sonnengruß A für Fortgeschrittene, Variation

Machen Sie den Sonnengruß A für Fortgeschrittene (S. 31) bis zur stehenden Vorbeuge mit geradem Rücken *(Urdhva Uttanasana)*. Dann schieben Sie folgende Sequenz ein:

1 AA: stehende Vorbeuge mit re. Bein heben

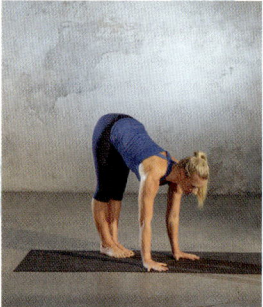

2 EA: stehende Vorbeuge mit geradem Rücken

3+4 Bei der AA heben Sie das li. Bein und kommen danach wieder in die stehende Vorbeuge mit geradem Rücken *(Urdhva Uttanasana)*.

5 Setzen Sie den Sonnengruß A für Fortgeschrittene mit der Bretthaltung *(Phalankasana)* fort.

5 Wiederholungen.

Sonnengruß B für Fortgeschrittene, Variation

Machen Sie den Sonnengruß B für Fortgeschrittene (S. 33) bis zum Krieger I *(Virabhadrasana I)*. Dann schieben Sie folgende Sequenz ein:

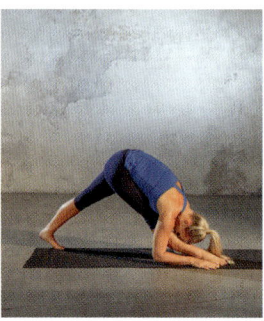

1 EA+ AA: Pyramide re. *(Parshvottasana)*

2 Setzen Sie den Sonnengruß B für Fortgeschrittene fort.

3+4 Nach dem Seitenwechsel folgt nach dem Krieger I *(Virabhadrasana I)* mit dem li. Bein vorn die Pyramide li. *(Parshvottasana)*.

Wenn Sie anschließend mit der 1. Variante des Hauptteils fortfahren möchten, beenden Sie nach 5 Wiederholungen den Sonnengruß B für Fortgeschrittene mit dem hinabschauenden Hund *(Adho Mukha Svanasana)*. Für die 2. Variante des Hauptteils beenden Sie den Sonnengruß B für Fortgeschrittene ganz normal mit der Bergposition.

Hauptteil für Fortgeschrittene

▌ Variante 1:

1 Übergangspositionen: Je ein AZ im hinabschauenden Hund *(Adho Mukha Svavanasana)* Reiter *(Ashva Sanchalanasana)*, Krieger I und II *(Virabhadrasana I und II)*.

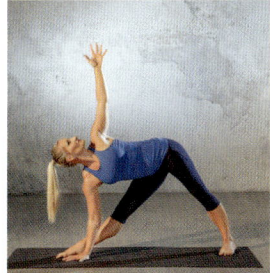

2 5 AZ: Dreieckshaltung *(Trikonasana)* re.

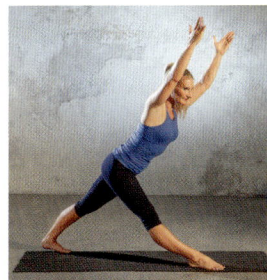

3 5 AZ: Pyramide für Einsteiger re.

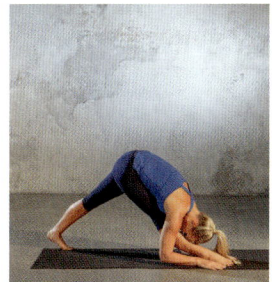

4 5 AZ: Pyramide *(Parshvottasana)* re.

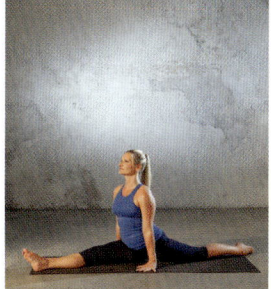

5 5 AZ: Hanumanasana (Frauenspagat) m. re. Bein vorn

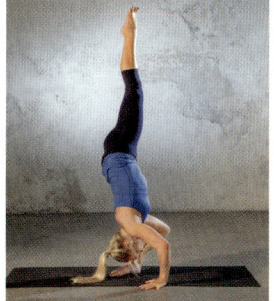

6 5 AZ: stehender Spagat *(Urdhva Prasarita Eka Padasana)* Standbein re.

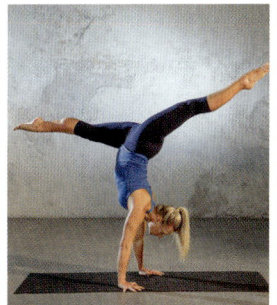

7 5 AZ: Handstand im Spagat

8 Seitenwechsel über Vinyasa für Fortgeschrittene bis zum hinabschauenden Hund *(Adho Mukha Svavanasana)*.

9 Wiederholen Sie die Sequenz (2 bis 7) mit dem li. Bein vorn.

10 Ausgleichsposition Pfau *Mayurasana*.

11 Beschließen Sie den Flow mit allen Endpositionen (S. 34/35).

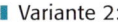

▌ Variante 2:

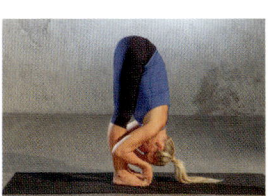

1 5 AZ: Vorbeuge mit Großzehen halten *(Padagusthasana)*

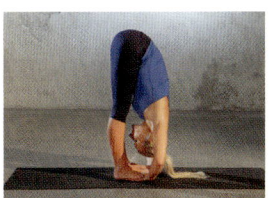

2 5 AZ: Vorbeuge mit Stand auf Handflächen *(Padahastasana)*

3 Kommen Sie über ein Vinyasa für Fortgeschrittene zum Sitzen.

4 5 AZ: sitzende Vorbeuge *(Pashimottanasana)*

5 Kommen Sie über Vinyasa für Fortgeschrittene in die stehende Vorbeuge mit geradem Rücken *(Urdhva Uttanasana)*.

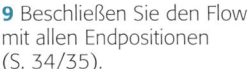

9 Beschließen Sie den Flow mit allen Endpositionen (S. 34/35).

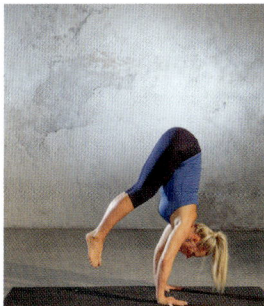

6 5 AZ: Preform Klappmesser Handstand

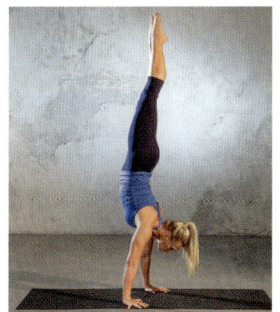

7 5 AZ: Klappmesser Handstand *(Adho mukha Vrikshasana)*

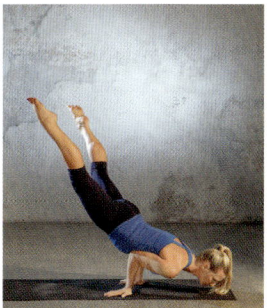

8 5 AZ: Ausgleich im Pfau *(Mayurasana)*

EA = Einatmung, AA = Ausatmung, AZ = Atemzüge

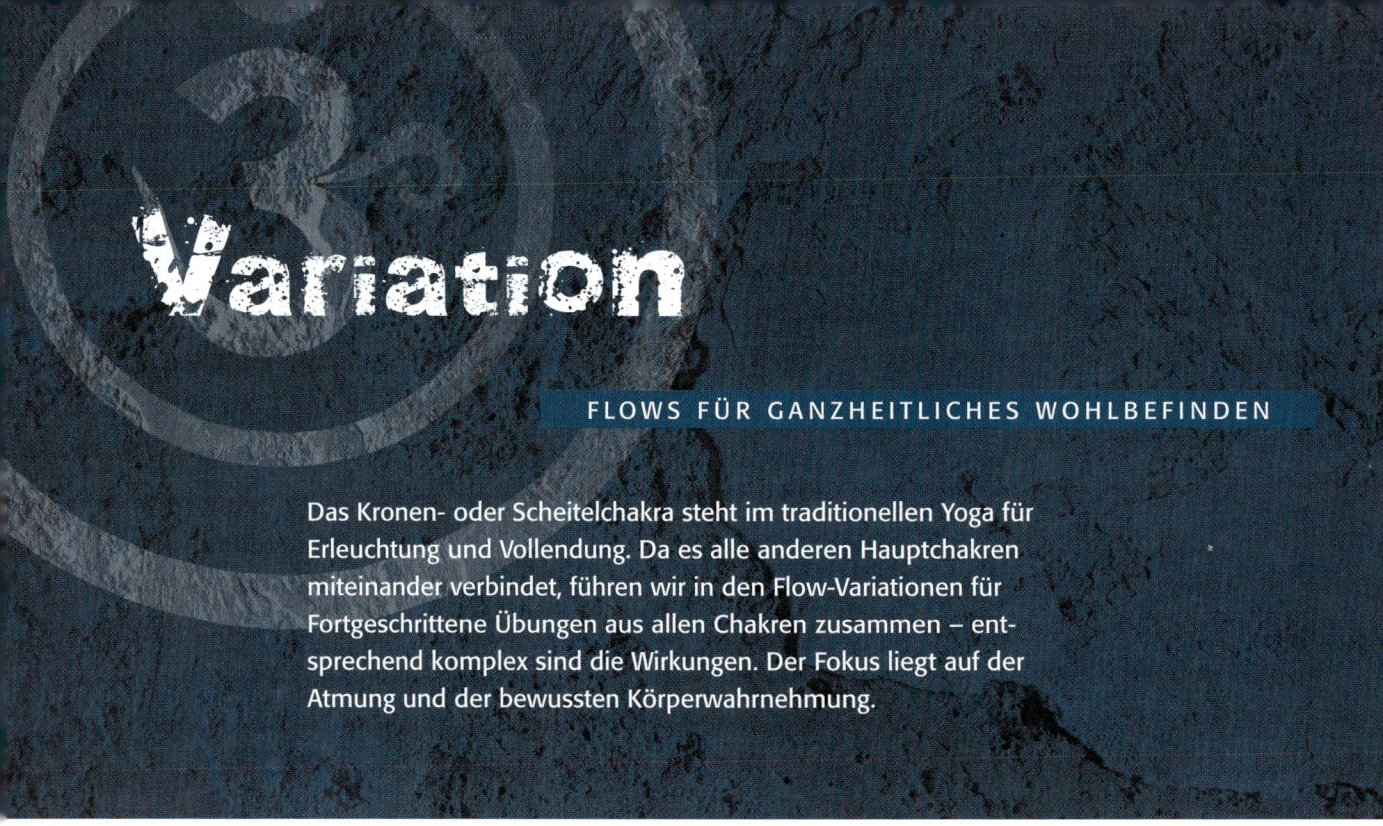

Variation

Das Kronen- oder Scheitelchakra steht im traditionellen Yoga für Erleuchtung und Vollendung. Da es alle anderen Hauptchakren miteinander verbindet, führen wir in den Flow-Variationen für Fortgeschrittene Übungen aus allen Chakren zusammen – entsprechend komplex sind die Wirkungen. Der Fokus liegt auf der Atmung und der bewussten Körperwahrnehmung.

Yoga in Vollendung

PhysioFlowYoga ordnet die Variation dem Kronenchakra zu *(Sahasrara-Chakra)*. In traditionellen Yogarichtungen wird dieses siebte Chakra vor allem durch Meditation angesprochen; wir setzen mit dem PhysioFlowYoga jedoch beim Körper an. Um das Kronenchakra zu aktivieren, benötigen Sie eine stabile Basis – das heißt, Sie sollten die Übungen und Flows der anderen Chakren bereits sehr sicher beherrschen und technisch korrekt ausführen können. Durch Variations-Flows erreichen Sie eine höhere Stufe der Körperbeherrschung und Koordinationsfähigkeit.

Variations-Flows sind fortgeschrittene Flows, weil sie so viele unterschiedliche Themen ansprechen: In einer Variations-Yogasequenz trainieren und dehnen Sie mindestens zwei Bereiche des ersten bis sechsten Chakras. Bei den Variationen folgen relativ schnelle Wechsel zwischen den Strukturen bis zum Highlight aufeinander; Vorbereitungsübungen gibt es nicht.

Wegen der Geschwindigkeit und der Einbeziehung unterschiedlicher Bereiche gehen wir weniger tief in die einzelnen Asanas. Im Vordergrund stehen die bewusste Körperwahrnehmung und die Atmung.

Auch wenn Sie bereits über ein geschultes Körperbewusstsein verfügen: Das Wichtigste bei den Variationen ist, dass Sie auf Ihren Körper hören. Um sich weiterzuentwickeln, müssen Sie Grenzen überschreiten – bis auf eine: Gehen Sie nie über die Schmerzgrenze.

Alle Chakren integrieren

Wir haben Ihnen in diesem Kapitel einige optimale Flows zusammengestellt. Wenn Sie selbst Yogasequenzen zusammenstellen, ist es sinnvoll, sich auf bestimmte Themen zu fokussieren: Dadurch wird es einfacher, sich auf das jeweilige Thema einzulassen und dabei auf die Wahrnehmung der zentralen

Köperstrukturen (zum Beispiel die Hüfte) und die Atmung zu konzentrieren. Diese Konzentration wiederum bewahrt Sie davor, sich zu überfordern. Welche Zusammenstellung Sie auch wählen – denken Sie daran, sich vor Ihrer Variations-Sequenz mit Warm-up-Übungen und dem Sonnengruß aufzuwärmen.

Es gibt Themenkombinationen, die zusammenpassen, weil sie sich in der Wirkung ergänzen und unterstützen, aber auch ungeeignete Verbindungen.

GUTE PARTNER

Die Stabilitätsmuskeln spielen in allen anderen Übungen eine Rolle – insbesondere bei den Highlights. Daher ist das Thema **BALANCE** ein Allroundtalent, das sich mit allen anderen Chakren-Themen kombinieren lässt.

- Balance und Hüftöffnung
- Balance und Bauch
- Balance und Rückbeugen
- Balance und Rotation
- Balance und Vorbeuge.

Im Hinblick auf die **HÜFTÖFFNUNG** lassen sich kombinieren:

- Hüft- und Bauch-Asanas
- Hüft-Asanas und Vorbeugen

Die physiotherapeutische Erfahrung zeigt, dass sich Blockaden in einem Bereich häufig auflösen lassen, wenn zuvor der andere Bereich trainiert bzw. geöffnet oder gedehnt wurde.

Da die die Bauchmuskulatur den unteren Rücken unterstützt, stabilisiert und schützt, sind **BAUCH-ASANAS** in folgenden Kombinationen eine gute Vorbereitung:

- Bauch-Asanas und Rotationen
- Bauch-Asanas und Rückbeugen
- Bauch-Asanas und Vorbeugen

Die Aufrichtung durch die **RÜCKBEUGEN** wiederum begünstigt folgende Kombinationen:

- Rückbeugen und Rotationen
- Rückbeugen und Vorbeugen

Der Grund: In den Rotationen drehen wir aus der Brustwirbelsäule, und das geht nur in aufgerichtetem Zustand. In den Vorbeugen muss der Rücken gestreckt und muskulär gehalten werden, damit wir die Beugebewegung aus der Hüfte holen können. Beides wird durch Rückbeuge-Asanas gefördert.

UNGEEIGNETE VERBINDUNGEN

Folgende Kombinationen bergen Probleme und Verletzungsrisiken – insbesondere, wenn Ihr Trainingslevel noch nicht hoch genug ist.

- Hüft-Asanas und Rotation
- Hüft-Asanas und Rückbeugen
- Rotations- und Vorbeuge-Asanas

WIRKUNGEN AUF KÖRPER UND GEIST

Die Wirkung von Variations-Flows ist abhängig von den gewählten Einzelthemen.

Auf **KÖRPERLICHER EBENE** sorgen sie für ganzheitliches Wohlbefinden und mindern Stresssymptome: Sie stärken das Immunsystem und machen weniger anfällig für Kopfschmerzen und Schlafstörungen.

Auf **GEISTIGER EBENE** wirken sie depressionsmildernd und fördern die Fähigkeit zur Selbstverwirklichung sowie die Spiritualität.

Flows für die Variation

Warm-up

Schieben Sie nach dem Panther (*Anahataasana*) folgende Sequenz in Ihr Aufwärmprogramm (S. 28/29) ein: Rechtsrotation im Panther, Zwischenfersensitz im Hasen (*Shashankasana*), Linksrotation im Panther. Danach setzen Sie das Warm-up wie gewohnt fort.

Sonnengruß A für die Mittelstufe

Für das Variationskapitel machen Sie 5 verschiedene Sonnengruß-Varianten A für Einsteiger: je eine aus den Balance-/Bauch-, Hüftöffnungs-, Rückbeuge-, Rotations- und Vorbeugen-Flows. Zur Erinnerung die jeweiligen Einschübe: 1) Vierfüßlerstand (*Goasana*) und seitliches Brett (*Vashistasana*) mit Knie am Boden, 2) einbeiniger hinabschauender Hund (*Eka Pada Adho Mukha Svanasana*) und einbeiniger hinabschauender Hund mit seitlicher Hüftöffnung (*Parshva Adho Mukha Svanasana*), 3) Vierfüßlerstand (*Goasana*), Bretthaltung (*Phalankasana*) und Kobra (*Bhujangasana*). 4) Rotation in *Urdhva Uttanasana* mit Klötzchen und 5) einbeiniger hinabschauender Hund (*Eka Pada Adho Mukha Svanasana*).

....

Sonnengruß B für fortgeschrittene Einsteiger

Machen Sie den Sonnengruß B für Einsteiger (S. 32) bis zum 1. hinabschauenden Hund (*Adho Mukha Svavanasana*). Dann schieben Sie folgende Sequenz ein:

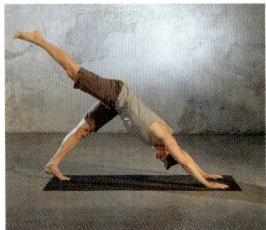

1 EA: einbeiniger hinab-schauender Hund re.

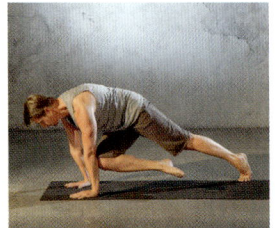

2 AA: Reiter (*Ashva Sanchalanasana*) diagonal

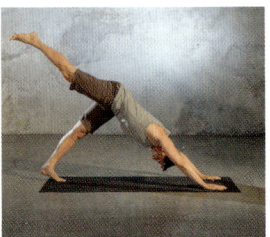

3 EA: einbeiniger hinab-schauender Hund re.

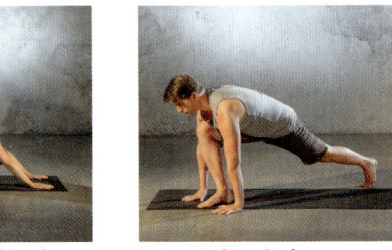

4 AA: Reiter (*Ashva Sanchalanasana*)

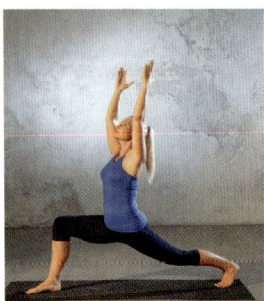

5 EA: Krieger I (*Virabhadrasana I*)

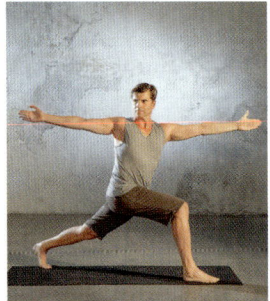

6 EA: Krieger I gedreht (*Parivrtta Virabhadrasana*)

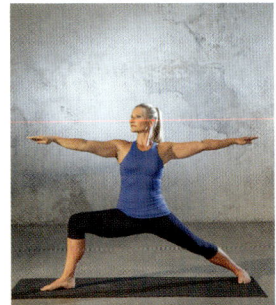

7 AA: Krieger II (*Virabhadrasana II*)

8 Setzen Sie den Sonnengruß B für Einsteiger wie gewohnt fort mit *Ashva Sanchalanasana*. Nach dem Seitenwechsel folgt der Einschub (1 bis 8) entsprechend auf der anderen Seite.

Nach 5 Wiederholungen beenden Sie den Sonnengruß B für Einsteiger.

Hauptteil für fortgeschrittene Einsteiger

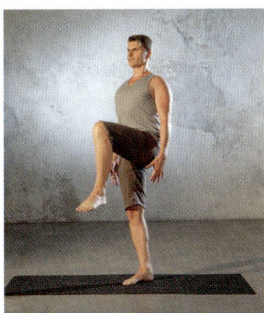

1 5 AZ: Einbeinstand re.

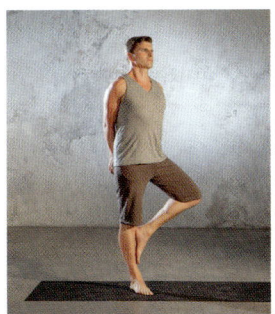

2 5 AZ: Baum *(Vrikshasana)* re.

3 Seitenwechsel über ein Vinyasa für Einsteiger. Es folgen Einbeinstand und Baum (1 und 2) mit Standbein links.

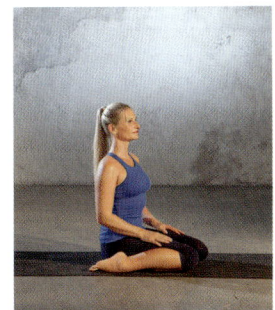

4 5 AZ: Zwischenfersensitz *(Virasana)*

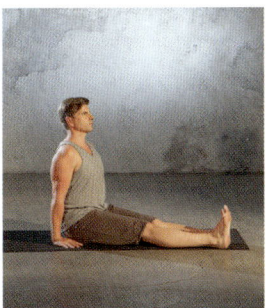

5 5 AZ: Stockhaltung *(Dandasana)*

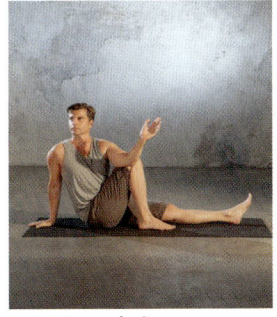

6 5 AZ: Drehsitz *Marichyasana b* re.

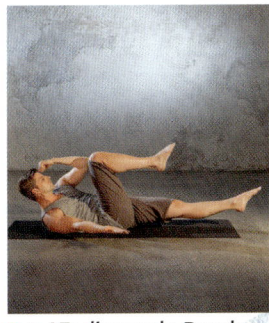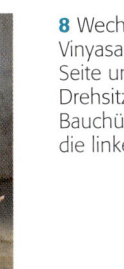

7 5 AZ: diagonale Bauchübung in Rückenlage re.

8 Wechseln Sie über ein Vinyasa für Einsteiger die Seite und machen Sie den Drehsitz und die diagonale Bauchübung (6 und 7) für die linke Körperseite.

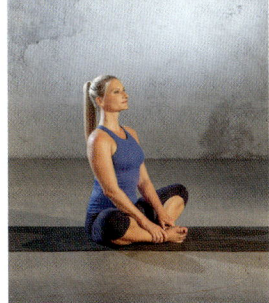

9 5 AZ: Winkelsitz *(Baddhakonasana)*

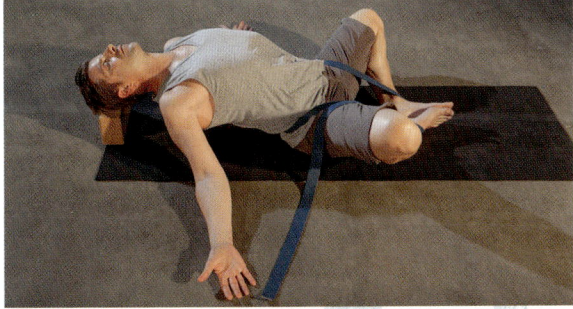

10 5 AZ: liegender Winkelsitz *(Supta Baddhakonasana)* mit Klötzchen

11 Beschließen Sie den Flow mit allen Endpositionen (S. 34/35).

EA = Einatmung, AA = Ausatmung, AZ = Atemzüge

Warm-up

Schieben Sie nach dem Panther (Anahataasana) folgende Sequenz in Ihr Aufwärmprogramm (S. 28/29) ein: Rechtsrotation im Panther, Zwischenfersensitz im Hasen (Shashankasana), Linksrotation im Panther. Danach setzen Sie das Warm-up wie gewohnt fort.

Sonnengruß A für Fortgeschrittene

Für das Variationskapitel machen Sie 5 verschiedene Sonnengruß-Varianten A für Fortgeschrittene: je eine aus den Balance-/Bauch-, Hüftöffnungs-, Rückbeuge-, Rotations- und Vorbeuge-Flows. Zur Erinnerung die jeweiligen Einschübe: 1) Brettposition (Phalakasana) und seitliches Brett (Vashistasana), 2) einbeiniger hinabschauender Hund (Eka Pada Adho Mukha Svanasana) und Reiter (Ashva Sanchalanasana), 3) tiefer Liegestütz (Chaturanga Dandasana), Kobra (Bhujangasana) und hinaufschauender Hund (Urdhva Mukha Svanasana), 4) Rotation in Urdhva Uttanasana mit Klötzchen und 5) stehende Vorbeuge (Urdhva Uttanasana) mit Bein heben.

Sonnengruß B für Fortgeschrittene

Machen Sie den Sonnengruß B für Fortgeschrittene (S. 33) bis Krieger I (Virabhadrasana I). Dann schieben Sie folgende Sequenz ein:

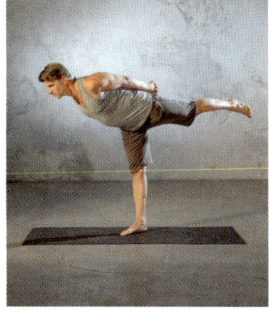

1 AA: Krieger III (*Virabhadrasana III*) re.

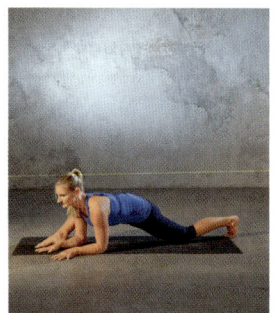

2 Eidechse (*Utthan Pristhasana*)

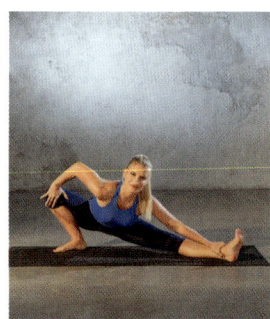

3 AA: *Skandasana* re.

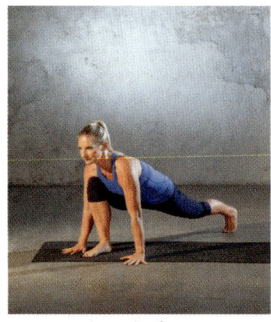

4 EA: Reiter (*Ashva Sanchalanasana*) re.

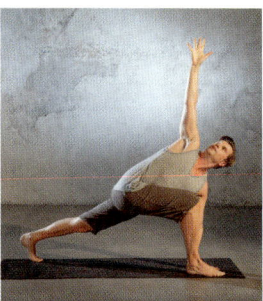

5 AA: gedrehter Reiter (*Parivrtta Ashva Sanchalanasana*) re.

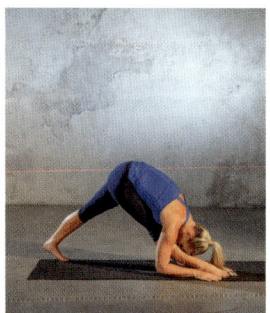

6 EA + AA: Pyramide (*Parshvottasana*)

7 Setzen Sie den Sonnengruß B für Fortgeschrittene wie gewohnt fort.

▌ Nach dem Seitenwechsel wiederholen Sie nach dem Krieger I (*Virabhadrasana I*) die gesamte Sequenz (1 bis 6) für die linke Körperseite.

Nach 5 Wiederholungen beenden Sie den Sonnengruß B für Fortgeschrittene.

Hauptteil für Fortgeschrittene

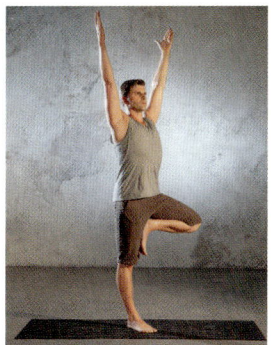

1 5 AZ: Baum re.
(Vrikshasana)

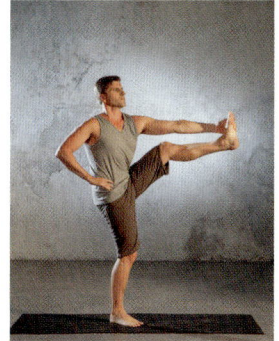

2 5 AZ: ausgestreckte Hand greift großen Zeh re.

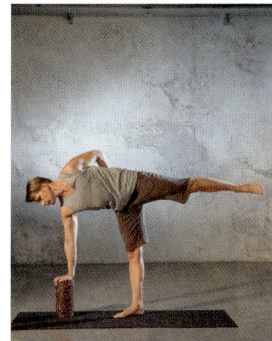

3 5 AZ: Halbmond re.
(Ardha Chandrasana)
mit oder ohne Klötzchen

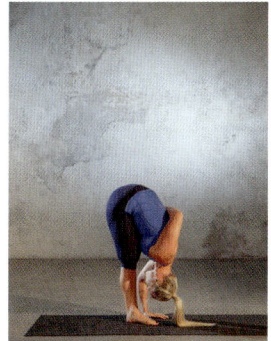

4 5 AZ: halber Lotus in der stehenden Vorbeuge *(Ardha Baddha Padmottanasana)* re.

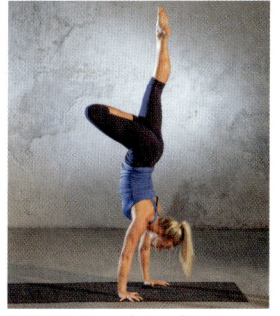

5 5 AZ: Handstand Lotus

6 Machen Sie 5 AZ Pause in der Stellung des Kindes *(Balasana)* oder direkt den Seitenwechsel über ein Vinyasa für Fortgeschrittene.

7 Wiederholen Sie die Sequenz (1 bis 6) mit Standbein li.

8 Die nächste Sequenz startet im hinabschauenden Hund *(Adho Mukha Svavanasana)*.

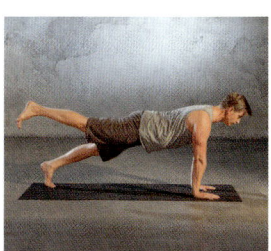

9 5 AZ: einbeinige Brett-haltung *(Phalankasana)* re. + li.

10 Kommen Sie in Bauchlage.

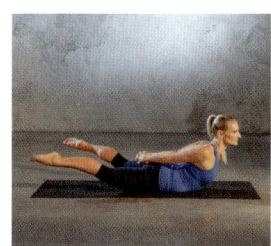

11 5 AZ: Heuschrecke *(Shalabhasana)*

12 Drehen Sie sich in Rückenlage.

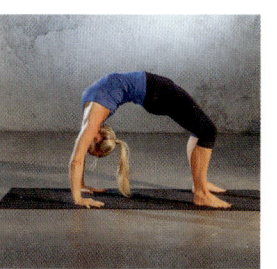

13 5 AZ: Rad
(Urdhva Dhanurasana)

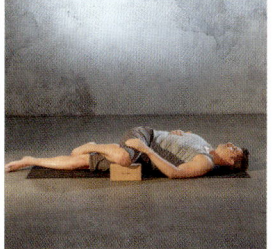

14 5 AZ: Krokodil re. + li.

15 Beschließen Sie den Flow mit allen Endpositionen (S. 34/35).

EA = Einatmung, AA = Ausatmung, AZ = Atemzüge

Sanskrit – Deutsch

Deutsch – Sanskrit

Dank

Wir danken den Firmen Curare, Wellicious Ltd und KAMAH yoga and style für die Ausstattung unserer Models beim Fotoshooting.

Über die Autorin

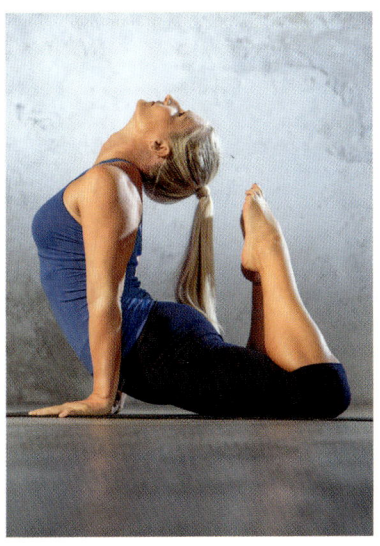

Alexandra Hägler ist staatlich geprüfte Physiotherapeutin und anerkannte Yogalehrerin mit fundiertem medizinischem Hintergrund. Im Rahmen der Zusammenarbeit mit einer auf Sportler und Manager spezialisierten Arztpraxis konnte sie die Kombination aus Physiotherapie und Yoga optimal einsetzen und ihre Kenntnisse noch weiter ausbauen. Auf Basis der langjährigen Erfahrungen aus beiden Bereichen entwickelte sie PhysioFlowYoga, eine eingetragene Marke und Methode, die mittlerweile auch von anderen Yogastudios angewandt wird. Die Grundlagen hat sie mit der Unterstützung ihres Mannes Wolfgang Hägler, der ebenfalls Yogalehrer ist, für Praktizierende aller Trainingsniveaus in diesem Buch zusammengefasst. Ihr Wissen gibt sie auch bei der Ausbildung und anatomisch-physiologischen Fortbildung von Yogalehrern weiter. Mittlerweile betreut sie den siebten Jahrgang von PhysioFlowYoga-Lehrern. Die ärztlich geprüfte Ausbildung umfasst 300 Stunden und dauert 1 ½ Jahre.
Alexandra Hägler praktiziert und unterrichtet in München, wo sie mit ihrem Mann und ihren beiden Kindern lebt. Über www.physioflowyoga.de können Sie Kontakt mit der Autorin aufnehmen.

Impressum

Bibliografische Information der Deutschen Nationalbibliothek

Die Deutsche Nationalbibliothek verzeichnet diese Publikation in der Deutschen Nationalbibliografie; detaillierte bibliografische Daten sind im Internet über http://dnb.d-nb.de abrufbar.

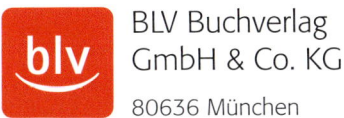

BLV Buchverlag
GmbH & Co. KG

80636 München

© 2016 BLV Buchverlag GmbH & Co. KG, München

Bildnachweis
Alle Fotos: Ulli Seer
Illustrationen: Gisela Rüger
Grafiken: Angelika Brauner, Hohenpeißenberg

Umschlagkonzeption und -gestaltung: BLV-Verlag
Umschlagfotos: Ulli Seer

Projektleitung: Sonja Forster
Text und Lektorat: Carmen Achter
Herstellung: Ruth Bost
Layoutkonzept Innenteil: griesbeckdesign, München
Satz und Layout: Uhl + Massopust, Aalen

Gedruckt auf chlorfrei gebleichtem Papier

Printed in Italy
ISBN 978-3-8354-1470-9

Hinweis
Das vorliegende Buch wurde sorgfältig erarbeitet. Dennoch erfolgen alle Angaben ohne Gewähr. Weder Autorin noch Verlag können für eventuelle Nachteile oder Schäden, die aus den im Buch vorgestellten Informationen resultieren, eine Haftung übernehmen.

 www.facebook.com/blvVerlag

Komplex trainieren mit Konzept

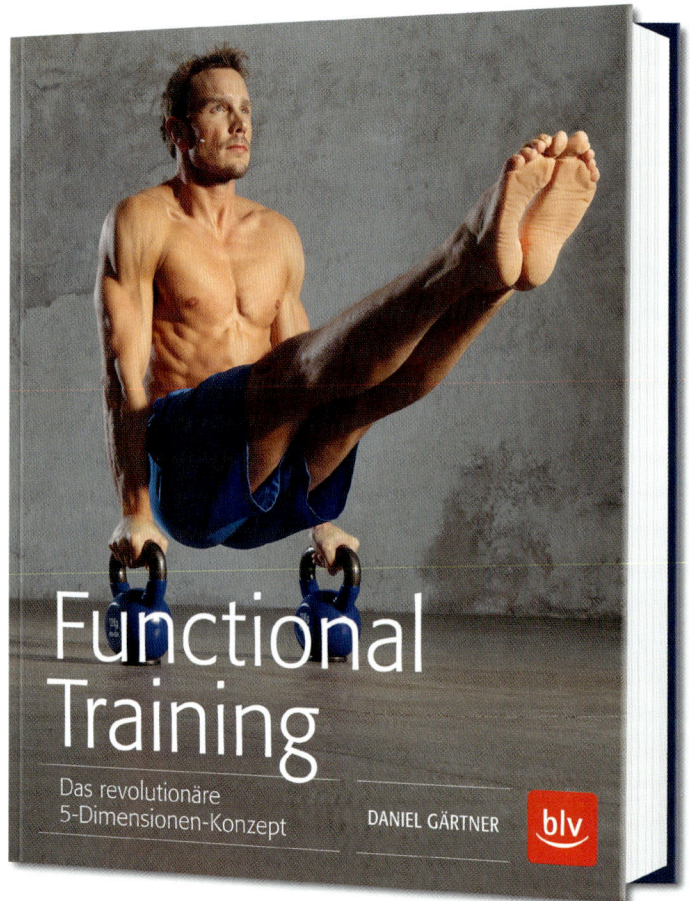

Daniel Gärtner
Functional Training
Komplex trainieren mit Konzept: Kraft, Ausdauer, Koordination, Balance und
Schnelligkeit steigern. Fit für den Alltag und alle Sportarten: Bewegungsab-
läufe, die mehrere Gelenke und Muskelgruppen gleichzeitig beanspruchen.
Basisübungen aus Turnen, Leichtathletik, Ballett und Kampfspor: kombiniert zu
effektiven Einheiten fürs Training, vor allem mit dem eigenen Körpergewicht.
ISBN 978-3-8354-1382-5